放射成像典型病例解析丛书

胸部影像学 第2版

RadCases Plus Q&A Thoracic Imaging Second Edition

Carlos S. Restrepo / Steven M. Zangan

主　编　〔美〕　卡洛斯·S.雷斯特雷波
　　　　　　　　史蒂文·M.赞干

主　审　崔光彬

主　译　胡玉川　陈麦林　叶晓丹

天津出版传媒集团

天津科技翻译出版有限公司

著作权合同登记号：图字：02-2021-083

图书在版编目(CIP)数据

胸部影像学 / (美)卡洛斯·S. 雷斯特雷波
(Carlos S. Restrepo)，(美)史蒂文·M. 赞干
(Steven M. Zangan)主编；胡玉川，陈麦林，叶晓丹主
译.—天津：天津科技翻译出版有限公司，2023.11
(放射成像典型病例解析丛书)
书名原文：RadCases Plus Q&A：Thoracic Imaging
ISBN 978-7-5433-4300-9

Ⅰ.①胸… Ⅱ.①卡… ②史… ③胡… ④陈… ⑤叶
… Ⅲ.①胸腔疾病—影像诊断—病案 Ⅳ.①R445
②R560.4
中国版本图书馆CIP数据核字(2022)第223780号

Copyright © 2019 of the original English language edition
by Thieme Medical Publishers, Inc., New York, USA.
　　Original title: RadCases Plus Q&A‐Thoracic Imaging,
2/e by Carlos S. Restrepo and Steven M. Zangan.

中文简体字版权属天津科技翻译出版有限公司。

授权单位：Thieme Medical Publishers,Inc.
出　　版：天津科技翻译出版有限公司
出 版 人：刘子媛
地　　址：天津市南开区白堤路244号
邮政编码：300192
电　　话：(022)87894896
传　　真：(022)87893237
网　　址：www.tsttpc.com
印　　刷：天津新华印务有限公司
发　　行：全国新华书店
版本记录：889mm×1194mm　16开本　18.5印张　350千字
　　　　　2023年11月第1版　2023年11月第1次印刷
　　　　　定价：118.00元

(如发现印装问题，可与出版社调换)

译校者名单

主　审

崔光彬　空军军医大学唐都医院

主　译

胡玉川　空军军医大学唐都医院

陈麦林　北京大学肿瘤医院

叶晓丹　复旦大学附属中山医院

副主译

贺业新　山西省人民医院

王　芳　东莞市人民医院

南海燕　空军军医大学唐都医院

刘晨熙　西安市中医医院

译校者 （按姓氏汉语拼音排序）

陈疆红　北京友谊医院

陈麦林　北京大学肿瘤医院

段世军　空军军医大学唐都医院

冯秀龙　空军军医大学唐都医院

韩　宇　空军军医大学唐都医院

郝志勇　东莞市沙田医院

贺业新　山西省人民医院

胡玉川　空军军医大学唐都医院

黄波涛　东莞市厚街医院

井　勇　空军军医大学唐都医院

寇海林　陕西航天医院

兰江涛　空军军医大学唐都医院

雷学斌　空军军医大学唐都医院

李　博　空军军医大学唐都医院

李朝军　上海市第一人民医院

李刚锋　空军军医大学唐都医院

李晓君　中国医学科学院北京协和医学院肿瘤医院深圳医院

李振辉　云南省肿瘤医院

梁　挺　西安交通大学医学院第一附属医院

刘晨熙　西安市中医医院

刘玉良　北京大学肿瘤医院

马宇卉　空军军医大学唐都医院

孟辉强　山西白求恩医院

南海燕　空军军医大学唐都医院

邱建新　空军军医大学唐都医院

荣伟程　空军军医大学唐都医院

尚存海　北京大学首钢医院

唐　威　中国医学科学院肿瘤医院

唐　兴　空军军医大学西京医院

王　芳　东莞市人民医院

王　娟　北京大学首钢医院

王　文　空军军医大学唐都医院

王圣中　陕西中医药大学

肖　刚　空军军医大学唐都医院

辛永康　空军军医大学唐都医院

薛庭嘉　上海交通大学医学院附属胸科医院

闫卫强　空军军医大学唐都医院

晏睿滢　云南省肿瘤医院

杨　光　空军军医大学唐都医院

叶晓丹　复旦大学附属中山医院

原　杰　山西省人民医院

张　贝　陕西省肿瘤医院

张　杰　空军军医大学唐都医院

张　磊　山西医科大学第一医院

张慧芬　深圳市人民医院

张建新　山西省肿瘤医院

张晓燕　北京大学肿瘤医院

张笑春　国家儿童区域医疗中心(中南)暨广州妇女儿童医疗中心

周　永　新疆医科大学第三临床医学院(附属肿瘤医院)

周舒畅　华中科技大学附属同济医院

本书主编

Carlos S. Restrepo, MD

Professor of Radiology

Vice Chair of Education

Section Chief, Cardio-Thoracic Radiology

University of Texas Health Science Center

San Antonio, Texas

Steven M. Zangan, MD

Associate Professor of Radiology

Associate Program Director, Interventional Radiology

Residency

University of Chicago Medical Center

Chicago, Illinois

丛书主编

Jonathan M. Lorenz, MD, FSIR

Professor of Radiology

Section of Interventional Radiology

The University of Chicago

Chicago, Illinois

Hector Ferral, MD

Senior Medical Educator

NorthShore University HealthSystem

Evanston, Illinois

中文版前言

  "放射成像典型病例解析丛书"之《胸部影像学》(第2版)系统总结了100种典型胸部病例的影像学诊断知识点,从肺炎和急性呼吸窘迫综合征(ARDS)等常见疾病到Mounier-Kuhn和DIPNECH综合征等罕见疾病。本书从典型病例图像出发,对该病例的临床表现、影像特征、鉴别诊断、相关知识点,以及经验和教训进行了分析总结,并针对每个病例精心设置了两个相关问题及其答案解析。

  通过对本书的学习,读者能够轻松把握胸部疾病的影像学表现及诊断思路。同时,该书的编排结构有助于影像科、呼吸科和心胸外科医师在面对胸部疾病时,以多学科视角,将影像学特征与临床诊疗策略相结合,并通过自我评估获得多学科知识储备。

  本书译者来自全国各地30多所大中型医院,拥有深厚的专业英语和胸部影像学专业功底,校对者均为本专业高级职称专家,保证了本译著的翻译质量。在此致谢所有译者、审校者及编辑。

丛书前言

作为放射学教育的热心合作伙伴,我们将继续秉承我们的使命,减轻放射专业住院医师带教老师的工作量,缓解住院医师家人的焦虑。世界各地的住院医师都推荐病例解析和问答这种学习方法,"放射成像典型病例解析丛书"第2版旨在加强这种学习体验。各亚专业版均提供了100例精心挑选的影像病例,以帮助住院医师尽快掌握大量病例的影像诊断,提高学习效率。第2版对第1版进行了拓展,包括先前病例的重要变化、更新的诊断和管理策略以及新的病理实体。

感谢我们的住院医师和许多放射科实习生,他们帮助我们创建、调整和改进了"放射成像典型病例解析"系列丛书的格式和内容,并对新病例、功能和格式提出了建议。应广大住院医师的要求,本书以易于阅读的项目符号格式对每例病例的知识点进行了简明、逐点的陈述,并从最终诊断结果开始进行了简短、重要的鉴别。这种排版方法适合于工作繁忙的住院医师,便于他们在快速浏览内容时反复锁定重要信息,我们认为这一学习过程对放射学教育至关重要。自上一版以来,新增了针对每例病例的问答部分,以强化关键概念。

纸质版书旨在通过提供一组便于掌握的优秀核心病例,鼓励读者在阅读时反复锁定关键信息。与其他放射学病例点评类专著不同的是,我们为所有病例图像提供了清晰的注释和描述,消除了读者的主观臆测。在我们看来,由于影像图像质量差而影响读者学习是非常糟糕的,甚至读者在已知诊断结果的情况下也无法在图像上找到细微的影像表现。

作为该项目的热心合作伙伴,我们从小处着手,在 Thieme 出版社的 Timothy Hiscock 和 William Lamsback 的鼓励和指导下,我们进一步提高了书稿标准,以帮助住院医师解决吸收大量信息这一艰巨任务。我们热衷于继续这一旅程,并将继续扩展系列,根据住院医师的直接反馈调整病例,并增加校对组审查和自我评估的功能。最重要的是,我们感谢我们的医学生、住院医师和研究员,是他们使我们有幸参与到他们的教育之旅。

Jonathan M. Lorenz, MD, FSIR

Hector Ferral, MD

前　言

　　胸部影像包括常规X线片以及更为复杂的其他成像技术,是当代放射科工作的主要组成部分。熟练掌握各种胸部疾病的病理生理学和影像表现,对于我们准确分析和解释胸部影像具有重要意义。本书第2版丰富了重要病例的基本影像细节,并增加了一些常见和不常见的知识点,对病例的影像表现、鉴别诊断、知识点以及经验和教训进行了简要回顾。我们相信,通过学习本书内容,您可以为您的考试和放射诊断工作做好充分准备。

病例作者

　　病例1~50由Steven M. Zangan撰写,病例51~100由Carlos S. Restrepo撰写。

致　谢

感谢 Heber MacMahon、Steven Montner 和 Jonathan Chung 医师热心分享他们的大量教学病例,并为本书收录的病例提供了相关经验总结。

献给我亲爱的妻子Marta和我的孩子Catalina、Juan和Alejandro。

——CSR

献给Tracie、Max和Vincent。

——SMZ

目　录

病例1

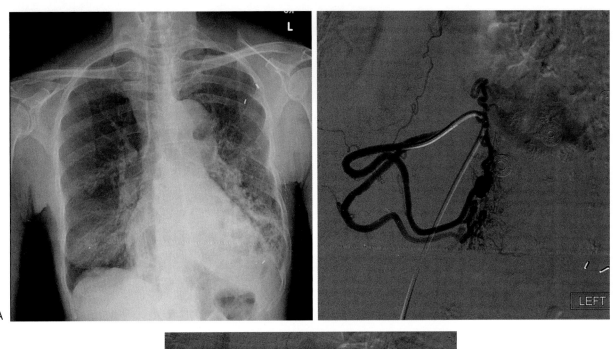

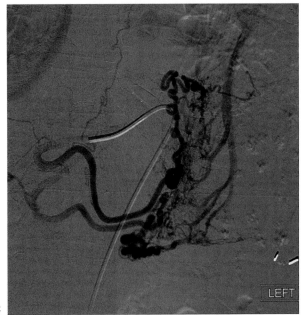

■ **临床表现**

患者,女性,55岁,复发性肺炎。

■　影像学表现

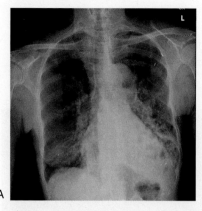 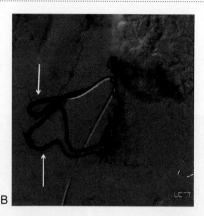 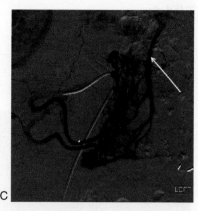

(A)胸部X线片显示左肺下野的致密性实变。(B)常规导管血管造影显示左肺下叶肿块由异常增粗的非支气管体循环动脉供血(箭头所示)。(C)延迟静脉相显示肺静脉引流(箭头所示)。

■　鉴别诊断

• **叶内型肺隔离症**:支气管肺隔离症是包含气道和肺泡结构的肺组织肿块;其由体循环动脉供血,与气管支气管树之间无交通。叶内型肺隔离症没有脏胸膜分隔,由肺静脉引流。

• **肺动静脉畸形(AVM)**:肺动静脉畸形是肺动静脉之间的异常交通。

• **叶外型肺隔离症**:叶外型肺隔离症具有独立的脏胸膜,为体静脉回流。

• **先天性肺气道畸形(CPAM)**:以前称为先天性囊性腺瘤样畸形,是由囊性和腺瘤样成分组成的下呼吸道错构瘤性发育畸形。CPAM与气管支气管树之间存在交通。动脉和静脉血供几乎全部来自肺循环。

■　知识点

• 叶内型肺隔离症更常见,通常在儿童或成年早期被发现。

• 部分叶内型肺隔离症可能是后天继发的。

• 叶外型肺隔离症通常见于产前或新生儿期。常合并其他畸形,如膈疝和先天性心脏病。

• 影像检查方法比较:

   ○胸部X线片:通常表现为左侧下胸部的致密性肺肿块。

   ○增强CT可以更好地显示肺实质异常。气道连接异常、通过肺泡间孔的侧支气流,以及复发性感染等可能导致气-液平面形成。同时CT增强也可以识别肿块的体循环动脉供血。

   ○MRI和超声可用于疑似叶外型肺隔离症的产前检查。

• 治疗方案:

   ○有症状的患者可通过手术切除治愈,通常需要肺叶或肺段切除。

   ○对于有高风险并发症的无症状患者应考虑手术切除。其他无症状患者随诊观察即可。

经验(✓)和教训(✗)

✓ 供血动脉通常来自主动脉的下胸或上腹段。

✓ 大多数叶内型肺隔离症位于左肺下叶后基底段。

✓ 动脉栓塞已在选定的病例中进行了描述。

✗ 肺动脉供血在叶内型肺隔离症中少见,但可见于叶外型肺隔离症。

✗ 叶外型肺隔离症的静脉引流可以通过奇静脉、半奇静脉或下腔静脉。

(刘晨熙　译　张笑春　胡玉川　审校)

病例2

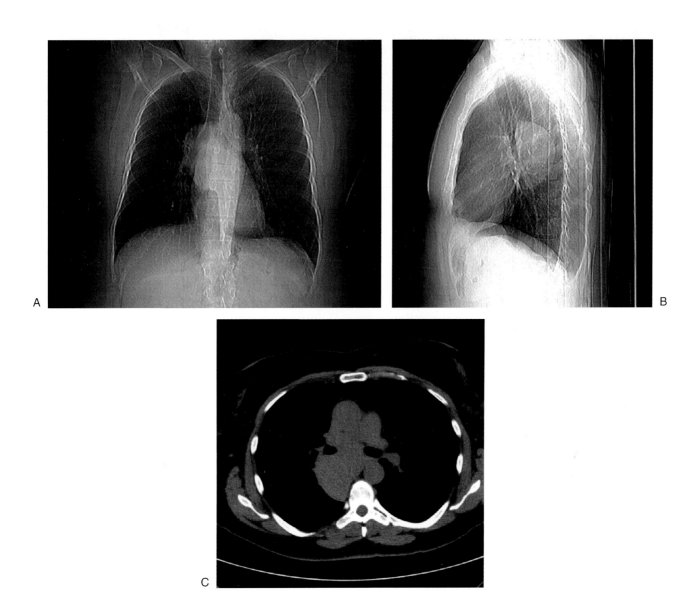

■ 临床表现

患者,男性,35岁,纯化蛋白衍生物试验阳性。

■ **影像学表现**

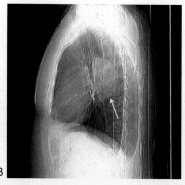 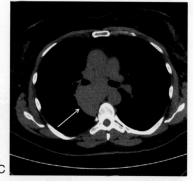

(A)CT定位像正位投影显示向右肺门突出的纵隔肿块,其边缘光滑(箭头所示)。(B)CT定位像侧位投影显示肿块后缘光滑(箭头所示)。(C)胸部CT平扫显示隆嵴下肿块边缘光滑,呈均匀水样密度(箭头所示)。

■ **鉴别诊断**

• **支气管囊肿**:隆嵴下囊性肿块是支气管源性囊肿的典型表现。

• **淋巴结病**:淋巴结通常密度较高,但在发生淋巴结广泛坏死、淋巴瘤和一些感染(如淋巴结结核)的情况下,淋巴结密度可降低。囊肿不会强化,因此增强扫描有助于鉴别两者。

• **心包囊肿**:心包囊肿最常见于右侧心膈角。

• **小细胞肺癌**:小细胞肺癌可以位于中心,但是囊肿边缘光滑,呈均匀水样密度,无局部侵犯,患者的年龄等均与恶性肿瘤不符。

■ **知识点**

• 支气管囊肿是纵隔最常见的囊性肿块。

• 这些先天性异常是由胚胎发育过程中气管支气管树的异常腹侧出芽或分支造成的。

• 它们由呼吸上皮细胞排列,囊壁通常含有软骨和平滑肌。

• 大多数靠近隆嵴。

• 约15%的支气管囊肿发生在肺实质内。

• 支气管囊肿通常偶然发现,不需要治疗。有症状的患者可考虑手术切除。

• 影像检查方法比较:

。胸部X线片:通常表现为边界清晰、密度均匀的孤立性肿块。

。在CT图像上,支气管囊肿表现为单发、光滑、囊壁菲薄的圆形低密度肿块,增强扫描无强化。

。T2WI几乎均表现为高信号。在T1WI上,由于囊肿内可能含有蛋白质、出血或者黏液样物质,囊肿信号多样。

经验(✓)和教训(✗)

✓ 囊肿壁可能发生钙化。

✓ 囊肿可因出血或感染而增大。

✓ 食管(肠)重复囊肿的表现几乎类似,但这些囊肿通常毗邻食管或位于食管壁内。

✗ 囊肿内存在空气并不常见,若出现空气则提示继发感染并与气管支气管树交通。

✗ 尽管囊肿通常表现为低密度,但囊肿内含有高蛋白或者草酸钙时其CT值可能大于100HU。

(刘晨熙 译 张笑春 胡玉川 审校)

病例3

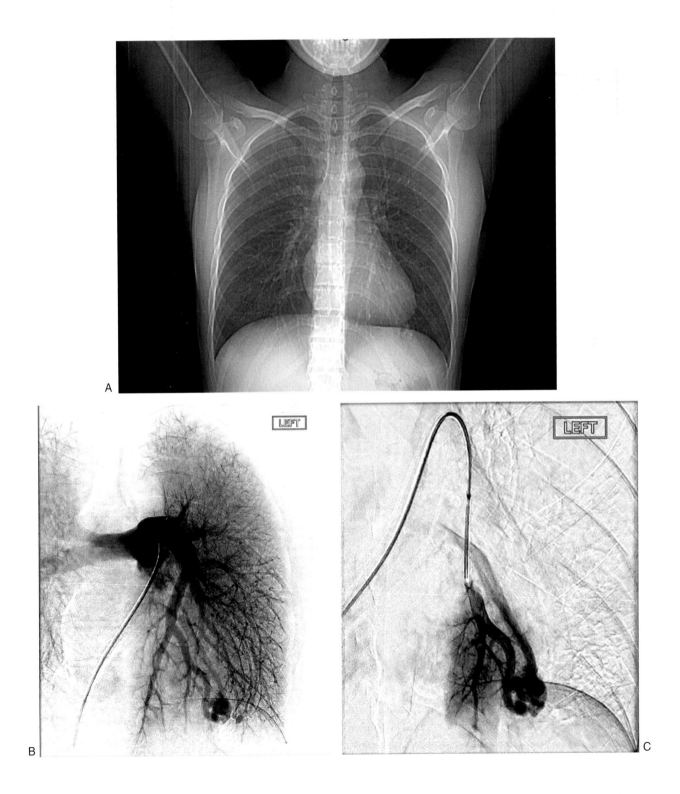

A

B

C

■ 临床表现

　　患者,女性,37岁,缺血性卒中。

■ **影像学表现**

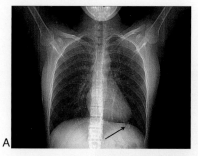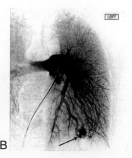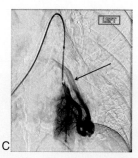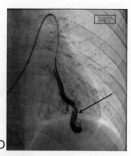

(A)CT定位像正位投影显示左肺下叶结节(箭头所示)。(B)左肺血管造影显示左肺下叶动静脉畸形(AVM;箭头所示)。(C)选择性左肺下叶血管造影显示动静脉畸形(AVM)占优势,注意扩张的引流静脉(箭头所示)。(D)确诊后,患者接受了栓塞治疗。本图可见术前的畸形血管团未显影,证实经多个弹簧圈栓塞后,AVM没有进一步充盈。

■ **鉴别诊断**

· AVM:供血肺动脉和引流肺静脉的血管囊与肺AVM共存。

· 类癌:类癌强化明显,但不存在供血动脉和静脉引流。

· 脓毒性栓塞:通常有供血血管,但不存在扩张的引流静脉。当栓子体积较大时,可见空洞形成,强化不明显。

· 肺静脉曲张:肺静脉曲张是肺静脉的异常扩张,但没有异常的动静脉交通或分流。可能是先天性或继发于长期肺动脉高压、部分肺静脉异常回流或二尖瓣反流。

■ **知识点**

· 肺AVM可分为单纯性(单支供血动脉和引流静脉)和复合性(多支供血动脉)。

· 导致右向左分流和缺氧。

· 直立性低氧血症是指立位性缺氧,这是因为大多数AVM位于下叶,直立位时分流会更多。

· 可表现为咯血、出血或反常栓塞。

· 超过90%的复合性AVM与遗传性出血性毛细血管扩张(HHT;Osler-Weber-Rendu综合征)相关,是一种常染色体显性遗传性疾病。

· 诊断HHT的4个主要标准是:①自发性和复发性鼻出血;②多发皮肤黏膜毛细管扩张;③AVM内脏受累;④HHT的直系亲属(一级亲属)。至少满足上述3项标准时,可以确诊HHT。

· HHT与肺动脉高压相关。这是由激活素受体样激酶1型(ALK1)突变所介导的,这种突变在血管内皮细胞中大量存在。

· 在X线片上,AVM表现为分叶状但边界清晰的肺结节,主要位于肺下叶。

· 由于比X线片或血管造影更敏感,因此CT是AVM的首选筛查方法。同时CT更易明确供血动脉和引流静脉。

· 对于有供血动脉直径>3mm的AVM,建议采用栓塞疗法。

· 栓塞治疗后,AVM通常变小。

· 获得性AVM可发生在肝肺综合征患者中。

· 肺毛细血管扩张症是一种罕见的畸形,以存在大量小瘘管为其主要特征。

■ **其他影像学表现**

· 高达15%的HHT患者有脑内和(或)肝内的AVM。

· 超声造影有助于识别较小的右向左分流。

· ^{99m}Tc大颗粒聚合白蛋白可帮助判断右向左分流的程度。

经验(✓)和教训(✗)

✓ 35%的病例出现多发性AVM。

✓ 当发现肺AVM时要考虑到HHT。

✗ 尽管罕见,妊娠期间可发生危及生命的并发症,包括卒中和肺AVM出血。

✗ 出血后,AVM可能显示不清。

✗ 鉴于存在反常空气栓塞的可能,HHT患者建议选择专用静脉导管和过滤器。

（刘晨熙　译　张笑春　胡玉川　审校）

病例4

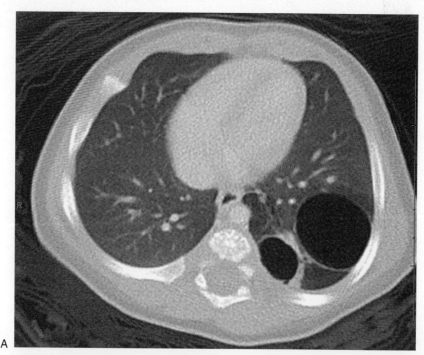

A

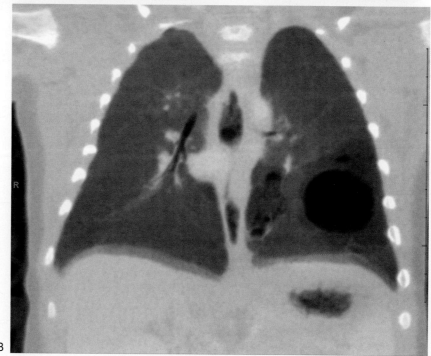

B

■ **临床表现**

患儿,男性,3周龄,呼吸窘迫,左半胸呼吸音减弱。

■ **影像学表现**

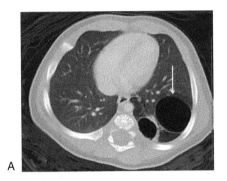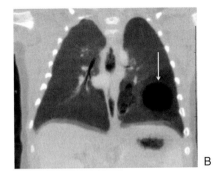

A   B

（A）胸部CT增强（肺窗）显示左肺下叶大的薄壁囊肿（箭头所示）。（B）冠状位最小密度投影有利于显示囊性病变（箭头所示）。

■ **鉴别诊断**

• CPAM：以前称为先天性囊性腺瘤样畸形，是下呼吸道错构瘤样发育畸形，由囊性及腺瘤样成分构成。CAMP与气管支气管树相通。

• 淋巴管瘤/囊状水瘤：通常累及颈部和胸部入口。纵隔受累可视为囊性病变。

• 叶内型肺隔离症：支气管肺隔离症是含气道和肺泡成分的肺组织肿块；未与气管及支气管树相通，由体循环的动脉血液供应。叶内型肺隔离症由肺静脉引流，但缺乏脏胸膜分隔。

■ **知识点**

• CPAM是由终末细支气管腺瘤过度生长引起的，在妊娠早期支气管肺泡组织的异常胚胎发生过程中出现肺泡生长减少。

• 如果产前未检出，大多数在2岁时发现。

• 根据囊肿大小和组织学特点，CPAM可分为5种类型。

• 仅3种类型CPAM在影像学上可以区分：

  ◦ Ⅰ型——巨大囊肿型（>2cm），占CPAM的50%~70%。

  ◦ Ⅱ型——小囊肿/大囊型，占CPAM的不到40%。

  ◦ Ⅲ型——微囊型或实体型（囊肿<5mm，无明显囊性成分）预后最差，占CPAM的10%。

• 可与近端气道相通。

• 肺动脉供血，肺静脉引流。

• 大多数局限于单个肺叶。

• 当病变很大时，可压迫食管或肺组织，分别引起羊水过多或肺发育不全。

• 超过一半的患儿出现呼吸窘迫。

• 出生后X线片显示大囊肿型CPAM时，由于囊肿的内容物不同，肿块的密度也不尽相同。囊肿可能会逐渐充满空气，从而形成具有薄壁或气-液平面的边界清晰含气囊肿。

• 小囊肿型CPAM在产前超声图像上表现为团块状回声。在T2WI上，信号强度与囊性和实性成分的比例有关。CT可以较好地显示含有小囊肿的不均质肿块。

• 微囊型CPAM在超声上主要表现为实性回声肿块，在T2WI上表现为均匀高信号实性肿块。

• 治疗为手术切除。开放性胎儿手术切除已有个案报道。

• 微创胎儿手术和胸腔羊膜分流术可以通过排出大囊肿中的液体来减小CPAM的大小。

• 宫外产时治疗程序包括手术切除肿块，同时胎儿保持胎盘循环，这在胎儿水肿中进行了描述。

• 对于无症状性CPAM患者是否行手术切除仍存在争议。

经验(✓)和教训(✗)

✓ 在胎儿超声或MR图像上,胃位置正常及膈肌的显示有助于排除先天性膈疝,其是胸腔异常肿块的病因之一。

✓ 少部分产前检测到的CPAM会逐渐变小,甚至完全消失。

✗ 混合型病变可存在体循环供血,类似于肺隔离症。

✗ 可恶变为横纹肌肉瘤、支气管肺泡癌和胸膜肺母细胞瘤。

（刘晨熙 译　张笑春 胡玉川 审校）

病例 5

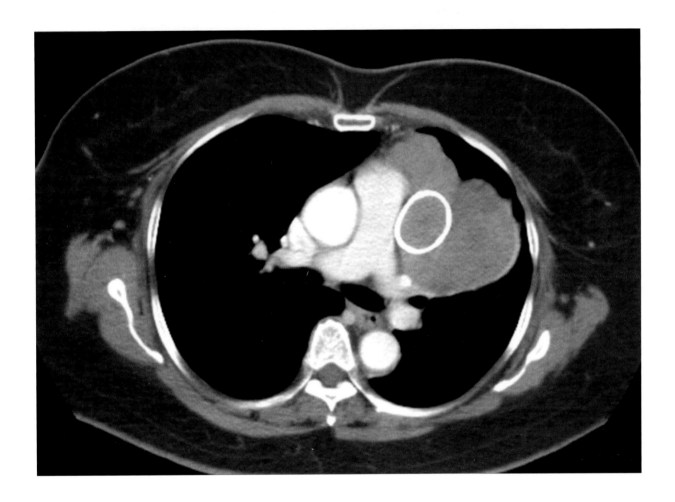

■ **临床表现**

患者,女性,25岁,纵隔肿块。

■　**影像学表现**

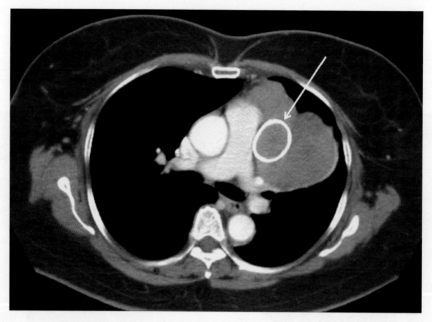

CT增强(软组织窗)显示前纵隔分叶状肿块,伴环形钙化灶(箭头所示)。

■　**鉴别诊断**

• **畸胎瘤**:最常见多房性囊性成分。病变内钙化及患者的年龄支持畸胎瘤的诊断。

• **胸腺瘤**:前纵隔的边缘光滑肿块。常见于老年患者,约40%伴有副肿瘤综合征。

• **淋巴瘤**:常可累及其他淋巴结组。增强可呈不均匀强化,也可能出现全身临床症状。

• **非精原细胞生殖细胞肿瘤**:密度不均匀,钙化较少见。但是,在此年龄段的患者中,非精原细胞生殖细胞肿瘤几乎全部见于男性。

■　**知识点**

• 前纵隔是性腺外生殖细胞肿瘤最常见发生部位。发生在后纵隔的畸胎瘤不到10%。

• 原始生殖细胞被认为在早期胚胎发生过程中从卵黄内胚层迁移到性腺期间沿着中线结构异位。

• 成熟性畸胎瘤是纵隔最常见的生殖细胞肿瘤。

• 好发于年轻人,无性别差异。

• 未成熟畸胎瘤由>10%未成熟的神经外胚层和间充质组织组成,恶性度低。

• 畸胎瘤伴有其他恶性成分罕见,表现为侵袭性恶性肿瘤。以前称之为恶性畸胎瘤。

• 尽管畸胎瘤可能产生肿块占位效应或破裂,但是大多数无症状。

• 在CT图像上,75%的病变内部可见脂肪成分。

• 胸部X线片上少见钙化,但在CT图像上50%的病例可被检出钙化。伴有骨质或牙齿比较罕见。

• 肿块可能附着于纵隔结构。

• 可见软组织结构和边缘强化。

• 成熟畸胎瘤完全切除可治愈,5年生存率接近100%。

• MR图像可以更好地显示病变内脂肪成分。

经验(✓)和教训(✗)

✓ 可能破裂进入胸膜腔或心包腔。破入肺或气管支气管树可导致类脂性肺炎或咳出油脂物质或毛发。

✓ 脂-液平面的存在可以确诊畸胎瘤,但仅有11%病例可见到此征象。

✗ 可存在软组织成分,但实性畸胎瘤少见。

(刘晨熙　译　张笑春　胡玉川　审校)

病例6

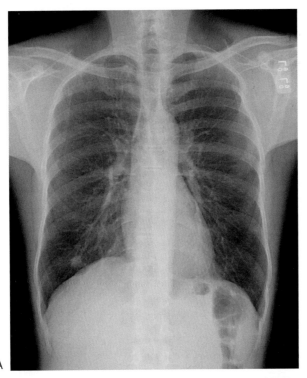

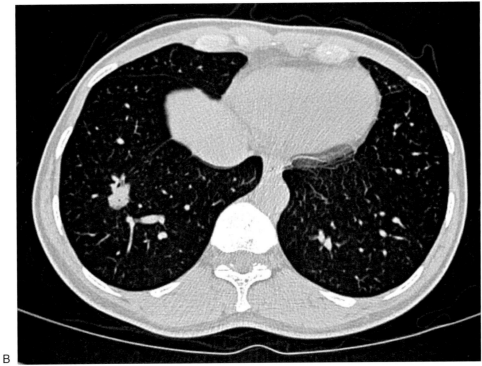

■ **临床表现**

患者,男性,60岁,咳嗽。

■ **影像学表现**

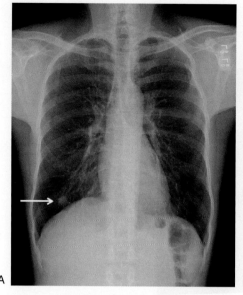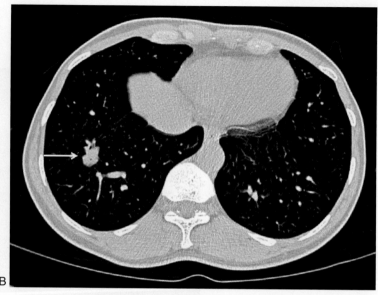

（A）胸部X线片显示右肺下野的肺结节（箭头所示）。（B）CT图像显示右下肺棘突状结节（箭头所示）。

■ **鉴别诊断**

• **表现为孤立性肺结节（SPN）的肺癌**：成人患者中出现毛刺状、非钙化性肺结节应考虑为肺癌，除非证明是其他病变。

• **结核瘤**：活动性结核瘤可表现为圆形、不确定性肺结节，外观与肺癌相似。

• **圆形肺炎**：一些感染性病变，无论是细菌性的还是非细菌性的，都可能表现为不确定性SPN形式的球形肺实变。

■ **知识点**

• SPN定义为肺实质中的局灶性球形病变，周围被充气肺包围，直径<3cm。

• 结节内无良性钙化且随访稳定时间未超过2年的结节称为不确定结节。

• 在评估有症状的患者时发现或偶然发现，可以在胸部X线片或CT图像上检出SPN。

• 多种良性和恶性疾病都可以表现为SPN。

• 尽管许多SPN是良性的，但在老年人群中高达40%为恶性。1/4~1/3的肺癌最初表现为SPN。

• 恶性SPN的最常见原因是腺癌（50%），其次是鳞状细胞癌（25%）。

• 良性不确定性SPN的最常见原因是非特异性肉芽肿（25%）、感染性肉芽肿（15%）和错构瘤（15%）。

• 分叶状轮廓反映生长不均匀，并与恶性肿瘤有关。

• 边缘不规则或呈毛刺状，或日光放射状外观（放射冠征）的结节更倾向于恶性。

• SPN的空气支气管征也与恶性肿瘤有关。

• PET/CT和动态对比增强CT对结节血管分布的评估有助于鉴别良恶性SPN。强化超过25HU更支持恶性肿瘤的诊断。

经验（✓）和教训（✗）

✓ 恶性SPN可治愈；超过60%的临床ⅠA期癌症患者治疗后可存活5年。

✓ 结节越小，良性的可能性越大；80%的良性结节直径<2cm。<5mm结节恶性概率低于1%。

✗ 在常规胸部X线片上发现的结节中，有一半以上是假阳性结果，在CT上未得到证实。

✖ 在表现为SPN的肺癌中,钙化很少见(6%)。弥漫性、"爆米花"样、中心和层状钙化是良性钙化类型,点状和偏心性钙化是不确定钙化类型。

（王圣中　译　张笑春　胡玉川　审校）

病例7

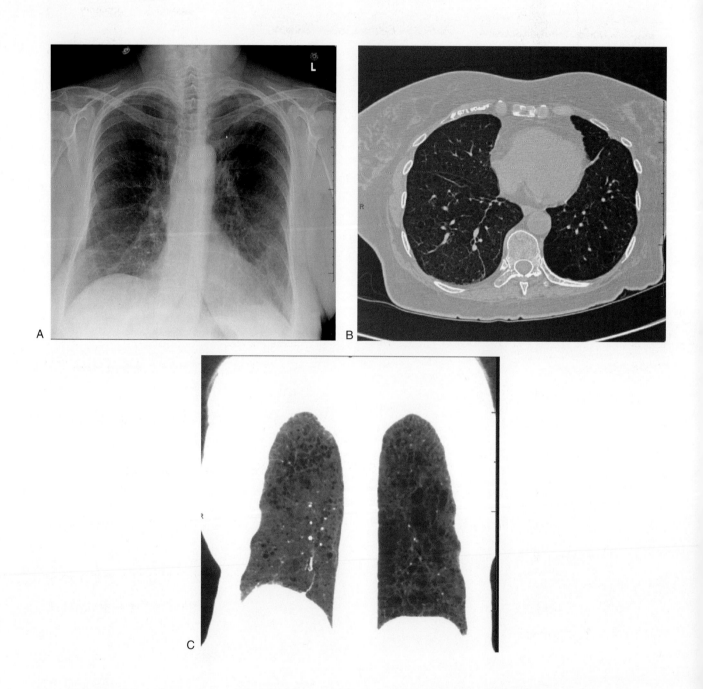

■ **临床表现**

患者,女性,58岁,慢性呼吸困难、气短。

■ 影像学表现

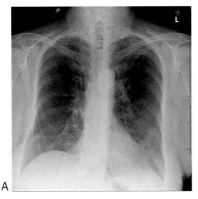 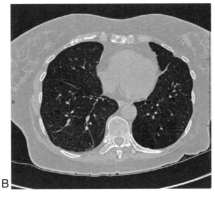 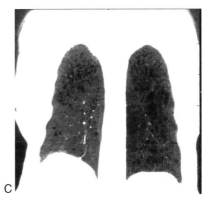

(A)后前位胸部X线片显示肺容积大,符合慢性阻塞性肺疾病。(B)胸部CT图像(肺窗)显示全小叶型肺气肿,下叶广泛受累。(C)冠状位最小密度投影显示肺气肿以下叶为主。

■ 鉴别诊断

- α₁-抗胰蛋白酶(AAT)缺乏症:全小叶型肺气肿,其特征是在年轻人中更广泛地累及下肺的叶、段,提示AAT缺乏症。

- 小叶中心型肺气肿:小叶中心型肺气肿的典型分布是上叶为主,其特征性形态为无明显囊壁的较小透亮影。

- 囊性肺疾病:如肺淋巴管平滑肌瘤病和肺朗格汉斯细胞组织细胞增生症等,可表现为薄壁透亮影。

■ 知识点

- AAT缺乏症是一种遗传性疾病,血清AAT酶缺乏或降低会导致肺气肿的早期发展,并对其他器官和系统产生影响。患病率约为每3500例活产婴儿中就有1例。

- AAT缺乏症是通过常染色体共显性遗传而遗传的,这意味着受累个体从父母双方都继承了一个异常的AAT基因。

- AAT是一种蛋白酶抑制剂,可防止诸如弹性蛋白酶等酶降解正常宿主组织。在严重缺乏的患者中,中性粒细胞弹性蛋白酶无对抗作用,导致下呼吸道损伤。

- AAT缺乏症发生在遗传了AAT基因的两个蛋白酶抑制剂缺乏等位基因的人身上,该AAT基因位于14号染色体上。

- 全小叶/全腺泡性肺气肿是导致临床异常的主要原因,也是影响患者发病和死亡的主要原因。

- 在全小叶型肺气肿中,肺小叶从呼吸性细支气管到远端肺泡均被破坏。

- 第二常见和重要的并发症是肝脏疾病(胆汁淤积和肝硬化)。

- 在50岁以上的AAT缺乏症患者,高达40%的人会进展为肝硬化和肝癌。

- 吸烟是导致肺功能迅速恶化最重要的其他危险因素。

- AAT相关肺气肿患者的支持治疗遵循慢性阻塞性肺疾病的常规指南。

- 对于一些特定病例,静脉注射人富集AAT(提高AAT水平)、肺减容手术和肺移植是潜在的治疗方法。

经验(✓)和教训(✗)

✓ AAT中的阻塞性气道疾病在肺功能测试中表现为1秒用力呼气量与用力肺活量的比值降低,主要是由于肺实质破坏导致弹性回缩力丧失。

✓ 对于早发性肺气肿、缺乏明确危险因素的肺气肿、下叶为主的肺气肿、伴有不明原因肝病的肺气肿或脂膜炎临床病史的患者,应怀疑AAT缺乏症。

✓ 基底部病变为著可能与血流的重力分布有关。

✗ 伴发的小叶中心型肺气肿可出现在上叶。

✗ 据报道,10%~40%的AAT缺乏症患者会出现弥漫性囊性支气管扩张。

（王圣中 译　张建新　南海燕 审校）

病例8

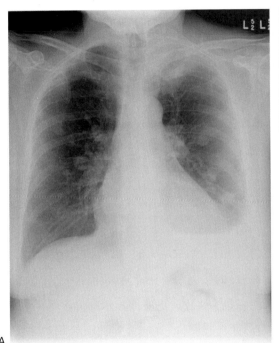

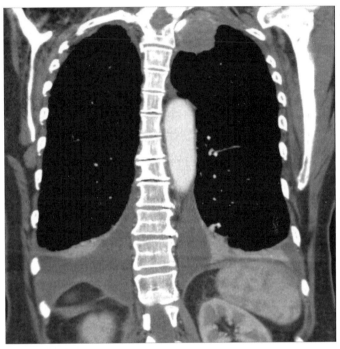

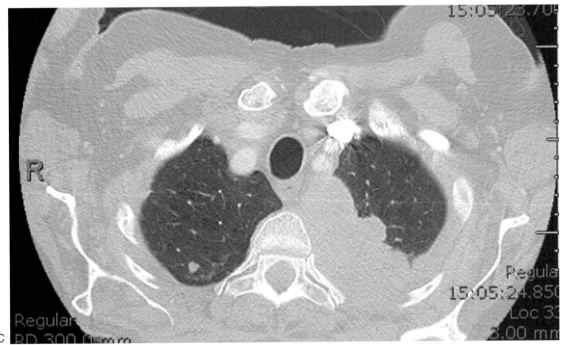

■ 临床表现

患者,女性,63岁,有吸烟史,肩痛。

■ 影像学表现

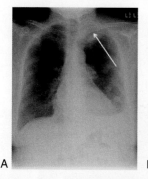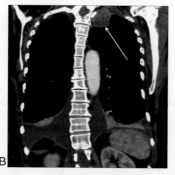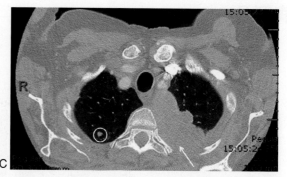

(A)正位胸片显示左肺尖肿块(箭头所示),双肺可见结节。(B)对比增强冠状重建图像(软组织窗)证实为左肺上沟瘤。(C)轴位CT图像(肺窗)显示胸壁侵犯(箭头所示);右肺可见一转移性结节(圆圈所示)。

■ 鉴别诊断

• **肺上沟瘤**:该年龄的患者发现肺尖肿块伴胸壁侵犯时,肺上沟瘤是首先考虑的诊断。伴发的肺结节高度提示恶性肿瘤。

• **结核病(TB)**:TB复发可表现为肺尖肿块,但通常还会出现其他表现,例如,支气管扩张、空洞和瘢痕形成,也可有钙化。可伴肋骨破坏,但同恶性肿瘤相比相对少见。

• **神经鞘瘤**:后纵隔肿块的最常见原因,可延伸至肺尖。椎间神经孔可能会扩大。

• **间皮瘤**:通常表现为单侧胸膜增厚伴肺体积缩小并延伸至叶间裂,特别是在有明确石棉接触史的患者中。可伴有胸腔积液。

■ 知识点

• 非小细胞肺癌起源于肺尖并侵犯胸壁或胸廓入口软组织。

• 可能与Pancoast综合征相关,该综合征最初被描述为肩部和手臂疼痛、手部肌肉萎缩以及Horner综合征(由交感神经受累引起的上睑下垂、瞳孔缩小和无汗),与肺尖肿块有关。由于并非所有肺尖部肿瘤病例都会导致Pancoast综合征,因此首选肺上沟瘤这一术语。

• 占原发性肺癌的3%,其中腺癌和鳞状细胞癌占大多数。

• 因为肿瘤是周围性,可能无肺癌的常见症状。患者可表现为肩痛或其他肌肉骨骼或神经系统的不适。

• 不对称性肺尖帽,伴凸缘>5mm,特别是与以前的X线片相比,病变增大时,提示肺上沟瘤。

• 在1/3的病例中可见骨质破坏。

• 前弓位X线片可更好地显示肺尖。

• 在CT上,肋骨破坏和神经或血管包埋是胸壁侵犯的征象。

经验(✓)和教训(✗)

✓ 对评估臂丛神经和锁骨下动脉受累,MRI较CT更为准确,通常也可更好地显示脊柱受累。心脏和呼吸门控技术可用来最大限度地降低运动和大血管搏动伪影。

✓ 由于胸外软组织侵犯,肺上沟瘤至少为ⅡB期。

✓ T1椎体以上臂丛神经侵犯、椎体侵犯>50%、侵犯食管或气管、出现远处转移或N2/N3转移是手术切除的绝对禁忌证。

✓ 由于矢状位T1WI序列常能提供最多的信息,因此应首先扫描这一序列以防止患者无法完成检查。

✗ 在接受切除术的患者中,可能会出现由蛛网膜下隙–胸膜瘘引起的脑脊液漏。

✗ 在最初的胸部X线片检查中常被漏诊。

(王圣中 荣伟程 译 张建新 审校)

病例9

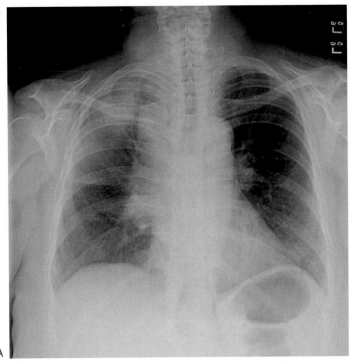

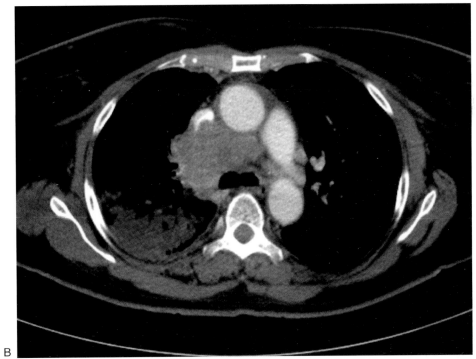

■ 临床表现

患者,女性,58岁,咳嗽和吞咽困难。

■ **影像学表现**

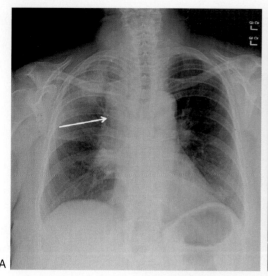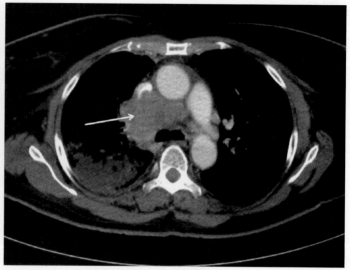

(A)胸片显示纵隔肿块(箭头所示)和非特异性右肺上叶高密度影。(B)增强CT图像显示一较大纵隔肿块,边缘不规则,侵犯上腔静脉(箭头所示)。右上叶斑片状影。

■ **鉴别诊断**

• **小细胞肺癌**(SCLC):最常见的影像学表现是较大纵隔肿块,通常没有肺实质病变的影像学证据。

• **淋巴瘤**:大的纵隔肿块也可能是淋巴瘤的首发影像表现。气道阻塞的存在有助于区分淋巴瘤和SCLC,支气管狭窄或腔内肿块在肺癌中更常见。

• **转移瘤**:多种胸内、外恶性肿瘤伴纵隔播散可表现为大的纵隔肿块。

■ **知识点**

• SCLC,也称为燕麦细胞肺癌,占所有原发性肺癌的20%。

• 大多数SCLC起源于近端气道的上皮细胞(神经内分泌细胞),生长迅速,转移较早。

• SCLC被认为是一种神经内分泌癌。

• SCLC的发病率在男性更高。它几乎只发生于吸烟者,并且发病年龄比非小细胞肺癌小。

• SCLC具有侵袭性,预后差,诊断后5年生存率<5%。

• 大多数患者在诊断时已属晚期。

• 常见的影像学表现包括巨大纵隔肿块、肺门肿块、支气管狭窄或阻塞以及阻塞性肺炎。

• 少数(<5%)表现为局限性疾病(孤立性肺结节)。

• SCLC的常见表现包括阻塞性症状(咳嗽、咯血)、呼吸困难、吞咽困难、声音嘶哑(喉返神经受累)和上腔静脉(SVC)综合征。

• PET/CT在SCLC分期方面优于CT,因为它可以更好地识别隐匿性、进展期或远处转移的病灶。

经验(✓)和教训(✗)

✓ 伴有SVC综合征的SCLC患者,可能会出现明显的颈部和胸壁静脉侧支循环。

✓ 该病通常被分为局限性和广泛性。局限性病变局限于一侧胸腔、纵隔和同侧锁骨上淋巴结。仅有20%的患者在就诊时表现为局限性病变。

✗ SCLC与其他神经内分泌肿瘤一样,可能会产生代谢活性物质(如促肾上腺皮质激素、甲状旁腺激素、抗利尿激素、降钙素),在肺癌确诊之前就出现临床表现。

(王圣中 荣伟程 译 张建新 审校)

病例10

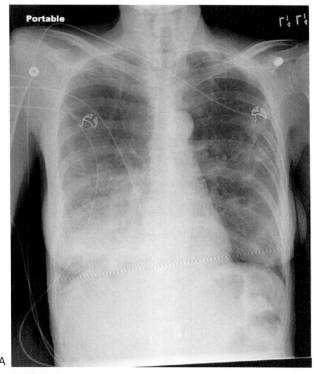

A

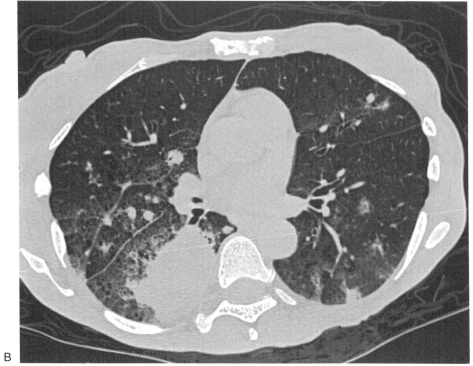

B

■ **临床表现**

患者,女性,50岁,进行性咳嗽3个月。

■ **影像学表现**

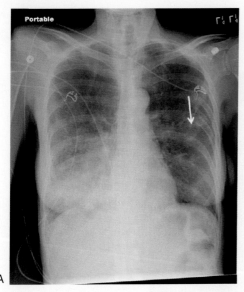 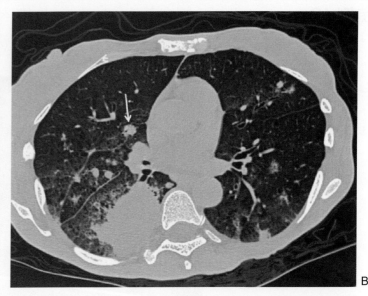

(A)胸部X线片显示右下肺实变和多发肺结节(箭头所示)。(B)胸部CT平扫(肺窗)显示右肺下叶致密实变影和小叶间隔增厚,可见多个实性和亚实性肺结节(箭头所示)。

■ **鉴别诊断**

· **贴壁为主型腺癌**:成人慢性、非消退性实变应考虑为贴壁为主型腺癌。

· **肺炎**:感染性肺炎的范围非常多变,从轻微实质影到磨玻璃密度影,再到全部肺叶或多灶性气腔实变。非典型肺炎(军团菌、支原体、衣原体)以及病毒性和肺孢子菌肺炎可能表现为磨玻璃密度影。

· **间质性肺炎**:一些不同类型的间质性肺炎(脱屑性间质性肺炎、非特异性间质性肺炎)可表现为广泛的磨玻璃密度影。其他鉴别诊断包括肺水肿、药物中毒和肺泡出血。

■ **知识点**

· 浸润性黏液腺癌是浸润性腺癌的一种变体,之前称为黏液性支气管肺泡癌。

· 贴壁为主型腺癌是指以贴壁生长为主的浸润性腺癌,且浸润>5mm。之前被称为非黏液性支气管肺泡癌。

· 肿瘤细胞呈单层排列,不会造成肺结构破坏(贴壁生长模式)。

· 当大部分肿瘤呈贴壁生长但浸润<5mm时,该亚型称为微浸润腺癌。

· 浸润前腺体增生的两种类型包括非典型腺瘤样增生和原位腺癌。

· 一般而言,仅表现为贴壁生长的肿瘤往往是惰性的,预后优于具有实性浸润成分的肿瘤。

· 这种肺癌亚型的发病率在过去几十年有所增加。

· 肿瘤细胞可分泌大量的肺泡内黏液或表面活性物质样蛋白液体。

· 最常见的表现是外周、孤立、边界清晰的肺结节(60%),其次是边界不清的磨玻璃影或实变,类似于肺炎。

· 当有大量黏液时,CT图像上表现为低密度。

· 不典型表现为多发肺结节。

经验(✓)和教训(✗)

✓ 病变近端的支气管壁增厚和与病变相关的胸膜增厚支持肺炎的诊断。相反,在实变区内出现充气支气管的变形(牵拉、挤压、分支角度扩大)或叶间裂膨出支持恶性肿瘤的诊断。

　✔ 空洞性肺转移很少发生,称为"麦圈"征。

　✘ 与其他类型的肺癌相比,正电子发射断层扫描(PET)对检出贴壁为主型腺癌敏感性较低,且假阴性率较高。

(王圣中 荣伟程 译 张建新 审校)

病例11

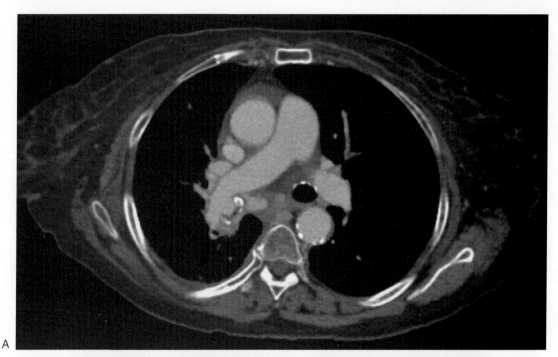

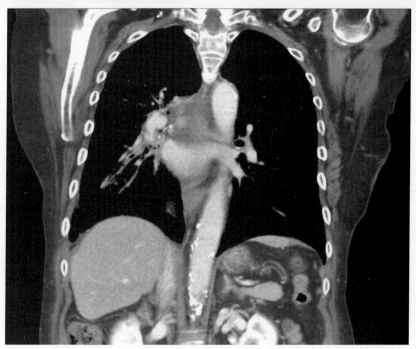

■   临床表现

患者,男性,50岁,肺结核和大咯血病史。

■ **影像学表现**

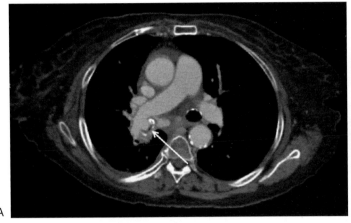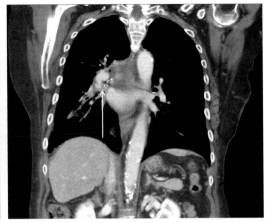

(A)增强CT显示右肺动脉假性动脉瘤延伸至支气管(箭头所示)。(B)冠状位CT重建图像显示肺门炎性肿块,符合结核的诊断(箭头所示)。

■ **鉴别诊断**

• Rasmussen动脉瘤:继发于TB的肺动脉感染性动脉瘤称为Rasmusse动脉瘤。尽管在本病例中显示不清,但其特征性改变是由毗邻结核空洞的肺动脉壁变薄所致。

• 感染性肺动脉动脉瘤(细菌性动脉瘤):细菌性肺动脉瘤由感染性肺栓塞引起,通常见于感染性心内膜炎患者,或见于坏死性肺炎直接累及动脉壁。梅毒是罪魁祸首之一。对于此病例,中央型肺癌直接累及动脉壁也需考虑。

• 创伤性假性动脉瘤:在穿透性肺损伤的患者中,可能会发生创伤性假性动脉瘤,但更常发生在外周肺动脉。同样,假性动脉瘤可继发于血管内导管所致的血管内损伤。

■ **知识点**

• 肺结核患者的咯血可起源于支气管动脉或肺动脉。

• Rasmussen动脉瘤是一种假性动脉瘤,是慢性纤维干酪性肺结核感染灶直接侵犯或侵袭肺动脉后直接延续的结果。

• 该机制不同于脓毒症血栓栓塞,后者是感染性病原体通过脓毒症血管内栓子进入动脉壁,这种栓子常来源于静脉内吸毒者感染的三尖瓣。

• 在4%的慢性空洞性肺结核患者中,毗邻慢性结核性空洞纤维包膜的中等大小肺动脉有局限性扩张。

• 肺动脉Rasmussen动脉瘤是由感染诱导的肉芽组织破坏节段性肺动脉中膜所致。

• 临床上,当肺结核继发大咯血并发症时,导管血管造影有助于确定出血的来源。此外,还可采用血管内栓塞术来控制出血。

经验(✓)和教训(✗)

✓ 大咯血(>300mL/24h)是慢性空洞性肺结核的常见并发症,可能有20%的病例会危及生命。

✓ 先天性心脏畸形可导致肺动脉高压、肺动脉瓣狭窄,以及肺血管炎如白塞病和Hughes-Stovin综合征(肺动脉栓塞综合征),也可导致肺动脉瘤。

✗ 增强CT在确定肺动脉瘤或假性动脉瘤是起源于肺动脉循环或是支气管动脉具有一定局限性。

(马宇卉 译 张建新 南海燕 审校)

病例12

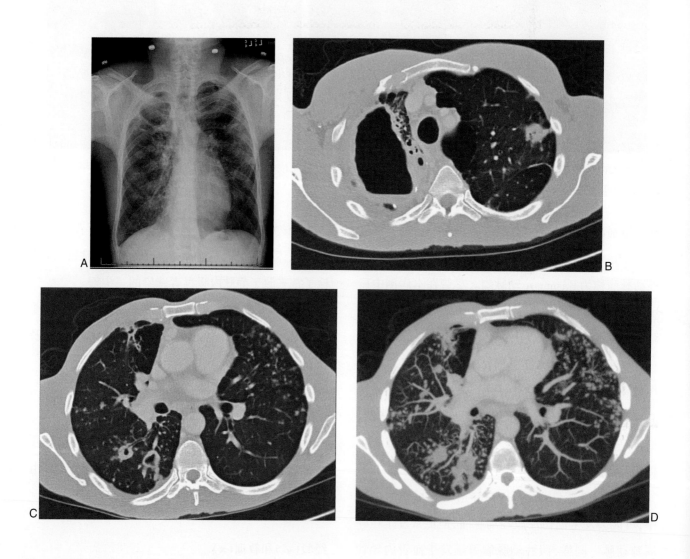

A B C D

■ 临床表现

患者,男性,44岁,咳嗽、咳痰伴夜间盗汗。

■ **影像学表现**

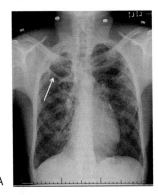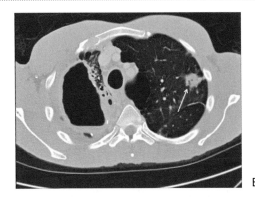
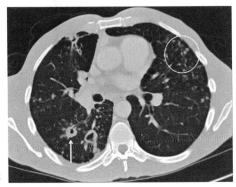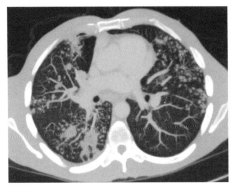

(A)正位胸部X线片显示右肺空洞性肿块,伴右肺上叶体积减小(箭头所示)。可见广泛的小结节和支气管壁增厚。(B)增强CT(肺窗)有利于右肺上叶空洞性病变的显示;左侧另可见一边界不清的结节(箭头所示)。(C)经胸中部层面的轴位CT图像(肺窗)显示多个小叶中心结节(圆圈所示)和厚壁空洞性结节(箭头所示);同时可见轻度支气管壁增厚和支气管扩张。(D)最大密度投影图突出显示了小叶中心性结节和"树芽"征。

■ **鉴别诊断**

· **继发性肺结核**:上叶体积减小伴空洞病变、小叶中心结节、"树芽"征和无淋巴结肿大,在这种临床情况下可排除其他疾病,确诊为TB。

· **支气管肺癌**:原发性肺癌在出现空洞、淋巴结肿大和慢性肺内高密度影的情况下与TB类似。本例患者的年龄和双肺均有病变,因此不太可能是原发性肺癌。

· **结节病**:终末期结节病可导致上叶体积减小和小结节。但不会出现多发厚壁空洞性结节。

■ **知识点**

· TB通常局限于呼吸系统。

· 原发性肺结核见于以前未接触过结核杆菌的患者。典型表现为中叶或下叶实变。

· 粟粒性肺结核通常见于老年人、婴幼儿和免疫功能低下者。原发和继发性肺结核均可发生。

· 继发性肺结核是指再感染和复发的结核。

· 继发性肺结核表现为实变,通常位于上叶的尖段和后段,50%可见空洞。

· 淋巴结肿大在继发性肺结核中少见。

· 在原发性肺结核中,淋巴结肿大在儿童中常见,但在成年人大约只有50%。

· 在原发性感染中,常可见胸腔积液并有分隔。

· 支气管内播散可导致"树芽"征。

· 气道受累可导致支气管狭窄。

经验(✓)和教训(✗)

✓ 空洞是继发性结核的特征。

✓ Rasmussen动脉瘤是指由邻近的空洞性结核

而形成的肺动脉瘤。

✓ Ghon病灶是指先前实变部位残留的肺实质瘢痕。

✗ 在氟代脱氧葡萄糖-正电子发射体层成像中，结核球通常显示放射性摄取。

✗ 曲霉球可在空洞中形成。

✗ 支气管结石、心包受累、纤维性纵隔炎、纤维胸和胸壁受累是结核病的其他后遗症。

（马宇卉　译　张建新　南海燕　审校）

病例13

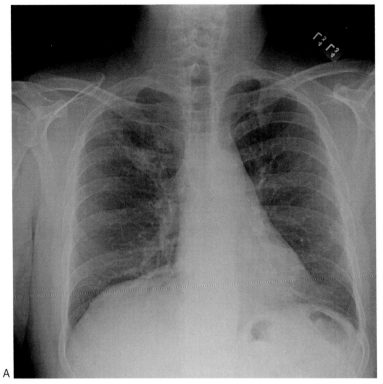

A

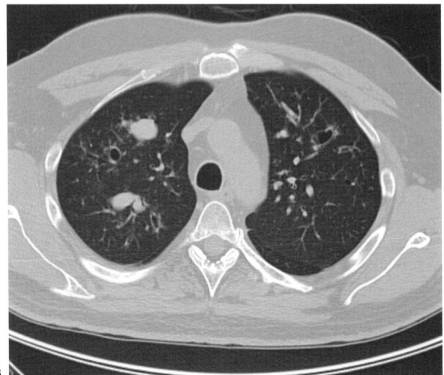

B

■ 临床表现

患者,男性,29岁,哮喘病史,咳嗽伴咳痰。

■ 影像学表现

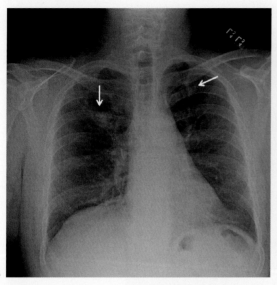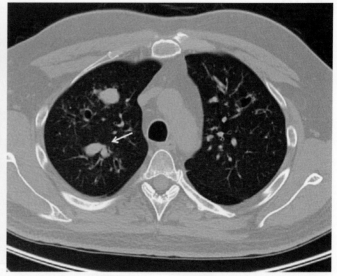

(A)胸部X线片显示以上叶为主的支气管扩张和分支管状影(箭头所示)。(B)胸部增强CT(肺窗)显示分支状、扩张的支气管,并有黏液栓形成(箭头所示)。

■ 鉴别诊断

• **过敏性支气管肺曲霉病(ABPA)**:沿支气管走行分布的指状密度增高影是ABPA的特征性表现。这些指状结构代表了黏液栓,指状密度增高影与支气管扩张常累及肺上叶,偶尔与肺不张相关。

• **囊性纤维化**:在囊性纤维化患者中支气管扩张伴黏液栓相对常见,但通常会伴有其他征象,如细支气管嵌塞("树芽"征)、肺气肿、肺脓肿和肺大疱。

• **支气管闭锁**:与支气管闭锁相关的黏液嵌塞很常见,主要特征是累及单个肺叶或肺段。

■ 知识点

• ABPA源于对曲霉属,特别是由烟曲霉的超敏反应引起的。

• 真菌不会侵入组织(支气管或肺)。

• 局部和全身性嗜酸性粒细胞显著增多是ABPA的主要特征。

• ABPA是持续性哮喘(1%~2%)和囊性纤维化(5%~15%)的并发症,部分与过多的黏液生成和异常的纤毛清除有关。

• 吸入的曲霉属孢子在先前存在的黏液中生长并繁殖,从而引起过敏反应,炎症加重并进一步产生黏液。

• 组织病理学检查显示中心性支气管扩张、嗜酸性粒细胞性肺炎、支气管中心性肉芽肿、毛细支气管炎和菌丝微脓肿。

• 临床表现包括慢性咳嗽、支气管炎、含有曲霉菌菌丝的棕色痰栓,以及喘息。

• 影像学表现包括中央性支气管扩张(>80%),主要位于上叶,牙膏状、指套状或V/Y形黏液栓,以及肺实变,这些征象可能代表嗜酸性粒细胞肺泡浸润(嗜酸性粒细胞性肺炎)。

• 另一个常见表现是由分泌物潴留引起的肺不张,随着时间的推移,肺不张往往会从肺的一个部分迁移到另一个部分,可累及肺段、肺叶或整个肺。

经验(✓)和教训(✗)

✓ 在一些ABPA患者(25%)中,扩张支气管中浓缩的黏液栓的CT密度可能高于所预期的软组织密度。在慢性过敏性真菌性鼻窦炎患者的鼻窦中也可见类似的高密度物质,这与黏液栓中钙盐及金属离子的含量较高有关。

✖ 支气管扩张是ABPA最重要的特征之一,而平片检测支气管扩张的敏感性有限(50%),应常规使用薄层CT来检测支气管扩张。

（马宇卉 段世军 译 张晓燕 审校）

病例14

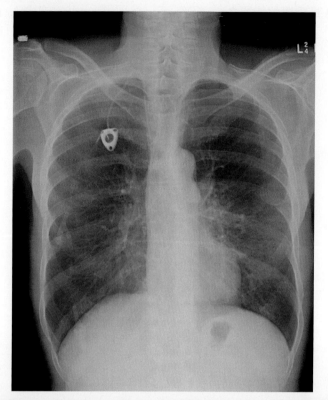

A

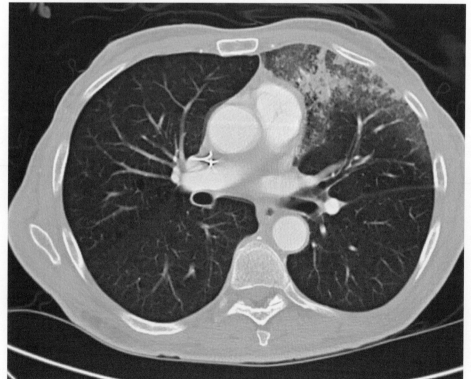

B

■ **临床表现**

患者,男性,32岁,发热伴咳嗽。

领取本书专属学习工具

学习医学专业知识，提高胸部影像诊断技术

👁 我们为正在阅读本书的你，提供了以下专属服务

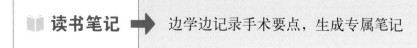

📖 读书笔记 ➡ 边学边记录手术要点，生成专属笔记

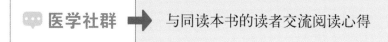

💬 医学社群 ➡ 与同读本书的读者交流阅读心得

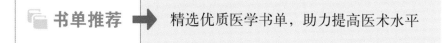

📚 书单推荐 ➡ 精选优质医学书单，助力提高医术水平

微信扫码
添加智能阅读向导，获取专属医学服务

■　影像学表现

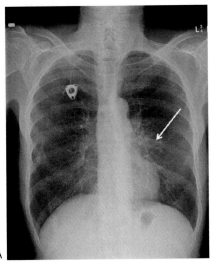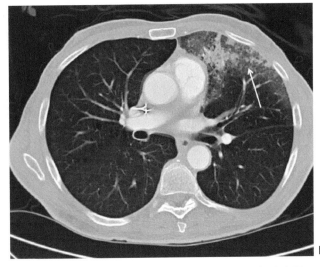

(A)胸部X线片显示舌段实变,左心缘轮廓消失(箭头所示)。(B)胸部增强CT图像(软组织窗)显示斑片状磨玻璃影,以及实性结节融合影(箭头所示)。

■　鉴别诊断

· **肺炎克雷伯菌**:这种革兰阴性杆菌和其他革兰阴性细菌(大肠杆菌和铜绿假单胞菌)是医院获得性肺炎的重要原因,较其他病原体更容易导致坏死和空洞形成。

· **TB**:复发型TB也倾向于累及上叶后段,并出现坏死和空洞,周围实质的大叶实变较少见。

· **坏死性肺癌**:在成人上叶空洞病变的鉴别诊断中应始终将肺癌考虑在内,特别是厚壁空洞的情况。

■　知识点

· 革兰阴性杆菌,包括肺炎克雷伯菌、铜绿假单胞菌、肠杆菌和大肠杆菌,是医院和社区获得性肺炎的重要致病因素。

· 尽管不同医疗中心之间存在差异,院内获得性肺炎患者最常见的病原体是革兰阴性菌和金黄色葡萄球菌。

· 重要的危险因素包括插管、机械通气、肠内营养、意识水平降低和胃pH值升高(胃酸缺乏或服用抗酸药物)。

· 重症监护病房中50%~70%的呼吸机相关院内获得性肺炎是由革兰阴性杆菌引起的。

· 肺炎克雷伯菌是老年人、酗酒者和虚弱男性最常见的致病菌。

· 感染源或肺部感染通常是吸入被感染者的口腔分泌物。

· 感染通常会累及右肺上叶后段或下叶后部。

· 肺炎旁胸腔积液和脓胸是这些患者常见的并发症(>60%)。

· 肺叶实变在克雷伯菌肺炎中更为典型,而支气管肺炎在大肠杆菌和铜绿假单胞菌感染中更为常见,表现为多灶性高密度影(80%)。

· 与肺炎球菌实变(10%)相比,肺炎克雷伯菌肺炎多表现为肺叶扩大和叶间裂膨出或下坠(30%),这一征象被称为叶间裂膨出征。

经验(✓)和教训(✗)

✓肺气囊不同于革兰阴性菌或厌氧菌引起的肺脓肿。肺气囊是一种薄壁的充满气体的空腔,见于气腔疾病和肺炎患者的实变区。它们从急性感染发展而来,在数周或数月内消退。

✖ 部分缓解的克雷伯菌肺炎,其中大部分实变吸收,残留上叶空洞和瘢痕,其影像学表现可能与复发型结核相似。

（马宇卉 段世军 译 张晓燕 审校）

病例15

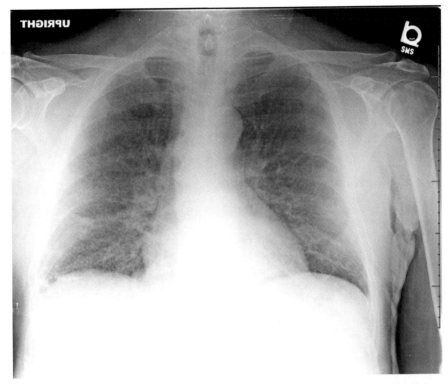

A

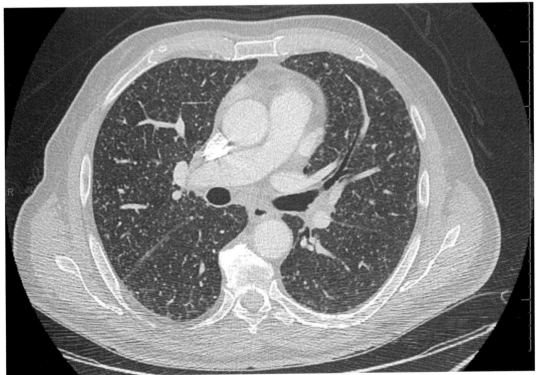

B

■ 临床表现

患者,男性,42岁,皮疹、气短伴发热。

■ 影像学表现

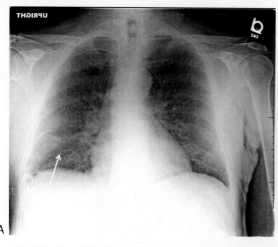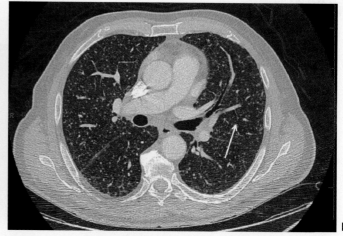

(A)床旁胸部X线片显示双肺多发小结节状密度增高影(箭头所示)。(B)胸部增强CT图像(肺窗)显示弥漫的粟粒状结节影(箭头所示)。

■ 鉴别诊断

• **水痘肺炎**:典型的皮疹与散布于肺实质的多发肺结节同时出现时应考虑水痘-带状疱疹病毒(VZV)肺炎。

• **其他病毒性肺炎**[巨细胞病毒(CMV)、流感病毒、麻疹病毒]:成人患者的一些病毒性肺炎可能表现为肺实质中不规则的斑片状阴影合并结节状磨玻璃密度影。

• **出血性肺转移**:绒毛膜癌或血管肉瘤的出血性肺转移可表现为多发磨玻璃样肺结节。

■ 知识点

• 成人患者的病毒性肺炎可能出现在两种不同的临床情况下:一种是在其他方面健康的宿主(所谓的非典型肺炎),另一种是免疫功能低下的宿主。

• 成人中的大多数水痘肺炎病例发生在淋巴瘤患者或免疫功能低下的患者中。

• 社区获得性肺炎病例中病毒感染的比例为10%~50%,这取决于人群的年龄、地理位置和诊断标准。

• 免疫功能正常的宿主中常见的病毒感染源包括甲型和乙型流感病毒、腺病毒、EB病毒和汉坦病毒。

• 免疫功能低下患者最常见的病毒感染源包括巨细胞病毒、单纯疱疹病毒、水痘-带状疱疹病毒、麻疹病毒和腺病毒。

• 病毒性肺炎的影像表现通常是间质和气腔病变合并存在,如多灶性及边界不清的斑片状实变、磨玻璃样阴影、小叶中心结节、小叶间隔增厚所致的网状影和小叶实变。

• 水痘肺炎的常见影像表现包括多发小结节影(部分周围有晕征)、片状磨玻璃影及多结节融合,也可以表现为粟粒状阴影。

• 病变可钙化,表现为点状、随机分布的致密结节。

• 与细菌感染相比,病毒性肺炎较少出现肺叶实变。

• 细菌性肺炎和病毒性肺炎均可见间质密度增高。

• 根据临床或实验室检查结果,细菌性肺炎和病毒性肺炎的区别是有限的;细菌性肺炎和病毒性肺炎中白细胞计数升高或红细胞沉降率升高的患者比例相似。

• 在一些病毒性肺炎中,尤其是在儿童患者,支气管壁显著增厚伴过度充气和肺不张是主要的影像学表现。

经验(✓)和教训(✗)

✓肺炎是成人水痘-带状疱疹病毒感染(水痘)的一种常见和严重的并发症,发病率和死亡率都很高。

✗胸腔积液并不仅见于细菌性肺炎,不同类型的病毒性肺炎也可伴有大量肺炎旁胸腔积液。

（马宇卉　段世军　译　张晓燕　审校）

病例16

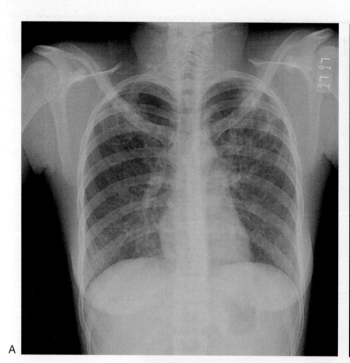

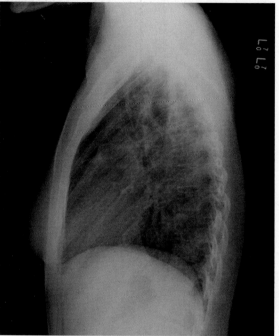

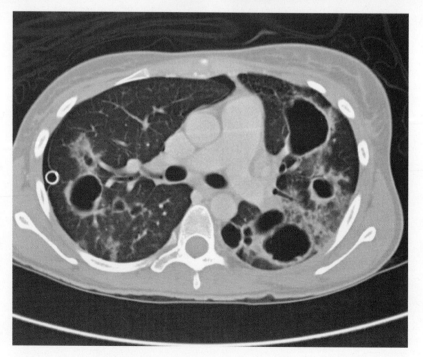

■ 临床表现

患者,男性,44岁,艾滋病史,进行性呼吸困难。

■ 影像学表现

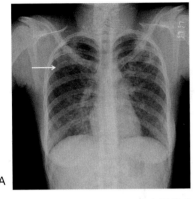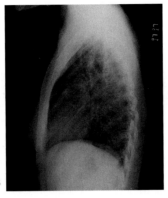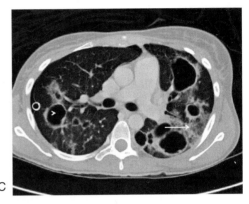

(A)正位胸部X线片显示双肺弥漫分布的密度增高影和以上叶分布为主的空洞性病变;右侧可见少量气胸(箭头所示)。(B)侧位胸片可见更多的密度增高影,无明显胸腔积液。(C)胸部CT轴位肺窗图像证实磨玻璃密度影(箭头所示)和不规则厚壁囊肿(箭头所示)。右侧胸腔插管治疗自发性气胸。

■ 鉴别诊断

· **肺孢子菌肺炎**:艾滋病患者出现上叶分布为主的多灶性磨玻璃影伴囊性病变时高度提示肺孢子菌肺炎。

· CMV肺炎:在免疫功能低下的CMV感染患者也可出现多灶性分布的磨玻璃影,常伴发肺结节。

· 肺水肿:弥漫性磨玻璃影和小叶间隔增厚是肺水肿的常见影像学表现,进展期可能会出现胸腔积液;肺孢子菌肺炎通常不会出现胸腔积液。

■ 知识点

· 肺孢子菌肺炎是由机会性真菌病原体耶氏肺孢子虫引起的感染。

· 肺孢子菌是HIV患者中最普遍的机会性感染病原体,占HIV肺炎病例的25%,是艾滋病患者最常见的死亡原因之一。

· 感染患者通常有严重的T细胞免疫抑制,CD4细胞计数<200个/mm³。

· 患者通常表现为发热、干咳、呼吸困难、低氧血症和乳酸脱氢酶水平升高。

· 双侧弥漫性或多灶性磨玻璃影是该病的特征性表现。

· 当磨玻璃影与小叶间隔增厚同时出现时,"铺路石"征是主要的影像学改变。

· 严重者可出现气腔致密实变。

· CT图像显示肺门周围区和上叶磨玻璃影。

· 胸腔积液和淋巴结肿大不常见。

· 肺孢子菌感染在除艾滋病以外的免疫抑制患者中较少出现,如移植受者(10%)、实体肿瘤患者和接受类固醇治疗的胶原血管疾病患者(2%)。

· 肺孢子菌肺炎在镓扫描中显示活性增加。

经验(✓)和教训(✘)

✓ 人类的肺孢子菌感染是由耶氏肺孢子菌引起的,与导致其他哺乳动物感染的卡氏肺孢子菌不同。

✓ 肺囊肿是肺孢子菌感染的并发症之一(10%~30%),可导致自发性气胸。

✓ 肺孢子菌肺炎在免疫功能正常的患者中极为罕见。

✘ 肺孢子菌是胸片表现正常的肺炎患者中的常见致病原因(10%~30%)。然而,在CT上肺孢子菌肺炎患者出现阴性结果的情况极为罕见。

✘ HIV阳性并伴有CD4细胞计数>200个/mm³的患者占病例数的10%。

(梁挺 译 张晓燕 胡玉川 审校)

病例17

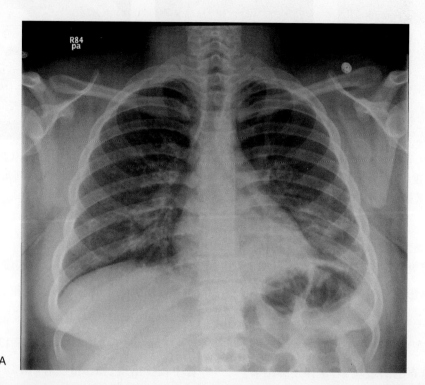

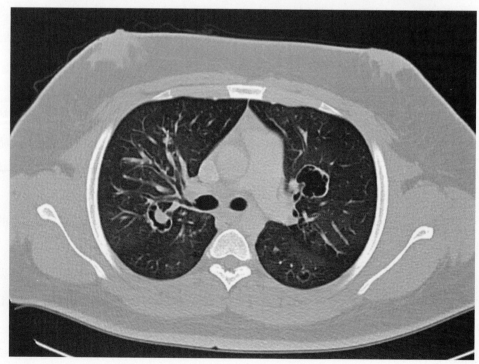

■ **临床表现**

患者,女性,19岁,慢性咳嗽伴喘息。

■ 影像学表现

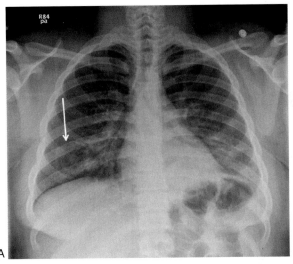
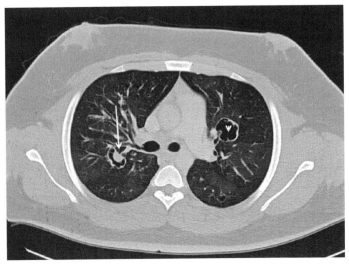

(A)胸部X线片显示多发空洞病变。右肺下叶薄壁肿块(箭头所示)。(B)增强CT肺窗图像显示左肺上叶薄壁空腔(长箭头所示),以及右肺上叶空洞结节(箭头所示)。

■ 鉴别诊断

• **肺乳头状瘤病**:患者的年龄、多个结节和空洞支持乳头状瘤病的诊断。

• 肺朗格汉斯细胞组织细胞增多症(PLCH):PLCH也可表现为结节和囊肿,但通常肺体积大,上叶多见。与吸烟关系密切。

• 淋巴管平滑肌瘤病(LAM):LAM的特征是弥漫性分布的薄壁囊肿,仅见于女性。

■ 知识点

• 也称为气管支气管乳头状瘤病和肺乳头状瘤病。

• 上呼吸道感染人乳头瘤病毒(6、11、16和18型)的结果,最常见于婴儿通过受感染的产道时被感染。

• 在成人中可发生性传播。

• 多数病例仍局限于气管,并可能导致局灶性或弥漫性结节性气道狭窄。

• 1%的病例会出现肺部疾病,通常在喉部疾病后10年发生。

• 肺部受累可能继发于从喉部吸入的碎片植入或多灶性病毒感染。

• 肺部疾病主要表现为肺门周围和后部多个边界清晰的结节,最终形成空洞。

• 生长极其缓慢,以几十年来衡量。

• 激光、抗病毒药物和手术切除已被用于治疗乳头状瘤病。

• 疾病进展可导致呼吸衰竭。

• 大的支气管内病变可导致阻塞性肺不张、肺炎或支气管扩张。

• 孤立性乳头状瘤很少见,通常发生在成人男性吸烟者。

经验(✓)和教训(✗)

✓ 10%的病例会发生恶变,进展为鳞状细胞癌。

✓ 气-液平面的存在提示二次感染。

✓ 出现新的结节或结节增大时均应进一步评估,以排除恶性肿瘤的可能。

✗ 空洞可能代表空洞结节、坏死性鳞状细胞癌或继发于阻塞性肺炎的脓肿。

(梁挺 译 张晓燕 胡玉川 审校)

病例18

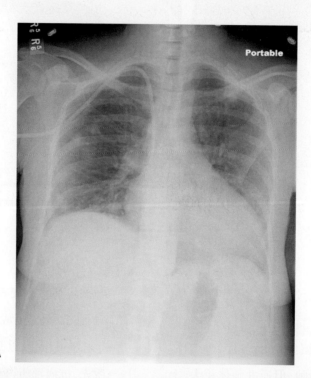

A

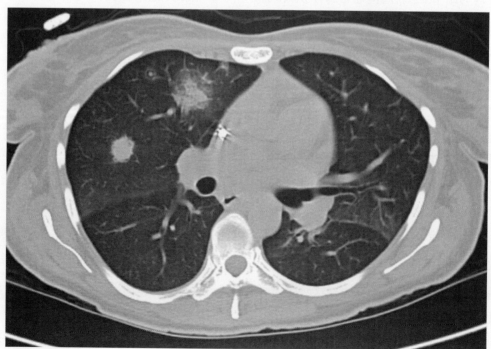

B

■ 临床表现

患者,女性,40岁,中性粒细胞缺乏伴发热。

■ 影像学表现

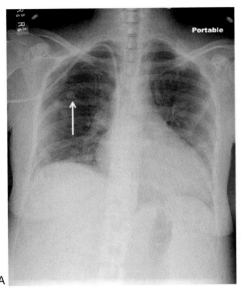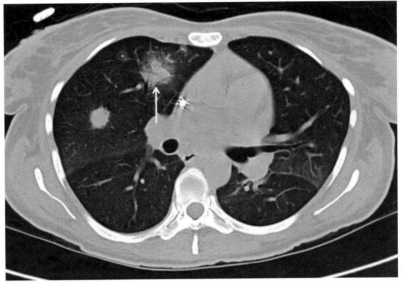

(A)胸部X线片显示右侧多发肺结节(箭头所示)。(B)胸部增强CT(肺窗)显示边缘不规则的肺结节。注意周围密度较低的磨玻璃晕(箭头所示)。

■ 鉴别诊断

• **有晕征的血管侵袭性曲霉病**:在免疫功能低下的患者,伴有周围磨玻璃晕的致密结节高度提示血管侵袭性曲霉病。

• **出血性肿瘤**:伴有出血的肿瘤可能表现为致密结节和磨玻璃样出血边缘。

• **血管炎**:血管炎引起的肺部变化可表现为中央致密结节伴外周晕征,也可出现空洞。

■ 知识点

• 晕征由磨玻璃样密度的晕环组成,代表肺泡出血,围绕中央较致密的结节,对应于梗死灶。

• 晕征最初见于侵袭性曲霉病患者。

• 在免疫抑制患者,晕征提示曲霉病、毛霉菌病、念珠菌病、球孢子菌病,或其他真菌感染。

• 晕征的发生随疾病的演变而变化,在病程早期更多见(>90%),2周后较少见(<20%)。

• 约50%的结节可能演变成空洞,这与白细胞计数的恢复有关。

• 当中央坏死的肺与周围肺实质分离时,可见到空气新月征。

• 血管侵袭性曲霉病的危险因素包括血液系统恶性肿瘤(大剂量化学治疗、干细胞或骨髓移植)治疗后出现严重中性粒细胞减少的免疫抑制,以及实体器官移植后的免疫抑制和自身免疫性疾病的慢性皮质类固醇治疗。

经验(✓)和教训(✗)

✓ 除了结节外,血管侵袭性曲霉病也可表现为周围肺实质的楔形实变区。

✓ HRCT肺血管成像可检测出侵袭性曲霉病的血管阻塞,有助于对表现为晕征的各种疾病进行鉴别诊断。

✓ 血管侵袭性曲霉病在免疫功能低下患者中具有很高的死亡率(>30%)。

✗ 除了机会性感染,晕征也见于其他与肺出血相关的疾病,包括转移瘤(血管肉瘤、绒毛膜癌)、卡波西肉瘤、血管炎、机化性肺炎和肺损伤。

(梁挺 译 张晓燕 胡玉川 审校)

病例19

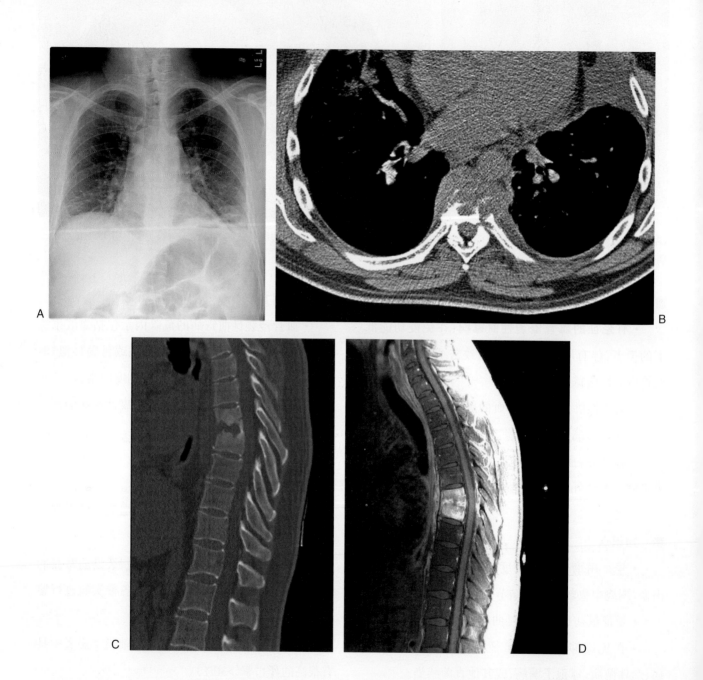

A　B　C　D

■ **临床表现**

患者,男性,45岁,发热并背部疼痛。

■ **影像学表现**

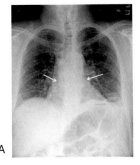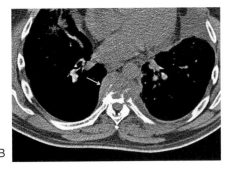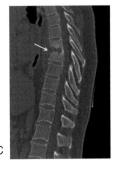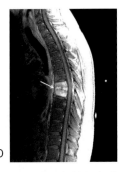

(A)床旁胸部X线片显示胸中段水平胸椎旁线增宽(箭头所示)。(B)脊柱CT平扫显示溶骨性病变、液体密度与椎旁低密度肿块(箭头所示)。(C)脊柱CT平扫矢状位重建图像显示胸椎明显溶骨性骨质破坏(箭头所示)。(D)增强MR矢状位图像显示椎间盘和相邻椎体明显强化(箭头所示)。

■ **鉴别诊断**

• **细菌性脊柱炎(椎骨骨髓炎)**:椎体破坏和椎旁积液(脓肿)是椎体和椎间盘细菌感染的特征性表现。

• **溶骨性肿瘤**:原发性(如浆细胞瘤、淋巴瘤)或继发性(如肺癌、乳腺癌转移癌)肿瘤也可能表现为椎体骨质破坏、病理性骨折和椎旁出血。

• **椎体骨折**:椎体创伤骨折可能表现为脊柱旁和后纵隔血肿。

■ **知识点**

• 细菌性脊柱炎是椎间盘间隙和相邻椎体的一种感染。

• 感染过程被认为始于椎体终板,来自远处的血行播散(尿路感染、皮肤、前列腺炎、心内膜炎)。

• 重要风险因素包括静脉注射吸毒、糖尿病、营养不良、肾衰竭、类固醇治疗、HIV感染和其他免疫抑制的原因。

• 金黄色葡萄球菌占化脓性脊柱炎病例的50%以上。

• 其他传染性微生物包括草绿色链球菌、大肠杆菌、表皮葡萄球菌和其他革兰阴性菌,如变形杆菌和假单胞菌。

• 在某些地区,结核分枝杆菌仍然是脊柱感染(Pott病)的常见原因,仅次于金黄色葡萄球菌。

• 临床表现包括背痛(90%)、发热、夜间盗汗、贫血,以及晚期脊髓压迫的神经系统表现。

• 炎症标志物,如CRP和ESR通常会升高。

• 近45%的病例累及胸椎或胸腰椎。

• 压缩性骨折和硬膜外脓肿可能导致严重的神经系统并发症。

• 每3~4个病例中就有1例并发硬膜外脓肿。

• 常规X线片检查可发现椎体或椎间盘间隙的塌陷。

• CT图像可以更明显地显示椎体破坏、椎间盘间隙闭塞和椎旁脓肿。

• MR图像上,椎间盘炎典型表现为T1W像上椎间盘和相邻椎体呈低信号,T2W和脂肪抑制序列上呈高信号。

• MR增强图像显示椎间盘和相邻椎体、硬膜外和椎旁软组织的不均匀性强化。

• 强化区代表肉芽组织,而非强化区代表坏死和脓肿的中心部分。

• 当出现病理性椎管内、椎旁软组织和硬膜外脓肿时,MR增强能更好地显示病变。

• 氟脱氧葡萄糖-正电子发射断层扫描(PET)对

椎间盘炎的检测有很高的敏感性,但结果无特异性。如果PET扫描呈阴性,通常可以排除感染性脊柱炎。

经验(✓)和教训(✗)

✓ MRI是诊断感染性脊柱炎的首选影像学检查方法,尤其在疾病早期,其他影像学检查结果为阴性时。

✓ 在儿童,由于椎间盘为直接供血,感染可能始于椎间盘本身。

✓ 扩散加权MR图像显示急性期高信号,最终呈低信号。

✗ 感染性脊柱炎早期,常规X线和CT表现可能正常。

✗ 在未经治疗的情况下,10~12周后可能出现骨硬化。

（梁挺 译　唐威 胡玉川 审校）

病例20

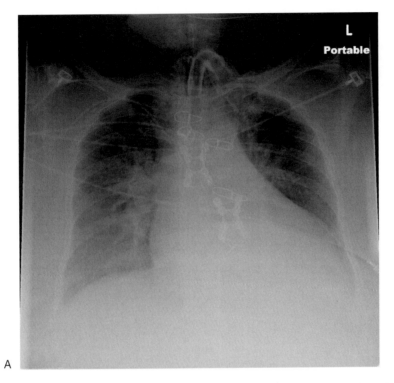

A

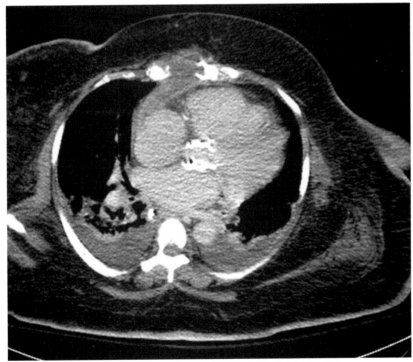

B

■　**临床表现**

患者,男性,60岁,心脏手术3周后发热。

■　影像学表现

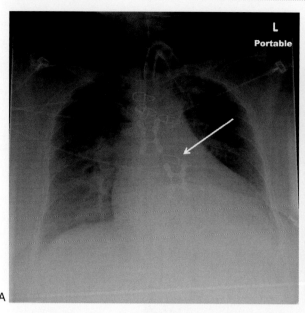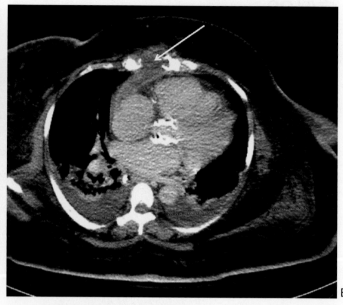

(A)床旁胸部X线片显示多处胸骨钢丝、侧板和固定螺钉移位(箭头所示)。(B)胸部CT增强图像(软组织窗)显示胸骨脓肿(箭头所示)延伸至心包。

■　鉴别诊断

· **伴有脓肿和纵隔炎的胸骨裂开**:胸骨钢丝移位、前纵隔大量积液和软组织残留导致胸骨裂开,并伴脓肿和纵隔炎的形成。

· **积液**:在术后前14天内,积液可能正常。根据发生的时间和相关表现,这种情况不太可能形成单纯性积液。

· **TB**:TB的胸壁受累并不常见,但有25%的病例可出现胸壁脓肿和窦道形成。胸壁结核不会表现为术后并发症。

■　知识点

· 5%的病例会发生胸骨切开术后并发症。

· 胸骨伤口感染合并纵隔炎的死亡率>50%。

· 胸骨裂开、纵隔炎和骨髓炎是胸骨切开术后最重要的并发症。

· 并发症通常出现在术后1~2周。

· 在手术后的前14天,局限性纵隔积液和纵隔气肿的出现对诊断纵隔炎具有较高的敏感性,但特异性不高,14天后特异性明显增加。

· 胸骨裂开是指胸骨完全分离,通常与感染有关,最常见的是金黄色葡萄球菌。

· 在胸骨裂开时,金属钢丝通常会移位,也可能发生旋转和断裂。

· 通常需要清创和皮瓣闭合。

· 拔除胸腔引流管后,术区开放引流,液体可能会自发排出。

经验(✓)和教训(✗)

✓ 术语"游走钢丝"用于描述胸骨钢丝裂开时的特征性放射学表现。

✗ 胸骨钢丝断裂本身通常没有临床意义。

(梁挺 译　唐威 胡玉川 审校)

病例21

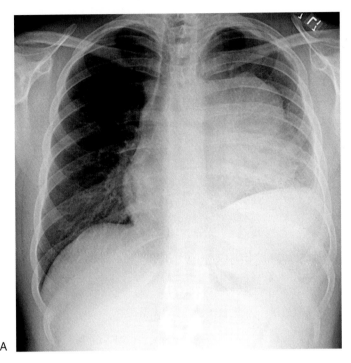

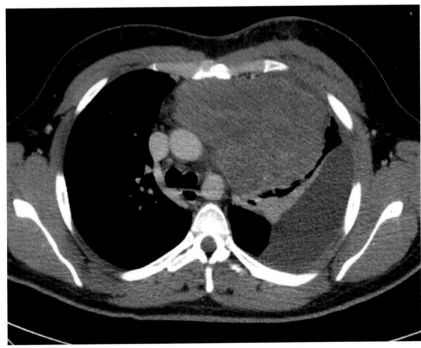

临床表现

患者,女性,30岁,乏力。

■ **影像学表现**

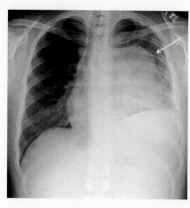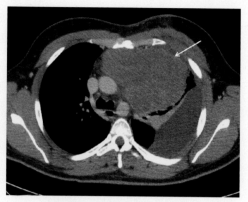

(A)正位胸部X线片显示左胸内侧见一巨大肿块影(箭头所示),左心缘消失,但左肺门结构影与肿块重叠(肺门重叠征)。(B)CT增强证实肿块位于前纵隔,导致纵隔结构移位(箭头所示)。左侧可见胸腔积液。

■ **鉴别诊断**

• **淋巴瘤**:在该年龄的患者中,若发现与胸腺分离的孤立性前纵隔非钙化性肿块,提示为淋巴瘤。尽管这位患者患有大B细胞型非霍奇金淋巴瘤,由于大多数纵隔淋巴瘤为霍奇金病(HD),因此HD是最可能的诊断。

• **胸腺瘤**:生长缓慢的前纵隔肿块。通常发生在老年患者中,约1/3胸腺瘤内可见钙化或囊变。本例可见与肿块分离的正常胸腺,因此不支持胸腺病变的诊断。

• **畸胎瘤**:成熟畸胎瘤常显示有囊性成分、脂肪和(或)钙化。然而,精原细胞瘤是纵隔最常见的原发性恶性生殖细胞肿瘤,通常表现为均质、边界清晰的软组织肿块,囊性成分和钙化少见。

• **卡斯尔曼病**:也称为血管滤泡性淋巴结增生或巨大淋巴结增生症。典型的表现为中纵隔和肺门的肿块,伴有多发淋巴结肿大,增强后可显著强化。10%病例可见钙化。

■ **知识点**

• 可能出现咳嗽或胸痛。

• "B症状"包括体重减轻、发热和盗汗。

• 纵隔淋巴瘤更可能是HD,非霍奇金淋巴瘤相对较少。

• HD具有双峰年龄分布,85%的病例显示胸腔内受累。

• 结节硬化型是HD最常见的亚型,且常位于前纵隔。

• 50%的非霍奇金淋巴瘤病例可见胸腔内受累。

• 非霍奇金淋巴瘤通常表现为纵隔和肺门对称性淋巴结肿大。

• 弥漫大B细胞淋巴瘤多见于青年女性。其他大细胞淋巴瘤多见于老年患者,男性稍多。

• 治疗前罕见钙化。

• 移植后淋巴增生性疾病(PTLD)发生在5%的实体器官移植患者。治疗后3~4个月为发病高峰。大多数病例为B细胞非霍奇金淋巴瘤。

• CT和MR增强呈轻度强化。

• 胸膜、心包和肺实质受累罕见。

• MRI T1WI信号与肌肉类似。

• 治疗有效的病变在T2WI上显示为低信号。

• T2WI高信号可能代表活动性疾病、炎症、囊变或未成熟纤维化。

• ⁶⁷Ga闪烁显像在历史上曾用于区分残留病灶和治疗后纤维化,但很大程度上已被PET取代。

经验(✓)和教训(✗)

✓ 当正常的肺门结构透过肿块投影时(肺门重叠征),可以推测肿块位于肺门前部或后部。

✓ 在后前位胸片上,当纵隔肿块的头侧边界在锁骨或锁骨水平以下模糊时,肿块位于前纵隔(颈胸征)。若肿块在锁骨水平以上的所有边界都清晰可见,则肿块位于气管后方。

✓ 淋巴瘤更可能移位而非侵犯纵隔结构。

✗ 经放射治疗后,高达20%的病例会出现钙化。

(唐兴 译　唐威 胡玉川 审校)

病例22

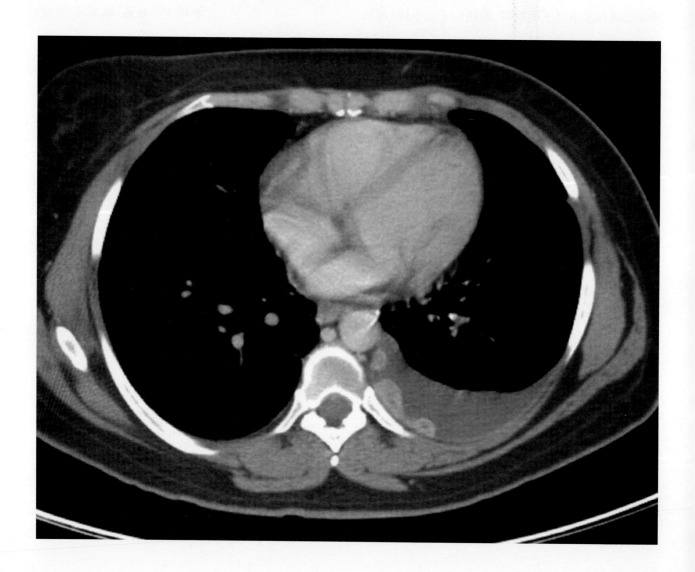

■ 临床表现

患者,女性,30岁,乏力。

■　**影像学表现**

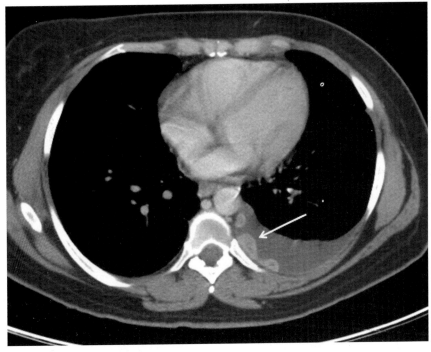

胸部CT增强扫描显示左侧胸腔积液,胸膜表面有多个高密度结节(箭头所示)。

■　**鉴别诊断**

· **胸膜转移瘤**:患者有甲状腺癌病史,出现胸腔积液和胸膜结节,最可能的诊断是胸膜转移瘤。

· **侵袭性胸腺瘤**:胸膜转移在侵袭性病变中非常常见。可蔓延到腹部或腹膜后。前纵隔肿块支持此诊断。

· **间皮瘤**:最常见的表现是单侧胸腔积液和胸膜增厚。常延伸到叶间裂,但在本例未见到。10%~20%的病例可见胸膜钙化斑。常伴有患侧胸腔容积减少。

· **脾种植**:创伤或手术后,自体脾组织移植通常导致左下半胸后部出现多发小的胸膜肿块。脾种植与淋巴结肿大或胸腔积液无关。核医学检查如肝脾硫胶体扫描或标记红细胞扫描可明确诊断。

■　**知识点**

· 原发性肿瘤占胸膜肿瘤的5%。

· 转移瘤可通过淋巴管、血管或直接侵犯发生。

· 最常累及脏胸膜。

· 腺癌是最常见转移到胸膜的肿瘤,其中肺癌(35%)和乳腺癌(25%)占大多数病例。

· 60%的患者出现胸腔积液,多数为血性。

· 可见实体瘤沉积或"胸膜钉"。

· 肿块通常边界清晰,与胸壁呈钝角。

· 转移瘤也可能表现为肋骨、膈、纵隔胸膜或叶间裂内的孤立性植入物。

· 胸膜淋巴瘤可表现为单发结节或弥漫性肿瘤浸润,伴胸腔积液。

经验(✓)和教训(✗)

✓ 环周胸膜增厚、播散性胸膜结节、壁胸膜厚度超过1cm,以及纵隔胸膜受累均支持肿瘤的诊断。

✗ 间皮瘤与转移性腺癌在影像学和组织学上表现相似,当没有已知的原发性肿瘤时很难区分。

✗ 胸膜上皮样血管内皮瘤、滑膜肉瘤和原发性平滑肌肉瘤是罕见的肿瘤,可导致胸膜结节和积液,需要与胸膜转移相鉴别。

(唐兴 译　唐威　胡玉川 审校)

病例23

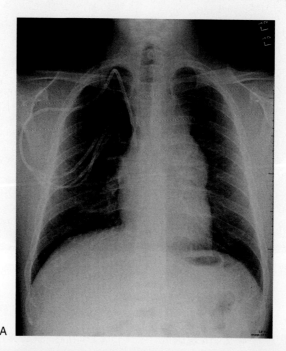

A

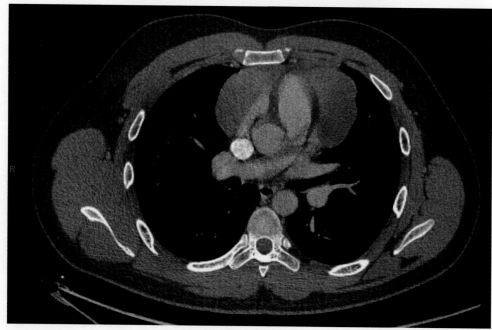

B

■ 临床表现

患者,男性,23岁,伴有乏力、贫血,皮肤易瘀伤。

■ **影像学表现**

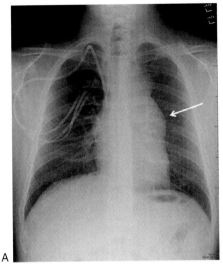
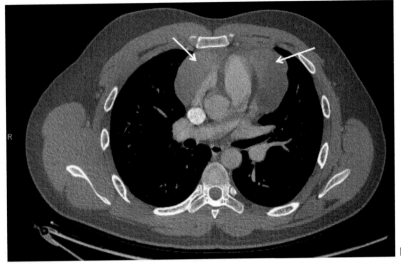

(A)胸部X线片显示纵隔肿块(箭头所示)。(B)胸部CT增强扫描显示浸润性纵隔低密度肿块(箭头所示)。

■ **鉴别诊断**

· **急性淋巴细胞白血病(ALL)**:异常增大的纵隔淋巴结或弥漫性纵隔肿块常见于急性和慢性白血病。

· **淋巴瘤**:霍奇金淋巴瘤和非霍奇金淋巴瘤均可表现为纵隔广泛受累,以及胸膜、淋巴结转移和心包积液。

· **小细胞肺癌**:在小细胞肺癌最初表现或病程中可见到广泛性纵隔肿块。

■ **知识点**

· 根据细胞类型(髓细胞或淋巴细胞)、临床表现和进展类型(急性或慢性),可将白血病分为4种主要类型:ALL、慢性淋巴细胞白血病(CLL)、急性髓细胞性白血病(AML)和慢性髓细胞性白血病。

· 大多数白血病患者为成人(平均诊断年龄为67岁);白血病在成人中的发病率是儿童的10倍。

· CLL是成人患者最常见的白血病类型,而ALL是儿童患者最常见的类型。

· 全身性淋巴结肿大是某些类型白血病(如成人T细胞白血病、ALL、CLL)的常见表现,在某些类型中,超过50%的病例可发生全身性淋巴结肿大。

· 在尸检病例中,1/3白血病患者有胸腔积液或斑块样胸膜增厚,但在临床上这类患者较少见(10%)。

· 急性白血病患者呼吸系统受累的发生率较高,主要表现为白血病肺浸润或肺出血。

· 肺实质最常见的影像学表现为磨玻璃样密度、小叶中心结节和小叶间隔增厚。淋巴细胞沿肺间质和肺泡腔浸润。

· 接受骨髓移植的白血病患者也可能出现肺部并发症,如细菌性肺炎或机会性感染(如肺孢子虫肺炎、巨细胞病毒感染、曲霉菌感染)。

· 超过60%的白血病患者由于感染性疾病而死亡,往往发生在化学治疗后或骨髓移植后的中性粒细胞减少期。

· 粒细胞肉瘤或绿色瘤是由未成熟粒细胞形成的肿瘤,来源于髓系前体,可见于AML或ALL。胸部最常见的部位是肋骨或胸骨的骨膜下区,或与胸椎体相关。这些肿瘤偶尔也可能出现在软组织或皮肤中。

经验(✓)和教训(✗)

✓ 在大多数白血病肺浸润患者中,肺部疾病与原始细胞数量增加密切相关(外周血原始细胞计数>40%)。

✗ 白血病患者的胸部影像学表现是非特异性的。特别是肺实质的影像学表现可能表现为白血病浸润、药物毒性、肺水肿或感染。

（唐兴 译　唐威　胡玉川　审校）

病例24

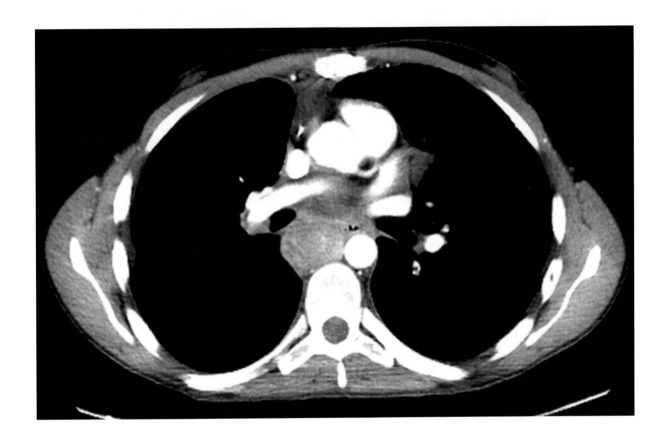

■　**临床表现**

患者,男性,24岁,咳嗽。

■ 影像学表现

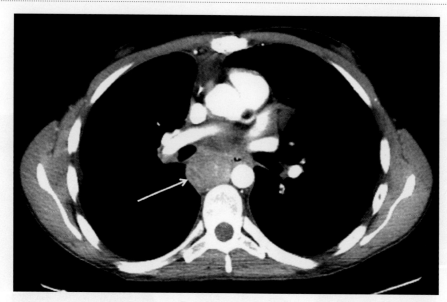

胸部CT增强显示隆嵴下高密度肿块(箭头所示)。

■ 鉴别诊断

· **卡斯尔曼病**:肿块的大小、密度和增强是诊断卡斯尔曼病的主要考虑因素。

· 支气管囊肿:本例病变的部位是支气管囊肿的常见部位,密度和强化特点有助于鉴别。

· 淋巴瘤:常见其他淋巴结群受累,与卡斯尔曼病鉴别困难,增强后淋巴瘤通常不会表现为显著强化。

■ 知识点

· 又称血管滤泡纵隔淋巴结增生或良性巨大淋巴结增生症。

· 70%的病例发生在胸腔。

· 增生淋巴结可表现为单中心型或多中心型增生。

· 单中心型通常为良性病变,多见于青年女性。

· 多中心型通常发生于老年人,与人类疱疹病毒8、HIV感染和淋巴瘤密切相关。其症状更常见,预后更差。

· 主要包括两种组织学亚型:透明血管型和浆细胞型。透明血管型最常见,约占卡斯尔曼病的90%。

· 所有类型均伴有明显的滤泡间血管增生,富血管的增大淋巴结包裹或侵袭支气管壁。

· 单中心型多表现为中纵隔或肺门区边缘光滑的巨大肿块,增强后呈显著强化。

· 钙化发生率达10%。

· 多中心型通常表现为多发较小肿块,累及多个纵隔分区。

· 与单中心型相比,多中心型的强化并不显著。

· 单中心型采用手术治疗,而多中心型采用化学治疗和抗反转录病毒治疗。

· MRI T1WI和T2WI上均为高信号。

· 血管造影显示为富血供肿块,伴明显的肿瘤染色和扩张的供血血管。

· 除支气管动脉外,肋间动脉和内乳动脉也参与肿块供血。

· 多中心型更可能发生在胸腔外。

经验(✓)和教训(✗)

✓ 卡斯尔曼病最常见的表现是纵隔内显著强化

的较大肿块。

✓ 艾滋病患者可同时发生卡波西肉瘤和卡斯尔曼病。

✓ 在 MR 影像上,肿块周围可见到流空血管,为扩大的供血血管。

✗ 坏死或纤维化可导致强化减低。

✗ 肺部受累少见;然而,多中心型可能与淋巴细胞间质性肺炎有关。

✗ 细针抽吸通常无诊断价值。核芯针活检可能并发大量出血。

(唐兴 译 唐威 胡玉川 审校)

病例25

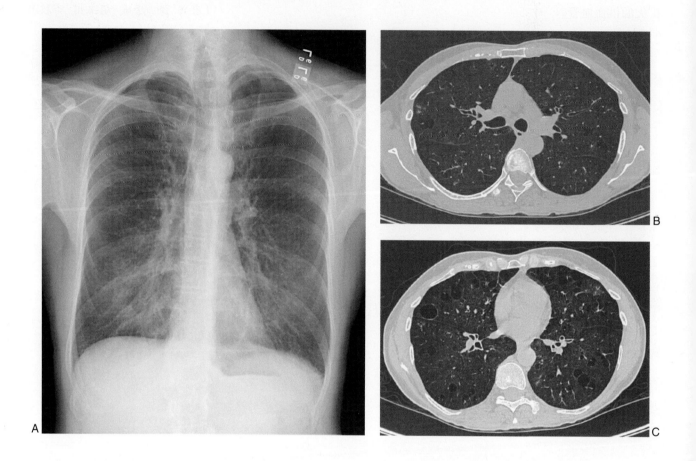

■ **临床表现**

患者,男性,45岁,患有Sjögren病,慢性呼吸困难。

■ 影像学表现

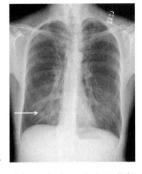 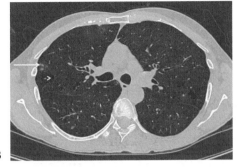 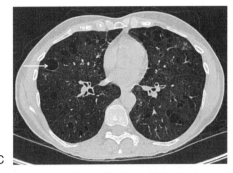

A B C

(A)胸部X线片显示肺基底部小的间质影(箭头所示)。(B)胸部CT图像(肺窗)隆嵴水平显示肺实质内随机分布的薄壁囊肿(箭头所示),以及散在小叶中心性结节和磨玻璃影(箭头所示)。(C)胸部CT图像(肺窗)显示肺基底部可见更多薄壁囊肿(箭头所示)。

■ 鉴别诊断

• **淋巴细胞间质性肺炎(LIP)**:Sjögren综合征患者出现散在的磨玻璃影和随机分布的薄壁囊肿,高度提示LIP。

• 非特异性间质性肺炎(NSIP):可见磨玻璃样密度和微结节,但NSIP通常不出现薄壁囊肿。

• 过敏性肺炎(HP):在过敏性紫癜(HSP)中也可以看到磨玻璃密度和小叶中心性小结节,但本病例存在薄壁囊肿,不支持这一诊断。虽然不总是存在,但适当暴露于特定抗原可能是显而易见的。暴露于特定抗原可能是过敏性肺炎的明确病因,但抗原的暴露并非总会导致过敏性肺炎的发生。

■ 知识点

• 罕见的良性淋巴增生性疾病。

• 最常与Sjögren综合征、艾滋病、狼疮和卡斯尔曼病有关。

• 在女性中更常见。

• 缓慢进行性咳嗽和呼吸困难。

• 对皮质类固醇的反应不同。

• 极少演变为B细胞淋巴瘤。

• 下叶主要为小叶中心结节影。

• 双侧磨玻璃密度影。

• 随机分布的薄壁囊肿。

• 大多数病例可见轻度淋巴结肿大。

• 高分辨率CT(HRCT)图像显示支气管血管束增厚和小叶间隔增厚。

• 纤维化和蜂窝罕见。

• 除囊肿外,肺部影像异常经治疗可完全消失。

经验(✓)和教训(✗)

✓ 结节在HIV患者中更为常见。

✓ 囊肿被认为是由淋巴细胞浸润导致细支气管阻塞而形成的。

✗ 在艾滋病患者,很难区分LIP和肺孢子菌肺炎。虽然两者均可能导致磨玻璃影和囊肿,但小叶间隔增厚和淋巴结病变的存在支持LIP的诊断。

✗ 艾滋病在儿童可表现为LIP(艾滋病定义性疾病),但在成人中则不存在。

(唐兴 译 唐威 胡玉川 审校)

病例26

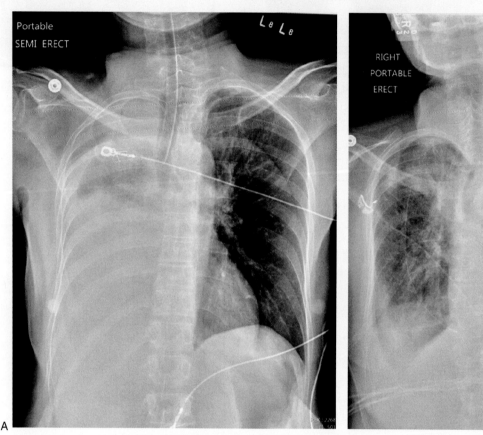
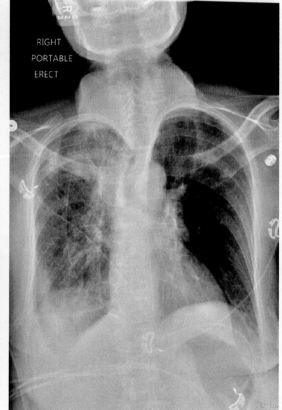

■ **临床表现**

患者,男性,28岁,持续缺氧后因气胸行胸腔置管。

■ 影像学表现

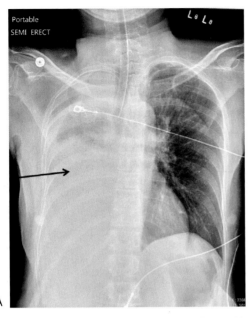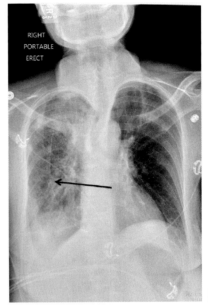

(A)床旁胸部X线片显示右侧大量胸腔积液(箭头所示)伴压迫性肺不张;可见气管插管。(B)放置右侧胸腔引流管(箭头所示)后的床旁胸部X线片显示右侧胸腔积液显著减少。注意不对称间质性阴影与复张性肺水肿一致。

■ 鉴别诊断

• **复张性肺水肿(RPE)**:气胸或大量胸腔积液引流后,塌陷的肺复张后出现弥漫性肺实质阴影与RPE一致。

• 肺挫伤:在单侧创伤后发生气胸的患者,肺挫伤可导致同侧或双侧肺实质阴影。

• 肺孢子菌肺炎:单侧弥漫性肺实质阴影可能提示为肺炎。耶氏肺孢子菌等病原体感染可出现自发性气胸,由肺囊肿破裂引起。

■ 知识点

• 首次报道RPE是发生在大量胸腔积液快速引流后。

• 后来又描述了因气胸而塌陷的肺复张后的RPE。

• 已有关于RPE形成的多种机制的假说。复张期间流向肺的血流量迅速增加,引起毛细血管压力突然增加,导致液体和蛋白质溢出到肺间质和气腔。同时,表面活性物质的产生降低。

• 目前认为RPE的形成主要与以下两种机制相关:毛细血管渗透性的改变和静水压的增加。

• 超过80%的RPE病例发生在长期肺萎陷(>72小时)患者。其他危险因素包括大量气胸、大量胸腔引流(>3L)和年轻患者。

• 炎症介质(多形核细胞、白细胞介素-8和单核细胞趋化蛋白)是RPE发生发展的其他因素。

• 约7%病例的肺水肿为双侧性。

• 影像学上,RPE表现为从间质水肿(间隔线)到肺泡水肿(气腔实变)的多种改变。

• 水肿可持续长达1周。

• RPE相关死亡率可超过20%。

经验(✓)和教训(✗)

✓ 在RPE的形成中,肺复张的速度较使用负压更重要。

✗ 其他引起单侧肺水肿的原因包括非典型心源性肺水肿、对侧肺栓塞、肺静脉狭窄和二尖瓣反流。

(薛庭嘉 译　叶晓丹 南海燕 审校)

病例27

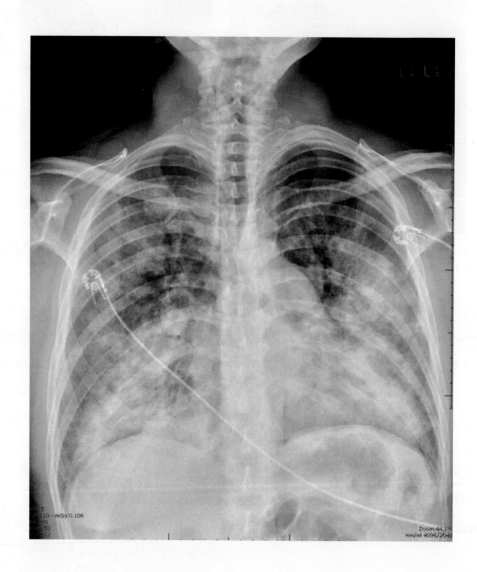

■　**临床表现**

患者,女性,40岁,有静脉注射药物滥用史,表现为缺氧和精神状态改变。

■　影像学表现

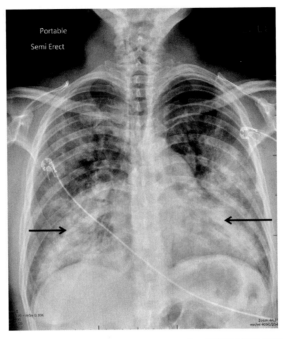

胸部X线片显示弥漫性肺门周围肺泡和间质阴影(箭头所示)。

■　鉴别诊断

· **海洛因肺水肿**:有海洛因过量使用史的患者出现双侧肺实质阴影是海洛因肺水肿的常见表现。

· 肺炎:药物滥用者患社区获得性肺炎和机会性感染的风险增加,可表现为多灶性和双侧分布。

· 误吸:海洛因过量使用患者的精神状态改变与误吸风险增加有关。

■　知识点

· 海洛因使用和与海洛因相关的急诊就诊人数急剧增加。

· 海洛因过量使用是一种严重的疾病,死亡率很高,通常与心肺疾病有关。

· 少数海洛因过量使用患者(2%)会出现肺水肿,但在海洛因过量使用死亡患者中常见。

· 精神状态改变、针尖样瞳孔和呼吸动力严重下降是海洛因过量使用的常见临床三联征。

· 这些患者的初始处理包括给予纳洛酮和吸氧。

· 如果在呼吸频率恢复正常后持续缺氧,并且在胸片上可见絮状肺泡实变影,应怀疑继发于海洛因过量使用的肺水肿。

· 大多数呼吸道症状会在24小时内消退。

· 多达1/3的患者需要插管和机械通气。

· 影像学表现包括双侧肺实质阴影。

· 毛细血管通透性增加被认为是海洛因肺水肿的原因,而非心力衰竭。

· 斑片状肺不张和结节影也可见于海洛因肺水肿患者。

经验(✓)和教训(✗)

✓ 约有50%因海洛因过量使用而到急诊室就诊的患者,可卡因和(或)酒精检测呈阳性。已明确可卡因会产生心源性和非心源性肺水肿。

✓ 非心源性肺水肿的其他原因包括:溺水、负压/复张、急性呼吸窘迫综合征、输血相关效应、高海拔、再灌注和神经源性因素。

✗ 多达1/4的海洛因肺水肿患者在影像检查中表现为单侧病变。

(薛庭嘉 译　叶晓丹 南海燕 审校)

病例28

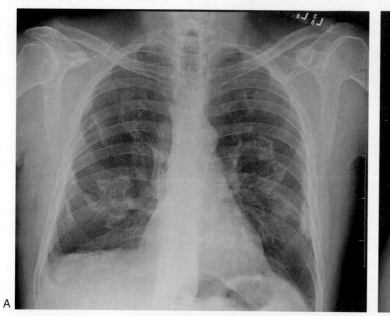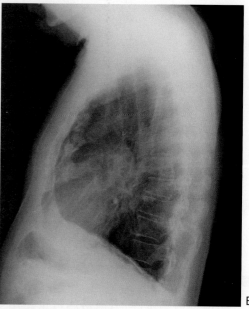

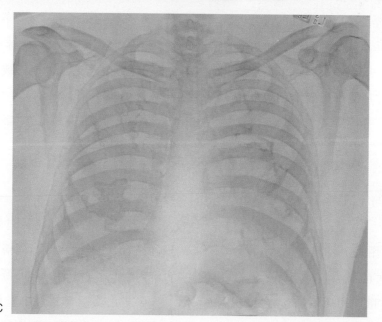

■ 临床表现

患者,男性,80岁,咳嗽和呼吸困难。

■ **影像学表现**

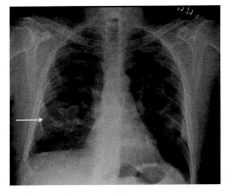 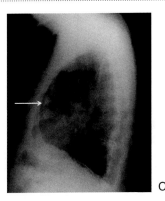 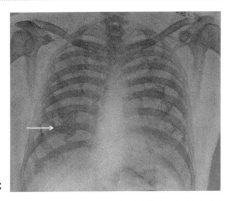

(A)后前位(PA)胸部X线片显示双侧不规则形状的钙化区(箭头所示),横膈面受累。(B)侧位片显示沿前胸膜(箭头所示)和膈面的钙化。(C)能量减影后前位胸部X线片可很好地显示钙化(箭头所示)。

■ **鉴别诊断**

• **继发于石棉暴露的钙化胸膜斑块**:这种分布的双侧薄钙化胸膜斑块与钙化胸膜斑块相符,高度提示石棉暴露。

• 继发于既往血胸的胸膜钙化:通常有既往创伤或手术的影像学证据,且常为单侧。

• 间皮瘤:通常表现为单侧胸膜增厚>1cm,并伴有胸腔积液。可出现胸膜环周受累和同侧胸腔容积减小。

■ **知识点**

• 石棉是一种天然存在的耐火硅酸盐,被用于绝缘材料、刹车片、地砖和电线。其生物危害来自采矿和加工过程中石棉纤维的吸入。由于其耐用性和几何形状,闪石类石棉纤维的危害更大。

• 石棉暴露可导致胸腔积液、胸膜斑块、弥漫性胸膜增厚、石棉肺、恶性间皮瘤和支气管肺癌。

• 良性胸腔积液是最早的胸膜改变,通常为自限性。

• 胸膜斑块是累及壁胸膜的散在纤维化区,是石棉暴露的最常见表现。通常发生在暴露后20~30年。即使存在广泛性斑块,患者通常也没有症状。这些斑块与恶性间皮瘤无关。

• 胸膜斑块通常是双侧和多灶性的。首先累及后外侧壁胸膜、膈顶和纵隔胸膜。胸膜顶和肋膈角通常不受影响。

• 约15%的斑块发生钙化。钙化量随时间的推移而增加。

■ **经验(✓)和教训(✗)**

✓ 侧位像可见线样高密度带。正位像上斑块呈不规则的"冬青叶"形状。

✓ "毛状斑块"是指脏胸膜斑块,在邻近肺实质中可见放射状短间质线。

✓ 不完整边界征是由与X线束相切的清晰内缘和正对X线束逐渐减淡的外缘所组成的。

✗ 石棉肺是指由石棉引起的肺纤维化,但可能与胸膜纤维化无关。

(薛庭嘉 译　叶晓丹 南海燕 审校)

病例29

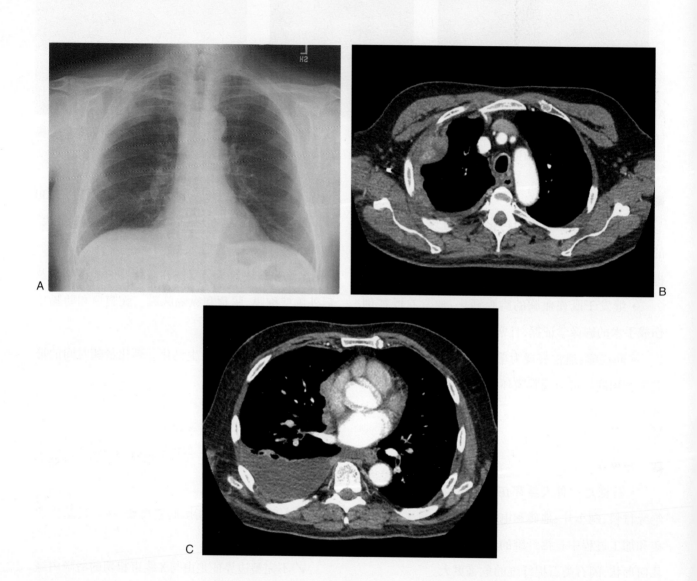

■ **临床表现**

患者,男性,65岁,机械师,有进行性呼吸困难。

■ 影像学表现

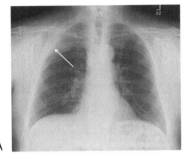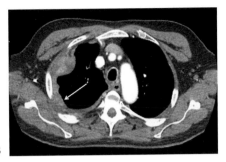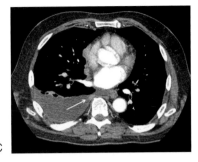

(A)胸部X线片显示右半胸腔容积减少和胸膜增厚(箭头所示)。(B)增强CT图像(软组织窗)显示右侧胸膜环周增厚(箭头所示);左胸正常。(C)增强CT图像(软组织窗)显示右侧胸腔积液。注意沿心脏边缘的结节和胸膜钉突样结节(箭头所示)。

■ 鉴别诊断

• 间皮瘤:单侧胸膜增厚伴容积减少提示间皮瘤,尤其是有明显石棉接触史的患者。

• 转移性腺癌:仅凭影像学无法可靠地区分转移至胸膜的腺癌与间皮瘤。胸腔积液在转移性腺癌中略少见。

• 脓胸:虽然在脓胸和胸腔积液中均可见胸腔积液和胸膜增厚,但环周分布、结节状、增厚>1cm和纵隔胸膜受累更支持恶性肿瘤的诊断。

■ 知识点

• 间皮瘤是最常见的胸膜原发性肿瘤。在接触石棉的人中,发病率高达10%,与普通人群相比,风险系数为30。

• 尽管所有类型的石棉都与间皮瘤有关,但青石棉(一种角闪石纤维)因其纵横比(长度/直径)和在组织中的耐久性而有着最强的致癌性。间皮瘤的发病率在暴露时间最长和最严重的人群中最高,与吸烟无关。

• 高风险职业包括绝缘工、石棉制造、供暖行业、造船工作,以及汽车制动衬片制造和维修。

• 潜伏期为30~40年。

• 在组织学上分为上皮样型、肉瘤样型和双相变异型。壁胸膜受累程度更大。

• 单侧胸膜和叶间裂增厚联合胸腔积液是其标志性影像学表现。

• 累及所有胸膜表面的环周包裹是疾病晚期的表现。

• 胸壁侵犯放射学上表现为骨膜反应或肋骨侵袭/破坏,但仅有20%的病例被发现。CT提高了敏感性,也可显示胸膜外脂肪面的消失和肋间肌的侵犯。

• 肺实质和肺门/纵隔淋巴结转移是疾病晚期的证据。

• 偏侧膈包裹和与腹部器官之间失去清晰的脂肪平面提示肿瘤已跨横膈蔓延。

• MR可以帮助检测膈肌或胸壁的侵犯。病变T1信号通常较肌肉略高,在T2上呈中高信号。

• FDG-PET可能有助于术前评估,因为它在检测胸外转移方面具有很高的敏感性。它还可以提供代谢活跃区域的信息,从而确定最适合活检的部位。

• 对选定的病例进行胸膜外肺切除术,但发病率和死亡率很高。放射治疗和化学治疗的效果较差。间皮瘤的中位生存期为10个月。

经验(✓)和教训(✗)

✓ "冰冻胸腔"指的是由肿瘤包裹肺和叶间裂导致大量胸腔积液时纵隔不向对侧移位。

✓ 尽管有石棉接触史,钙化胸膜斑块仅见于

20%的病例。

✖ 术语"良性间皮瘤"过去用于描述胸膜局限性纤维性肿瘤。现在不鼓励使用这种命名法，因为这些病变是独立的疾病且在组织学上是良性的，与石棉接触没有关联。

✖ 胸腔积液的细胞学检查和细针抽吸并不足以进行诊断。电视胸腔镜外科手术可导致50%的患者出现胸壁播散。这可以通过术后局部放射治疗来预防。

（薛庭嘉 译　叶晓丹 南海燕 审校）

病例30

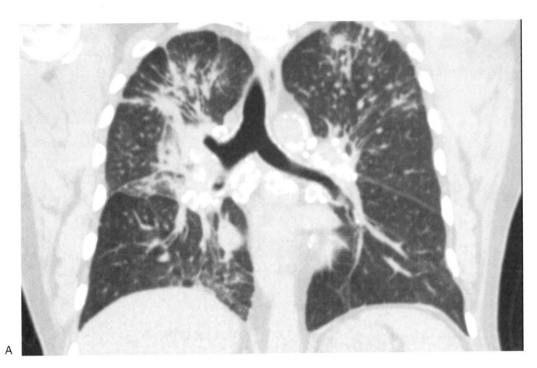

A

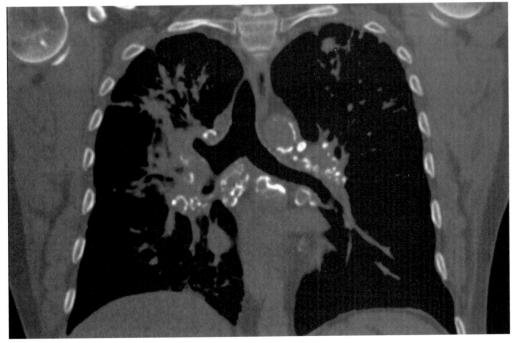

B

■ 临床表现

患者,男性,52岁,劳累时出现进行性呼吸困难。

■ 影像学表现

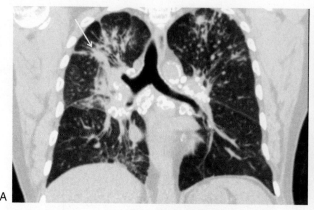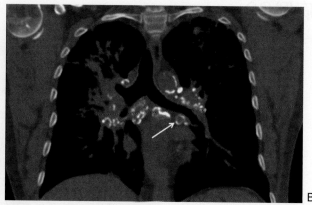

(A)CT冠状位重建图像(肺窗)显示纵隔和肺门淋巴结边缘性钙化;请注意上叶分布为主的肺结节,部分区域融合和纤维化(箭头所示)。(B)CT冠状位重建图像(软组织窗)清楚地显示了淋巴结的蛋壳样钙化(箭头所示)。

■ 鉴别诊断

· 硅肺:复杂性硅肺(进行性大量纤维化)的特征是由纤维结节性纤维化融合引起的团块样阴影。通常以上叶为主。"蛋壳样"钙化可累及淋巴结。

· TB:上叶为主的肺尖部阴影伴空洞、胸膜增厚和容积减少可见于继发性TB。

· 结节病:上叶为主的网状结节影伴淋巴结肿大可见于结节病。

■ 知识点

· 硅肺是最常见的肺尘埃沉着病。

· 它是一种职业病,因长期吸入游离结晶硅尘导致,后者是地壳的主要成分。

· 二氧化硅以小颗粒形式沉积在呼吸性细支气管中,是引起肺部炎症反应的化合物。

· 采矿、开挖隧道、采石、喷砂、抛光、石料切割等职业最常与此病相关。

· 好发于上叶和下叶的上段。

· 单纯性硅肺的特征是多发小结节(1~10mm),边界清晰,形态均一,主要分布在肺外周。

· 小结节呈背侧和小叶中心性分布。

· 复杂性硅肺,也称进行性大块纤维化,其特征是直径>1cm的融合结节影和纤维化增多,偶有营养不良性钙化和空洞。

· 不规则的瘢痕性肺气肿灶常出现在融合性纤维化附近。

经验(✓)和教训(×)

✓ <20%的病例可见小结节钙化。

✓ 常见肺门和纵隔淋巴结"蛋壳样"钙化。

✓ 卡普兰综合征,也称为类风湿肺尘埃沉着病,是硅肺、煤工肺尘埃沉着病和其他肺尘埃沉着病的一种罕见变异,见于类风湿病和有肺部受累的患者。其特点是大的坏死性结节叠加在多发性肺结节背景上。

× 急性硅肺病或硅蛋白沉着症是该病的一种罕见形式,与大量暴露于硅尘有关(通常在封闭空间内)。其在相对较短的暴露时间(通常为数月)后形成,进展迅速,预后不良。

× 煤工肺尘埃沉着病是由吸入煤、云母、陶土和二氧化硅等无机粉尘混合物所致,与硅肺不同。二者具有不同的临床过程;在煤工肺尘埃沉着病中,纤维化明显较少。而影像表现可能相似,包括无数小的肺结节。

(薛庭嘉 译　叶晓丹 南海燕 审校)

病例31

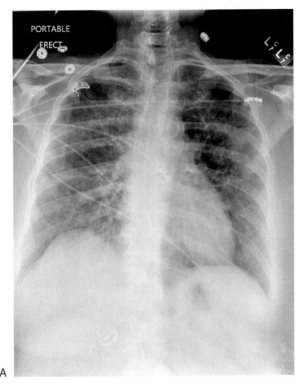

A

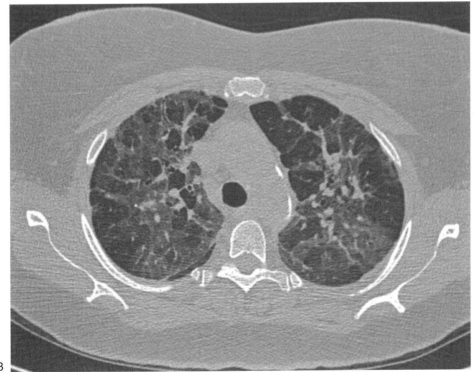

B

■　临床表现

患者,女性,50岁,慢性咳嗽和呼吸困难。

■ 影像学表现

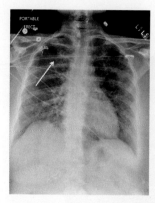
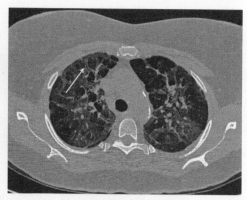

(A)胸部X线片显示上叶模糊阴影(箭头所示)。(B)胸部CT(肺窗)显示上叶斑片状磨玻璃影,夹杂正常区域,同时可见牵拉性支气管扩张区(箭头所示)。

■ 鉴别诊断

• **过敏性肺炎(HP)**:小叶中心性磨玻璃结节和斑片状磨玻璃影见于HP。

• **非典型感染**:病毒感染、支原体或衣原体感染可表现为磨玻璃样小叶中心性结节和斑片状磨玻璃影。

• **弥漫性肺泡出血**:肺出血肾炎综合征和多种类型的血管炎可出现弥漫性肺泡出血,表现为磨玻璃样结节和磨玻璃密度。

■ 知识点

• HP,或外源性过敏性肺泡炎,是吸入多种空气中有机颗粒导致的一种复杂且异质的疾病。

• 在易感宿主中,这些颗粒在气道和肺实质中诱导了一种免疫介导的反应。

• 虽然症状可能在接触变应原数周后出现,但大多数HP病例发生在连续或间歇性吸入数月或数年之后。

• 致病颗粒可能是细菌、真菌、鸟类蛋白、木屑和某些化学化合物。

• HP的组织病理学特征包括中性粒细胞浸润、细胞性细支气管炎、淋巴细胞浸润、小的非干酪样肉芽肿和机化性肺炎。

• 大量病例无法确认变应原。

• 临床表现包括发热、寒战、呼吸困难、咳嗽、体重减轻和乏力。

• HP有3种主要形式:急性、亚急性和慢性。

• HP亚急性复发可导致肺纤维化。

• 典型的急性期影像学表现为小叶中心性磨玻璃结节和斑片状磨玻璃影。

• 有时可见细支气管阻塞引起的肺囊肿。

• 少数患者可见轻度淋巴结肿大。

• 中、下肺野受累更明显。

• 慢性暴露于抗原可导致间质性肺纤维化,伴有网状影、牵拉性支气管扩张和不同程度的蜂窝,类似于非特异性间质性肺炎(NSIP)。

• CT发现纤维化与死亡率增加和预后不良有关。

• 空气潴留可见于呼气相HRCT,反映呼吸性细支气管炎的存在,这是HP常见的组织病理学特征。

• 支气管肺泡灌洗液中常显示白细胞增多,其中20%~30%为淋巴细胞。

经验(✓)和教训(✗)

✓ 最为广知的过敏性肺炎类型包括农民肺、饲鸟者肺和热浴肺。

✓ CT图像上的斑片状磨玻璃影、正常区域和空气潴留被称为"肉皮冻"征。

✘ 在 HP 急性和亚急性发作期间,胸片检查结果通常是正常的。大量有症状而胸片正常的患者在 HRCT 上会有异常表现。

✘ 上肺为主的纤维化有时发生于过敏性肺炎,但在特发性肺纤维化和 NSIP 中并不常见。

（肖刚 译 叶晓丹 南海燕 审校）

病例32

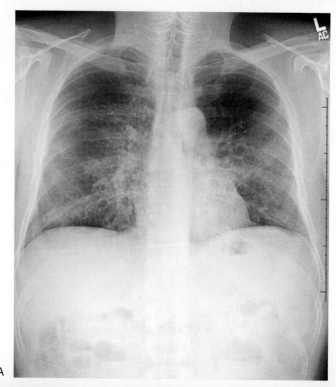

A

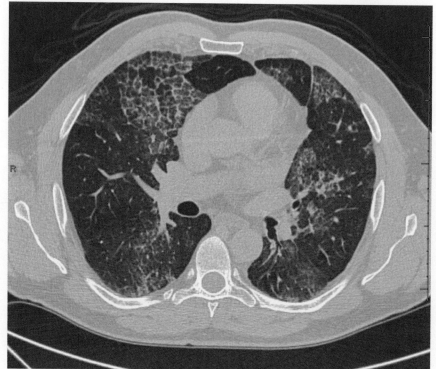

B

■ **临床表现**

患者,男性,36岁,吸烟伴渐进性轻度呼吸困难。

■ **影像学表现**

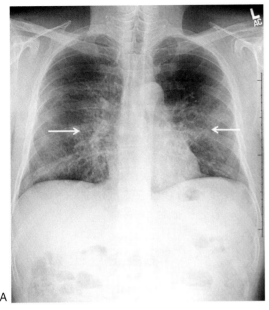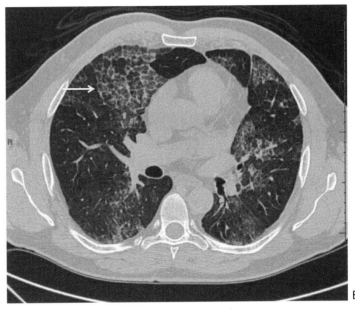

(A)胸部X线片显示双肺中央性磨玻璃影和间质线影(箭头所示)。(B)增强CT(肺窗)显示地图样磨玻璃影,伴小叶间隔增厚(箭头所示),其与正常肺分界清楚。

■ **鉴别诊断**

• **肺泡蛋白沉积症**:中央地图样分布、无淋巴结肿大及症状轻微的特征有利于肺泡蛋白沉积症的诊断。

• 肺水肿:通常与心脏增大和胸腔积液有关。临床表现通常更严重。

• 耶氏肺孢子菌肺炎:通常表现为发热和缺氧。患者免疫抑制。可伴有肺囊肿。

■ **知识点**

• "铺路石"征代表增厚的小叶间隔叠加在磨玻璃样影背景上。这种表现类似于各种形状的铺路石。

• "铺路石"征最初用于描述肺泡蛋白沉积症,但也见于伴有气腔和间质成分的其他疾病。

• 高密度影通常为双侧、中央性分布,肺尖和肋膈角相对不受累。

• 磨玻璃样影代表充满PAS阳性磷脂物质的肺泡。

• 诺卡菌是最常见的合并感染。

• 支气管肺泡灌洗用于诊断和治疗。

• 肺泡蛋白沉积症可在Ga扫描上显示摄取。

• 继发性(由于血液系统恶性肿瘤、吸入性肺病和免疫缺陷)和先天性(由于特定基因突变)肺泡蛋白沉积症占比<10%。

■ **经验(✓)和教训(✗)**

✓ "铺路石"征是肺泡蛋白沉积症的典型但非特异性表现。

✗ 在急性治疗后,残留的灌洗液可能会错误地认为是恶化的影像学表现。

✗ 黏液癌可以有相似的影像学表现,但病灶可能更局限,并伴有淋巴结肿大。

✗ 外源性类脂性肺炎可表现为"铺路石"征。但如果同时存在实变影,其密度常较低。

(肖刚 译 李朝军 南海燕 审校)

病例33

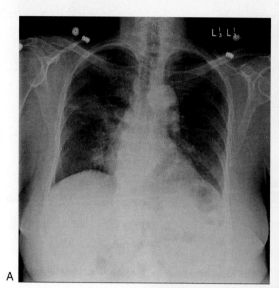

A

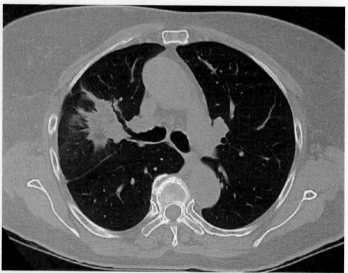

B

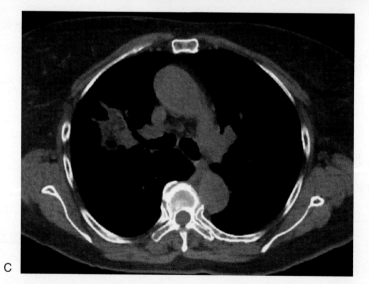

C

■ 临床表现

患者,女性,70岁,慢性咳嗽。

■ 影像学表现

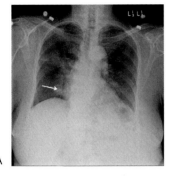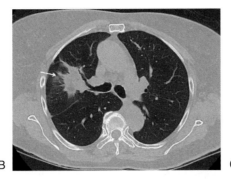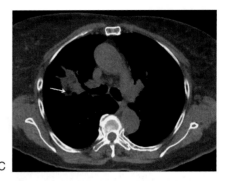

(A)胸部X线片显示右下肺野实变影(箭头所示)。(B)胸部CT(肺窗)显示右肺中叶致密实变影(箭头所示)。(C)胸部CT(软组织窗)利于显示低密度。注意高密度影后部的脂肪密度(箭头所示)。

■ 鉴别诊断

· **外源性类脂性肺炎**:伴有低密度区域的肿块样实变影支持类脂性肺炎的诊断。

· 肺炎:社区获得性肺炎可导致实变,但实变影内部无低/脂肪密度。临床上通常急性起病。

· 肺癌:某些肺癌组织学亚型,如黏液腺癌,可表现为慢性实变。

■ 知识点

· 根据肺泡内脂质的来源,类脂性肺炎可分为外源性或内源性。

· 外源性类脂性肺炎是由急性或慢性吸入矿物油、植物油或动物油等脂类物质进入气腔所致。

· 矿物油相对惰性,可被巨噬细胞摄取。慢性吸入时,异物炎症反应可导致肺纤维化和肿块形成(石蜡瘤)。

· 老年人外源性类脂性肺炎最常见的原因是吸入用作泻药的矿物油。吸入治疗慢性鼻炎的矿物油滴鼻剂也会导致类脂性肺炎。

· CT上伴有低密度影(−30~−120HU)的实变灶高度提示肺内脂肪和类脂性肺炎。这一征象的出现率不定,在15%~70%外源性类脂性肺炎患者中可见。

· 病灶通常分布于双侧、下叶和后部。

· 临床处理在于避免再次接触。

· 肿块样实变灶通常数月或数年保持稳定,但也可缩小。

· 外源性类脂性肺炎是CT图像上"铺路石"征的原因之一。

经验(✓)和教训(✗)

✓ 外源性类脂性肺炎的诊断基于接触史、影像上密度增高影以及支气管肺泡灌洗液或活检显示载脂巨噬细胞。

✗ 内源性类脂性肺炎是由气道阻塞远端的肺泡细胞壁变性所致,通常由肺癌引起。

（肖刚　张杰　译　李朝军　审校）

病例34

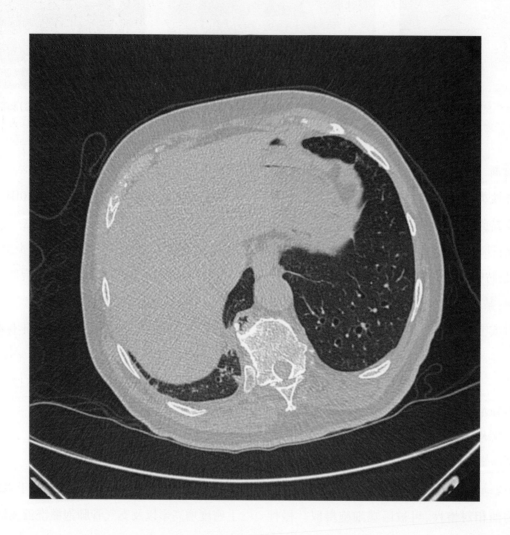

■ 临床表现

患者,女性,52岁,患有头颈部癌和慢性咳嗽。

■ 影像学表现

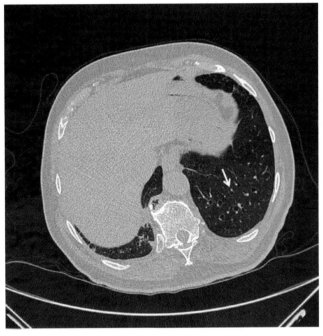

胸部平扫CT显示肺基底部的支气管扩张和支气管壁增厚。注意：相对于肺动脉扩张的气道，这种表现被称为"印戒"征（箭头所示）。

■ 鉴别诊断

• **慢性吸入性支气管扩张**：慢性误吸患者可发生支气管扩张。

• 囊性纤维化：支气管扩张通常以上叶为主。囊性纤维化通常更严重、进展更快、发病年龄更小。

• Williams-Campbell综合征：为4~6级支气管软骨缺陷的先天性疾病，弥漫性或局限于肺的一个区域。支气管扩张远端的肺组织可有肺气肿。

■ 知识点

• 典型临床表现为反复发作的慢性咳嗽、咳痰。

• 囊性纤维化、纤毛运动障碍、Mounier-Kuhn综合征、Williams-Campbell综合征、过敏性支气管肺曲霉病（ABPA）、感染后慢性误吸、中毒性吸入和黄甲综合征都是支气管扩张的原因。

• 支气管扩张分为3类：柱状、静脉曲张样和囊性。

• 影像学表现为线样肺不张、支气管扩张和支气管壁增厚。

• "轨道"征通常在侧位片上最易显示。

• 横断面可见支气管明显的环形影。

• 周围不规则高密度影可能代表黏液脓栓。

• "印戒"征是指在横断面上显示邻近肺动脉的扩张支气管。

• 小气道受累时，黏液脓性碎片会导致"树芽"征。

• 簇状囊肿是更具破坏性的支气管扩张的特征。

经验（✓）和教训（✗）

✓ 支气管扩张中央分布提示ABPA，上叶分布提示囊性纤维化，下叶为主是特发性和感染后/吸入性支气管扩张的典型表现。

✓ Kartagener综合征是原发性纤毛运动障碍的一个亚型，并发内脏反位、鼻窦炎和支气管扩张。

✓ HRCT图像上，支气管无逐渐变细或距胸膜1cm范围内可见支气管可能是支气管扩张的早期表现。

✖咯血患者可能需要支气管动脉栓塞术治疗。

✖肺朗格汉斯细胞组织细胞增生症、淋巴管肌瘤病、淋巴细胞性间质性肺炎和其他囊性肺疾病可类似囊性支气管扩张。

（肖刚　张杰　译　李朝军　审校）

病例 35

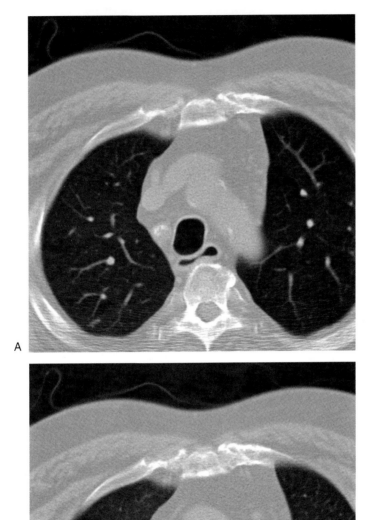

A

B

■ **临床表现**

患者,女性,51岁,病态肥胖,伴呼吸急促和喘鸣。

■ **影像学表现**

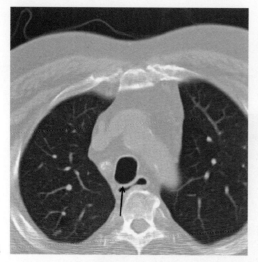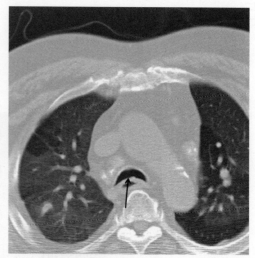

(A)吸气相动态胸部CT(肺窗)显示气管面积扩大伴后壁凸起(箭头所示)。(B)呼气相动态胸部CT图像(肺窗)显示气管过度塌陷,形成新月形或"皱眉"征(箭头所示)。

■ **鉴别诊断**

• **气管支气管软化症(TBM)**:继发于气道壁薄弱的气管过度塌陷称为TBM。

• **气管支气管狭窄**:气管支气管狭窄与几种不同的引起气管狭窄病变(淀粉样变性、结节病、复发性多软骨炎)之间的根本区别是气道狭窄的固定性。

• **气管憩室**:表现为右侧气管旁异常的空气聚集。其余气管部分通常是正常的,不会出现塌陷。

■ **知识点**

• 气管软化症(TM)是气管壁异常薄弱导致其容易塌陷。TBM具有相同的疾病基础,但累及上呼吸道,而不仅仅是气管。这两个术语通常可以互换。

• TM最初用于描述呼气时出现气道塌陷的儿童,其临床表现为呼吸困难、喘鸣和发绀。

• 儿童中,TM/TBM可能是先天性/原发性(通常与早产相关)或获得性/继发性(通常与音调延长或血管环相关)。

• 成人中,任何损害和减弱气管或支气管壁的疾病均可导致获得性TBM:插管、外伤、手术(气管切开术、肺移植)、血管环、纵隔肿瘤(结节性甲状腺肿)

及炎症(复发性多软骨炎)。

• 有学者提出吸烟和全身慢性炎症促进TBM的发展。在成年TBM患者中,超过20%患有慢性支气管炎。

• 据报道,在支气管镜检查中,多达20%患者有TBM。

• 呼气相图像显示气管壁后膜部明显向前膨出,使气管前、后壁更加靠近,形成新月形("皱眉"征)。动态CT和MRI均可很好地显示气管的塌陷。

• 在吸气相CT上,由气管壁顺应性增加导致气管扩张(>3cm),特别是膜部向后弯曲,可提示诊断TM。

经验(✓)和教训(✗)

✓ TM诊断标准:CT和支气管镜检查时,呼气相气管狭窄>50%(横截面积)。

✓ 大多数情况下,气管壁正常或变薄,但在伴发复发性多软骨炎的TM病例中,气管壁可能会增厚。

✗ TM/TBM患者中,吸气相图像上气管可完全正常,或仅表现为新月形和轻度气管扩大。因为当胸膜腔内压超过管腔内压(呼气、咳嗽、Valsalva动作)时,气管塌陷最显著,因此通常需要呼气相图像进行诊断。

(肖刚 张杰 译 李朝军 审校)

病例36

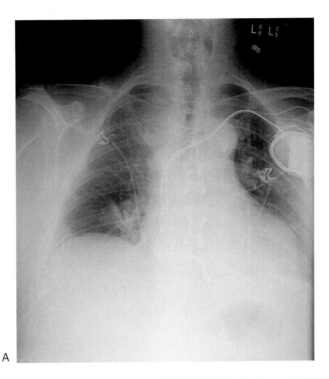

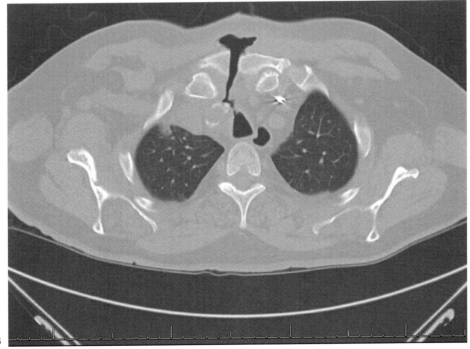

■ **临床表现**

患者,男性,62岁,交通事故后。

■　影像学表现

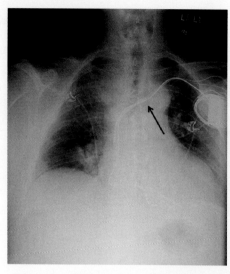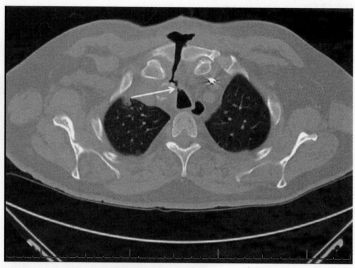

（A）胸部X线片显示纵隔气肿（箭头所示）。（B）胸部CT图像（肺窗）显示气管壁缺损（箭头所示），空气进入纵隔。在这一病例中，形成较大的含气囊腔并不常见，与之前的胸骨切开术有关。典型的纵隔气肿表现为沿筋膜间隙走行的多发含气病灶。

■　鉴别诊断

• **气管破裂**：由气管破裂所致气管壁不连续伴纵隔气肿。

• **无气管破裂的纵隔气肿**：在严重钝性胸部创伤中，即使无气管、支气管或食管破裂，纵隔气肿仍可以发生。

• **气管憩室**：气管憩室表现为右侧气管旁区异常的空气聚集，一般位于后外侧，与纵隔气肿和皮下气肿无关。

■　知识点

• 继发于穿透性创伤的主气管支气管损伤为钝性创伤的两倍。

• 胸部钝性创伤导致的气管支气管损伤相对少见，仅见于<2%的创伤患者中。

• 气管破裂占所有气管支气管损伤的1/4。

• 气管破裂通常伴有严重的钝性创伤，死亡率高（80%）。

• 气管损伤可能是由胸骨对胸椎的压迫，或是由声门闭合管腔内压力突然增加所致。

• 气管撕裂最常见的部位是后外侧壁软骨–膜部交界处。

• 气管破裂的典型形态是纵向/垂直的，多发生在靠近隆嵴的远端1/3处。

• 最常见的影像学表现为纵隔气肿和皮下气肿（100%），通常延伸至颈部。

• 气胸在单纯气管破裂中相对少见（33%）。

• CT影像上，70%的病例可以直接看到气管破裂征象。

• 食管破裂是钝性创伤患者纵隔气肿的另一种少见机制。

• 肺萎陷征描述了气管支气管损伤时，远离纵隔的肺塌陷的外观。

经验（✓）和教训（✗）

✓ 在创伤后的患者中，Macklin效应（肺泡破裂后气体沿支气管血管鞘分布并向纵隔延伸）是纵隔气肿发生的机制，其发生率是气管支气管损伤的4倍。

✓ 对于有气管内插管的患者，过度膨胀的气管内套囊可提示气管破裂。气管撕裂处可见气管内球囊向外突出。

✗ 延误诊断是影响预后的最重要因素。诊断延迟的患者(>24小时)并发症较多,死亡率较高。

（韩宇 译　李朝军　南海燕 审校）

病例37

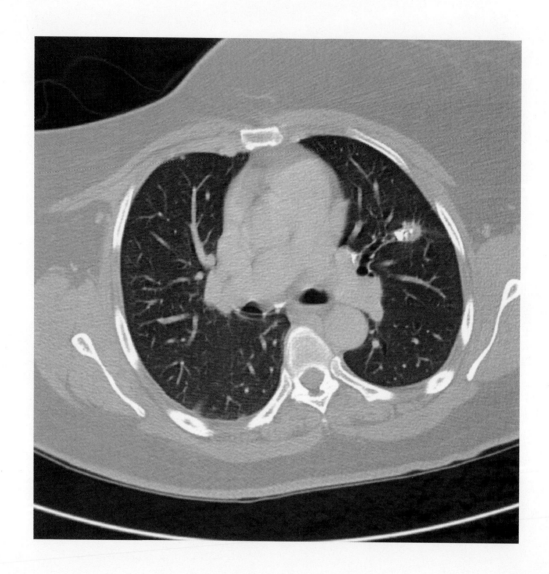

■ 临床表现

患者,女性,60岁,慢性咳嗽。

■　影像学表现

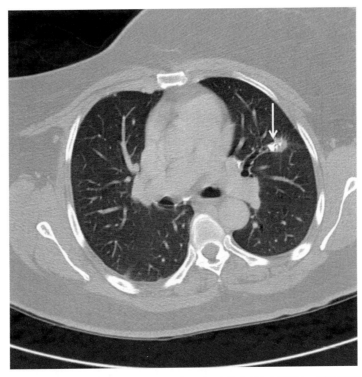

胸部CT图像(肺窗)显示左肺上叶段支气管内密集钙化结节(箭头所示)。可见阻塞性肺不张。

■　鉴别诊断

• **支气管结石症**:支气管腔内钙化物质为支气管结石症。在本例中,它可能是由钙化淋巴结侵袭进入支气管腔形成。

• **类癌**:当类癌完全骨化并位于支气管内时,影像表现类似于支气管结石症。

• **骨化性气管支气管病(TBO)**:TBO是一种沿支气管壁黏膜下骨软骨生长的特发性疾病。结节突入气道可类似支气管结石。

钙化物质(如胸膜斑块或肾结石)通过瘘管向支气管迁移。

• 最常见的症状是干咳,可有咯石病史。

• 钙化结节在胸片上可能不可见,但常存在继发征象,如肺不张、黏液嵌塞、支气管扩张或呼气性空气潴留。

• HRCT通常可以确诊。常规层厚的CT由于体积平均效应难以评估。

• 其他钙化淋巴结也很常见。

■　知识点

• 通常是由钙化淋巴结侵袭进入支气管腔后形成。

• 常伴有长期的坏死性肉芽肿性淋巴结炎。

• 也可继发于吸入异物的原位钙化。

• 更罕见的原因包括钙化支气管软骨板突出和

经验(✓)和教训(✗)

✓ 右肺中叶支气管近端和上叶前段支气管起始部为好发位置。

✗ 支气管食管瘘和支气管主动脉瘘是罕见的并发症。

(韩宇　译　李朝军　南海燕　审校)

病例38

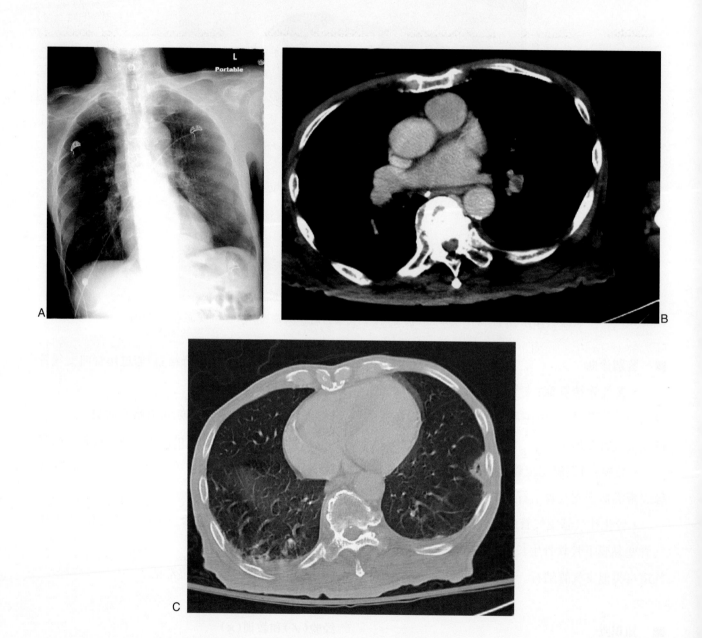

■ **临床表现**

患者,男性,40岁,左侧胸膜炎性胸痛。

■　影像学表现

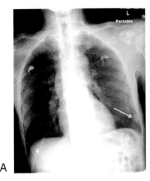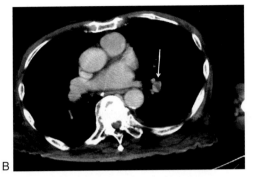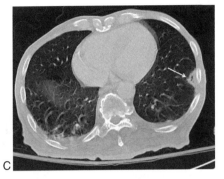

(A)床旁胸部X线片显示左侧外周肺野见小片状高密度影(箭头所示)。(B)肺动脉水平增强胸部CT显示左肺下叶肺栓塞(箭头所示)。(C)胸部CT增强扫描(肺窗)显示左肺基底部外周一楔形高密度影(箭头所示)。

■　鉴别诊断

· **继发于肺栓塞(PE)的肺梗死**:PE时肺外周出现楔形高密度影,高度提示肺梗死。

· **脓毒性栓子**:脓毒性栓子表现为双肺弥漫性结节,以下叶为著。可见滋养血管。

· **肿瘤栓子**:肿瘤栓子可出现强化。可表现为较大的中央病变或外周小结节。

■　知识点

· 10%~15%的PE患者发生肺梗死。

· 患者易出现胸膜炎性胸痛和咯血。

· 合并心血管疾病和大量栓塞的患者更容易发生肺梗死。

· 由于肺和支气管血管系统之间的吻合,肺梗死是罕见的。

· 由于支气管动脉系统压力升高、血管通透性增加和毛细血管内皮损伤,可出现肺出血。

· 胸膜旁楔形高密度影被称作"驼峰"征。

· 肺梗死通常发生在肺野周边和下叶。

经验(✓)和教训(×)

✓ 若周围实变区包含中央透亮影,则很可能发生了肺梗死。

✓ 影像上病变完全吸收可能需要数周到数月。常残留瘢痕。

× 空洞可出现在脓毒性栓子中,也可发生于单纯梗死的二重感染。

× 楔形高密度影也见于其他多种疾病,如机化性肺炎、肿瘤和韦格纳肉芽肿。

(韩宇　冯秀龙　译　胡玉川　审校)

病例39

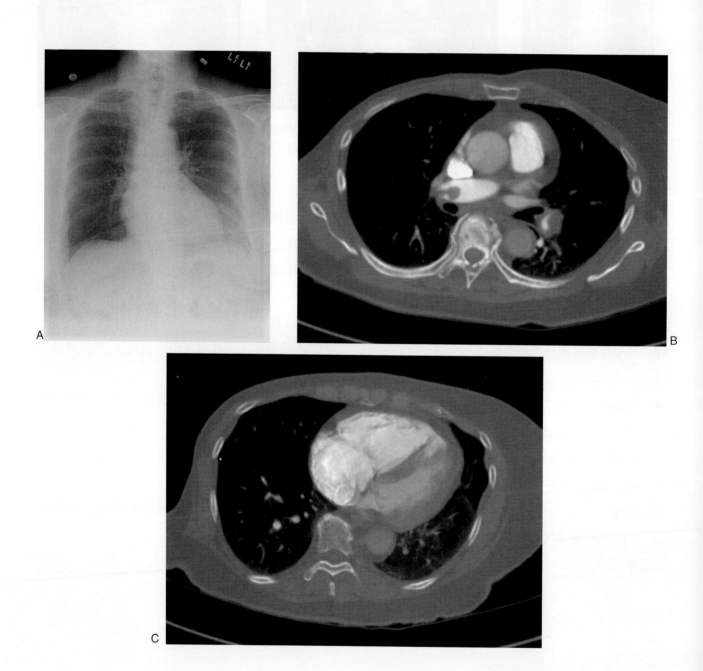

■ **临床表现**

患者,女性,52岁,胸膜炎性胸痛和低血压。

■ **影像学表现**

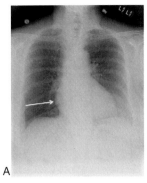 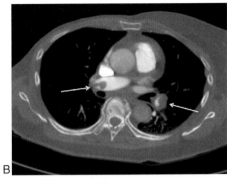 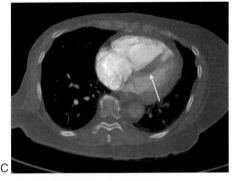

(A)后前位胸部X线片显示交界性右心房扩大(箭头所示),肺野清晰。(B)增强胸部CT肺动脉水平层面显示双侧肺栓塞(箭头所示)。(C)胸部CT增强扫描显示右心房和右心室增大,室间隔(箭头所示)向左心室偏曲。注意:左、右心室之间的大小差异。

■ **鉴别诊断**

· **PE伴右心劳损**:双侧中央性PE时右心扩大提示右心劳损。

· 原发性肺动脉高压:可导致右心扩大和右心衰竭;通常伴中央肺动脉增宽。

· 肺动脉瓣狭窄:导致肺动脉增宽,通常不累及主肺动脉和左肺动脉。

· 肿瘤栓子:肿瘤栓子可出现强化。可以表现为较大的中央病变或外周小结节。

■ **知识点**

· PE可诱发急性右心衰竭。

· CT上右心室劳损的征象,包括右心室/左心室比率>1和室间隔向左偏曲。

· 上腔静脉和奇静脉也可扩张。

· 右心劳损和三尖瓣反流患者可出现肝静脉和下腔静脉反流。

· 肺动脉栓塞总负荷被认为是PE患者的预后因素,但结果尚不明确。

· 常规X线片对于PE诊断的敏感性和特异性较差。

· 右心劳损时左心室腔呈"D"形。

经验(✓)和教训(✗)

✓ 确诊PE后,评估心脏是否存在右心劳损。

✓ Westermark征(区域性少血症)、"驼峰"征(周围楔形梗死)和Fleischner征(肺动脉扩大)是常见的胸部X线表现,但敏感性较低。

✗ 肺动脉造影对小的亚段栓塞不太敏感,观察者间的一致性较差。

✗ 其他栓塞来源包括空气、脂肪、滑石和胶合剂栓塞。

✗ 网状和条带状、非闭塞性或偏心性充盈缺损以及袋状/凹状缺损提示慢性PE。

(韩宇 冯秀龙 译 贺业新 审校)

病例40

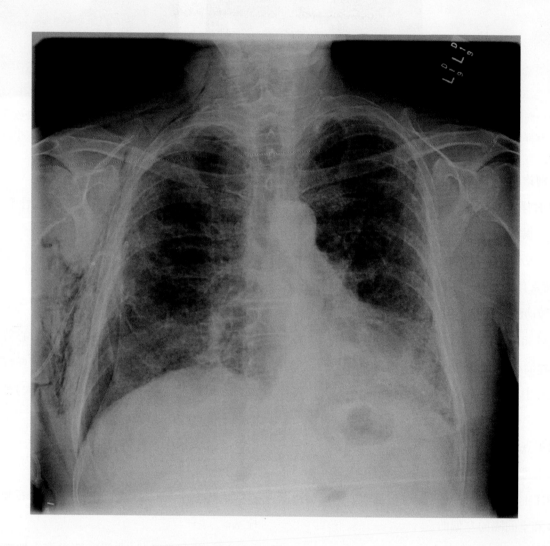

■　**临床表现**

　　患者,男性,40岁,右肺活检术后。

■ 影像学表现

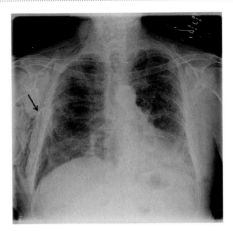

床旁胸部 X 线片显示右侧气胸。注意:猪尾引流管不完全位于胸膜腔。侧孔延伸至软组织内的不透光标记处(箭头所示)。

■ 鉴别诊断

• **胸腔引流管异位**:用于排出胸膜腔积液及积气的引流管应完全位于胸膜腔内,以确保其功能正常。双侧中央性肺栓塞时右心扩大提示右心劳损。

• **软组织手术引流**:在手术时或通过介入方法经皮将猪尾引流管放置在皮下积液处。回顾这些复杂患者的病史和先前的影像学资料,对于确定目前引流设备的类型至关重要。

• **正常位置的胸腔造瘘管**:用于排出气胸的胸腔造口管的理想位置在胸膜腔的前上方。

■ 知识点

• 胸膜腔闭式引流管通常用于排出胸膜腔内的空气或液体。

• 引流导管的尺寸范围为 6~40F,具体取决于其用途。

• 导管位置通常通过胸片来确定。

• 当存在包裹性胸膜腔积液时,引流管可能需要在 CT 或超声引导下放置。

• 尽管放置引流管取决于许多因素,最重要的是患者的临床状况,但当气胸超过 25% 时,应考虑放置引流管。

• 放置胸膜腔引流管的其他常见适应证包括脓胸引流、大量复发性胸腔积液、血胸和恶性胸膜腔积液。

• 引流管通常放置在 4~9 肋的肋间隙、前胸壁、锁骨中线或腋前线。

• 对于气胸的引流,推荐引流管置于前部位置,而对于液体的引流,推荐置于后部/下部位置。

• 引流管可异位于胸外(胸壁软组织或腹腔内)、纵隔内、叶间裂内或肺实质。

• 胸腔引流管异位与并发症发病率和死亡率增加有关。

• 肝脏和脾脏撕裂伤是两种最常见的由导管异位引起的内脏损伤。

• 持续性气胸是指在胸膜腔引流管插入 48 小时后,仍有持续不断的气泡。

• 支气管内瓣膜被用于治疗肺部术后的持续漏气。

经验(✓)和教训(✗)

✓ 急诊放置胸腔引流管,其导管异位和并发的发病率相对较高,与 CT 相比,常规 X 线片的诊断价值有限。

✓ 当侧孔跨越胸腔和软组织时,可导致广泛性皮下气肿。

✔ 在咳嗽或呼吸过程中，水封引流系统内的液柱无法移动是引流管阻塞的主要征象。

✘ 在前后位片上，引流管相对于在气体或液体的位置可能会被误判，但结合侧位片可以更好地确定引流管的位置。

✘ 导管阻塞、打结或导管侧孔紧靠肺或纵隔引起阻塞，均可以导致持续性气胸。

✘ 当出现气胸、持续性漏气或支气管胸膜瘘的情况下，即使正确放置胸膜腔引流管，肺不张可能无法完全复张。

（韩宇 冯秀龙 译 贺业新 审校）

病例41

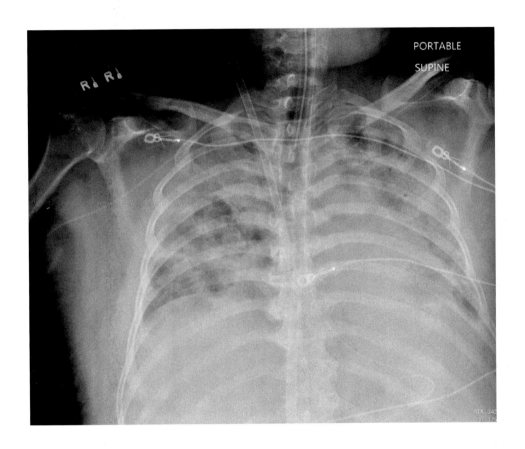

■ **临床表现**

患者,女性,40岁,胰腺炎伴呼吸衰竭。

■　影像学表现

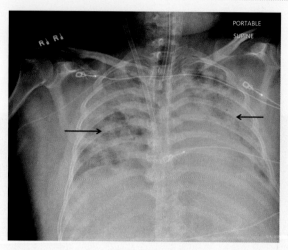

床旁胸部X线片显示双肺上叶密度增高影,主要表现为气腔和间质高密度影(箭头所示)。可见气管内插管、鼻胃管和体外膜氧合插管。

■　鉴别诊断

· **急性呼吸窘迫综合征(ARDS)**:双肺弥漫性高密度影提示该危重患者存在ARDS。

· **静水压性肺水肿**:静水压性肺水肿和ARDS的影像学特征重叠,如没有足够的临床病史和对动脉血气或肺动脉楔压的了解,则很难区分。然而,静水压性肺水肿通常与胸腔积液和心脏肥大有关。心源性肺水肿的高密度影通常位于双肺野内带(中心区)。

· **脱屑性间质性肺炎(DIP)**:一种与吸烟有关的特发性间质性肺炎,其特征是弥漫性肺下野为主的磨玻璃样密度增高影。尽管咳嗽和呼吸困难等症状可能很严重,但预计不会出现需要机械通气的呼吸窘迫。大多患者通过戒烟和类固醇治疗后得到改善。

· **肺孢子菌肺炎**:在CT上,肺孢子菌肺炎在小叶间隔增厚的背景下表现为斑片状磨玻璃影。胸腔积液少见。肺孢子菌肺炎最常见于艾滋病患者。

■　知识点

· 弥漫性肺实质损伤与非心源性肺水肿相关。

· 导致严重呼吸窘迫和低氧性呼吸衰竭。

· 与导致直接或间接性肺损伤的多种临床疾病有关。

· 肺炎、误吸、外伤、脂肪和羊水栓塞、吸入性损伤、败血症、药物过量和胰腺炎是最清楚的病因。

· 临床诊断依据:急性起病,双肺模糊影,肺动脉楔压≤18mmHg(或无充血性心力衰竭的临床症状),$PaO_2:FiO_2≤200mmHg$。

· 对于严重的ARDS,$PaO_2:FiO_2$可能<100mmHg。

· 病理特征是弥漫性肺泡损伤(DAD)。

· 病理过程包括渗出、纤维增生和纤维化。

· 死亡率接近60%。

· 几乎所有患者可见磨玻璃样密度增高影。

· 肺内磨玻璃样密度影通常是双侧和依赖性的。

· 起病前3天肺部病变发展迅速,病情最严重;可能会进展为融合病灶。

· 约10%的病例会出现气胸,并不一定与正压通气有关。

· 在存活的患者中,磨玻璃样密度影和实变消失,但网状间质异常伴结构扭曲和牵拉性支气管扩张可能持续存在,还可能会出现肺囊肿和肺大疱。

经验(✓)和教训(✗)

✓ 败血症是ARDS最常见的危险因素。

✓ 胸腔积液不是典型征象,其存在可能提示并发肺炎。

✓ 与心源性肺水肿相比,ARDS缺乏心脏肥大、室间隔线、血管再分布和支气管周围指套征。

✗ 急性间质性肺炎这一术语专用于DAD的特发性病例。

✗ 影像学表现与低氧血症程度之间的相关性是可变的。

（李振辉 晏睿滢 译 贺业新 审校）

病例42

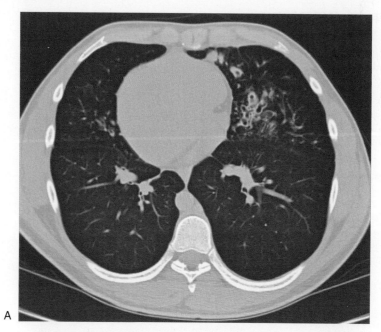

A

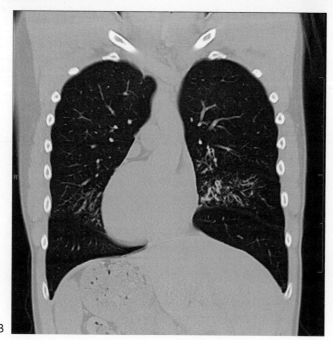

B

■ 临床表现

患者,男性,25岁,患有慢性咳嗽,因不育症与配偶一起接受检查。

■ 影像学表现

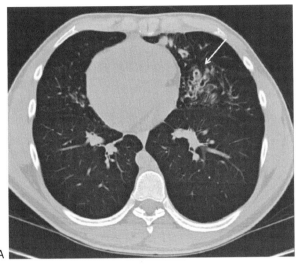 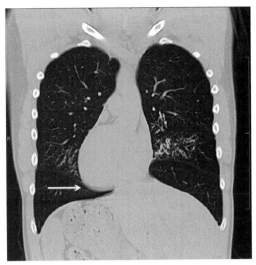

(A)胸部CT平扫图像(肺窗)显示支气管扩张和支气管壁增厚。有多个小叶中心结节和"树芽"征(箭头所示)。该内脏转位患者"左肺中叶"伴实变。(B)胸部CT平扫冠状位重建图像(肺窗)显示右位心(箭头所示)和支气管扩张。

■ 鉴别诊断

• **原发性纤毛运动障碍 Kartagener 综合征**:原发性纤毛运动障碍中可见双肺下叶为主的支气管扩张。这些患者中有50%伴内脏转位。

• **囊性纤维化**:支气管扩张通常以上叶为主,可伴不育症。囊性纤维化通常更加严重并可进展,常发生在年轻患者。与内脏转位无关。

• **Williams-Campbell 综合征**:4~6级支气管的先天性软骨缺陷疾病,可呈弥漫性或在肺的一个病灶区域。支气管扩张远端可伴肺气肿。无胸外表现,不伴内脏转位。

■ 知识点

• 纤毛不动综合征包括一系列纤毛异常,如纤毛运动障碍、运动障碍和发育不全。

• Kartagener 综合征是原发性纤毛运动障碍的一种亚型,其中内脏转位、鼻窦炎和支气管扩张同时发生。

• 典型的临床表现包括慢性咳嗽、鼻炎和鼻窦炎。纤毛功能障碍导致黏液纤毛清除功能受损。

• 原发性纤毛运动障碍是常染色体隐性遗传病。大多数男性不育是因为精子运动障碍。

• 可以通过测量呼出的鼻腔一氧化氮(低或无)来筛查患者;但明确的诊断需要电子显微镜来确认具体的缺陷。基因检测可用于确认特定突变。

• 大约半数纤毛不动综合征患者(不对称是随机的)发生内脏转位,且非该疾病的重要组成部分。

• 最常见的影像学表现是中度过度充气、支气管壁增厚和支气管扩张。

• 在 HRCT 上经常看到小的小叶中心结节。

• 支气管扩张分为三类:柱状、静脉曲张型和囊状。原发性纤毛运动障碍患者通常有静脉曲张型支气管扩张。

• 可合并鼻息肉和额窦发育不全。

• 与先天性心脏异常有关,如大血管转位。幽门狭窄和尿道上裂也与其相关。

经验(✓)和教训(✗)

✓ "印戒"征是指在横断面上显示邻近肺动脉的扩张支气管,两者表现为印戒状。

✓HRCT上支气管扩张的早期表现可能是在距胸膜1cm范围内支气管未见变细或可见支气管影。

✗支气管扩张可能要到成年才会出现。

✗通常会导致反复性肺炎和瘢痕,可能会出现足菌肿形成和出血。

（李振辉 晏睿滢 译 贺业新 审校）

病例43

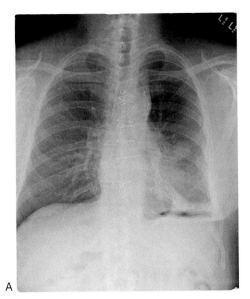

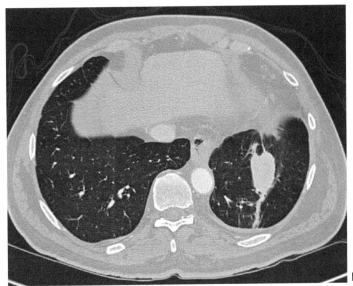

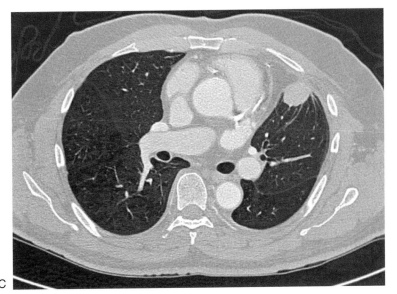

■ **临床表现**

患者,女性,52岁,既往有感染和慢性咳嗽史。

■　影像学表现

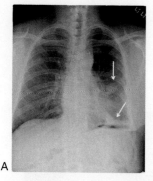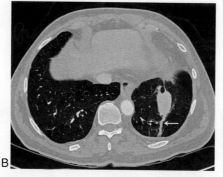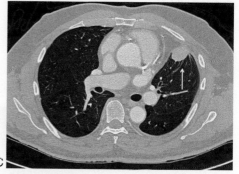

(A)后前位胸部X线片显示左侧胸膜增厚、肺体积减小及两个边界清晰的肿块(箭头所示)。(B)增强胸部CT图像(肺窗)显示左肺下叶基底段高密度肿块、胸膜增厚及向后延伸的长条索影(箭头所示)。(C)增强胸部CT图像(肺窗)显示左肺稍上方第二个病灶具有类似表现(箭头所示)。

■　鉴别诊断

· **圆形肺不张**:存在线状高密度影、"彗星尾"征以及相关的胸膜增厚时应首先考虑该病。

· 支气管肺癌:应考虑到支气管肺癌的可能,但相关胸膜增厚和"彗星尾"征的存在支持圆形肺不张的诊断。

· 转移瘤:这个年龄的患者有多发肺结节,使肺转移性疾病成为首要考虑因素。但存在"彗星尾"征,且无明确的恶性肿瘤,不支持转移瘤的诊断。

■　知识点

· 与广泛性胸膜反折和包裹相关的不常见肺不张类型。

· 邻近胸腔积液或胸膜增厚。

· 小叶间隔增厚和纤维化。

· 最常与石棉相关的胸膜疾病相关,但也可能

与任何原因的胸膜纤维化有关。

· 通常位于肺下叶的后部。

· 扭曲的支气管血管束被认为类似于彗星的尾巴。

· 增强后肺不张可表现为均匀强化。

· 60%病例中存在空气支气管影。

经验(✓)和教训(✗)

✓ "彗星尾"征的存在有助于鉴别圆形肺不张与其他胸膜来源肿块。

✗ 复查可能会增大。

✗ 增强后可类似肿瘤性病变。

✗ 若影像学难以鉴别,则需要进行细针抽吸或活检。

(李振辉　晏睿滢　译　贺业新　审校)

病例44

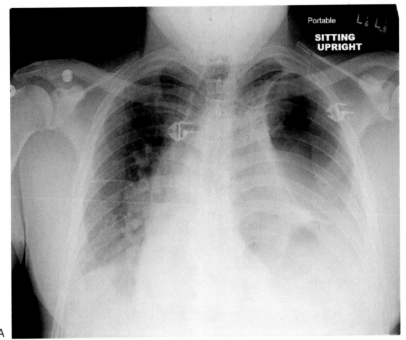

A

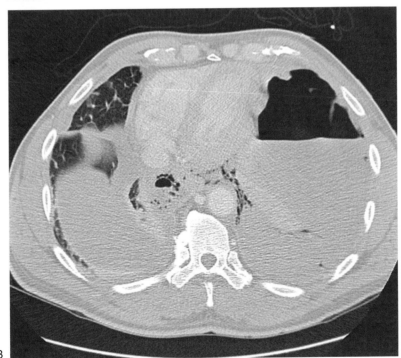

B

■ **临床表现**

患者,男性,50岁,酗酒后胸痛。

■ 影像学表现

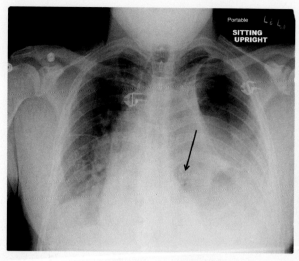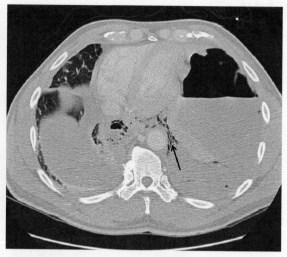

(A)床旁胸部X线片显示左侧液气胸、右侧胸腔积液和纵隔气肿(箭头所示)。(B)增强胸部CT图像(肺窗)显示纵隔气肿,在筋膜平面追踪到气体是优势(箭头所示)。伴左侧胸腔积液。CT图像所示气-液平面的区域为胃,胸部X线片上看到的液气胸在更上方层面显示。

■ 鉴别诊断

• **Boerhaave综合征**:剧烈呕吐后出现纵隔气肿、胸腔积液和液气胸,提示食管破裂。

• **气管支气管损伤**:纵隔气肿需考虑到是否存在气管支气管损伤,在外伤患者中,气管支气管损伤可能与胸腔积气和积液有关。

• **急性纵隔炎**:纵隔内出现气体和液体可见于感染性纵隔炎,其由多种疾病引起,如咽后脓肿向后纵隔延伸、手术后并发症、食管和气道损伤等。

■ 知识点

• Boerhaave综合征是指在器械操作或外伤期间食管的"自发性"穿孔。它通常与剧烈呕吐和(或)恶心有关;也称食管的"用力性破裂"。

• 破裂可能与管腔内压力突然增加有关。

• 大多数患者的主要症状是疼痛(85%),其次是呕吐(71%)。

• 如果存在Mackler三联征,即呕吐、剧烈突发胸痛和皮下气肿,则应怀疑该诊断。

• 其他症状包括休克、发热、黄疸、呼吸困难和背痛。

• 最常见的穿孔部位是远端食管的左侧壁。

• 影像学表现包括纵隔气肿伴食管周围积气、胸腔积液(双侧或左侧)、气胸和心包积气。

• 延迟诊断与高死亡率有关,其原因为多菌性纵隔炎和败血症。

• 食管造影或口服对比剂CT扫描可显示对比剂在膈上或膈下水平外渗。

经验(✓)和教训(✗)

✓ "自发性"食管破裂也可见于其他腔内压力突然增加的情况和疾病,如举重、咳嗽、打嗝、分娩和癫痫发作。

✓ 在胸片上,纵隔气肿可能与"Naclerio V征"相关,这是一种位于左下纵隔的局灶性、边缘锐利的V形透亮影。

✗ Boerhaave综合征常被误诊为心肌梗死、主动脉夹层、肺栓塞、胰腺炎或消化性溃疡穿孔。

✗ Boerhaave综合征不应与Mallory-Weiss撕裂相混淆,后者是指靠近胃食管交界处(也常发生在催吐后)黏膜纵向撕裂伤,常导致上消化道出血。

(李振辉 晏睿滢 译 王芳 审校)

病例45

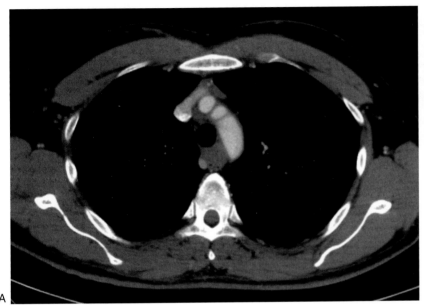
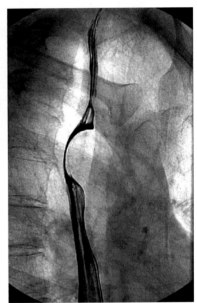

■ **临床表现**

患者,男性,50岁,吞咽困难。

■ 影像学表现

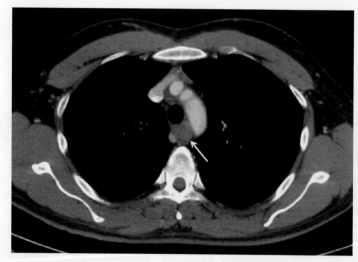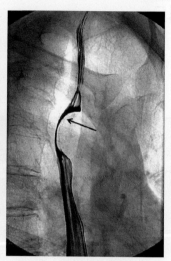

(A)增强胸部CT扫描显示食管前方有一边缘光滑的软组织肿块(箭头所示)。(B)食管造影显示肿块边缘光滑(箭头所示),几乎完全阻塞食管腔。

■ 鉴别诊断

• **食管平滑肌瘤**:边界清晰的软组织密度肿块可能提示食管平滑肌瘤。

• **食管纤维瘤/神经鞘瘤**:其他良性食管肿瘤(如纤维瘤、神经鞘瘤)具有相同的影像学表现,表现为非浸润性软组织肿块。

• **食管癌**:食管壁起源的肿块应怀疑食管癌的可能。通常食管癌的边缘更不规则。

■ 知识点

• 平滑肌瘤是最常见的食管良性肿瘤,占食管良性肿瘤的60%以上。

• 平滑肌瘤的包膜完整,由良性平滑肌和纤维组织混合组成。

• 5%的患者可为多发病灶。

• 食管平滑肌瘤最常见的发病部位是食管远端(>60%),其次是中1/3段(30%)。食管上段受累并不常见(10%)。

• 这些缓慢生长的黏膜下病变通常无症状,但也可导致上腹不适和吞咽困难。

• 有症状患者平均年龄为45岁,男性更常见(2:1)。

• 与胃平滑肌瘤相比,食管平滑肌瘤溃疡和出血较少见。

• 在CT上表现为圆形或分叶状软组织肿块,密度均匀,与邻近纵隔结构分界清楚。

• 较大的食管平滑肌瘤在胸片上表现为纵隔肿块,常位于心后区。

• 这些肿瘤通常可以摘除而不需行食管切除术(97%)。

• MRI成像可以更好地确定该肿瘤的黏膜下位置,以便与黏膜病变(如癌)区分开来。

经验(✓)和教训(✗)

✓ 食管平滑肌瘤病可能与Alport综合征有关,Alport综合征是一种影响Ⅳ型胶原蛋白生物合成的X连锁遗传病。可能有食管、女性生殖道弥漫性平滑肌瘤病,或两者都存在。其他表现包括肾炎、血尿、感音神经性耳聋和白内障。

✓ 病变内钙化高度提示食管平滑肌瘤。

✗ CT不能区分平滑肌瘤和非侵袭性食管癌、肉瘤或胃肠间质瘤。CT发现软组织密度肿块应通过上消化道内镜进一步评估。

(李振辉 晏睿滢 译 王芳 审校)

病例46

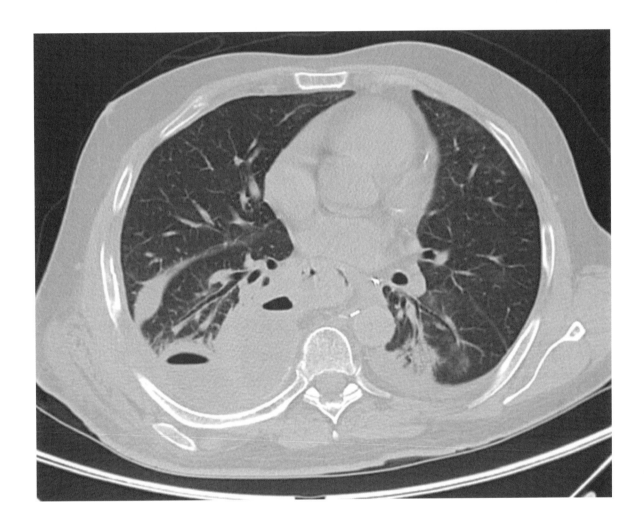

■ **临床表现**

男性,50岁,发热伴体重下降。

■ 影像学表现

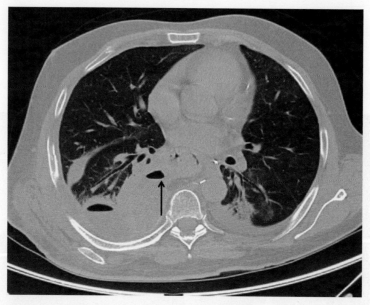

胸部CT(肺窗)显示食管远端不规则,右肺下叶实变并右侧胸腔局部液气胸(箭头所示)。

■ 鉴别诊断

· **食管肺瘘**:由于外伤、压力增高或癌症导致远端食管穿孔,食管与胸膜腔和肺实质间瘘管形成。

· **误吸**:误吸可导致肺炎和脓胸。在某些情况下,产气菌感染所致脓胸可见气-液平面。

· **食管裂孔疝**:膈疝或食管裂孔疝可引起局部积气积液,左侧多见。

■ 知识点

· 食管紧靠左主支气管、左肺、主动脉和心脏的后表面。其与右侧胸膜直接接触,而与左侧胸膜之间隔着主动脉,故相对于左侧胸膜,食管中段病变更易侵犯右侧胸膜。

· 食管瘘大多数见于成年患者,继发于胸腔内恶性肿瘤(60%),尤其是食管癌(77%)和肺癌(16%)。

· 5%~10% 的晚期食管癌患者会发生食管呼吸道瘘。

· 外伤、内镜检查、化学损伤、长期插管、肺结核等感染也可导致食管瘘。

· 根据发生的部位,瘘管可以出现在食管与气管、肺和(或)支气管之间。

· 晚期食管癌(T4)导致食管和呼吸道或胸膜腔之间瘘管形成,其发病率高达15%。

· 伴随放射治疗,瘘管形成的发生率增加。

· 最初的临床表现是继发于误吸和败血症的复发性肺炎,伴有不同程度的肺实变。

· 口服对比剂CT扫描显示气道或肺实质内对比剂异常积聚。

· 如果发生坏死性肺炎,口服对比剂可以在空洞内积聚。

经验(✓)和教训(✗)

✓ 食管癌并食管-呼吸道瘘患者的预后极差,总生存期约1个月;可以考虑姑息治疗,如食管支架。

✗ 横断面成像对于准确判定瘘管形态价值有限;通常需要进行食管造影来确诊并确定瘘管的位置和解剖结构。

(孟辉强 译 王芳 南海燕 审校)

病例47

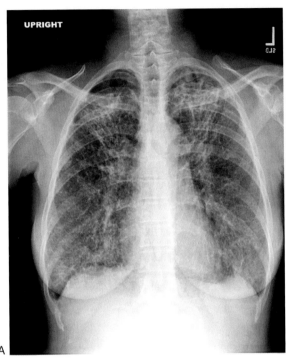 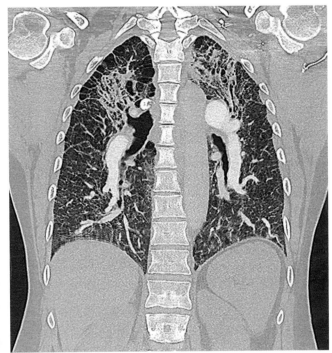

A   B

■ **临床表现**

患者,女性,45岁,患有结节性红斑和严重呼吸困难。

■ 影像学表现

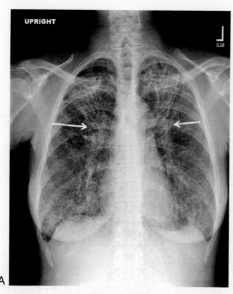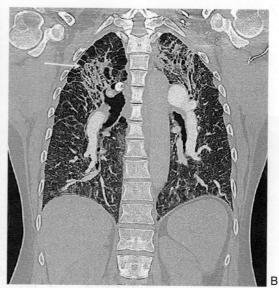

(A)胸部X线片显示肺上叶间质性病变伴肺上叶回缩(箭头所示)。中央的肺动脉有轻度扩张。(B)胸部CT(肺窗)冠状位重建显示严重的上叶纤维化和牵拉性支气管扩张(箭头所示)。

■ 鉴别诊断

• **结节病伴肺动脉高压**:肺上叶为主和临床病史使结节病成为最佳诊断。终末期结节病可导致肺动脉高压。

• **特发性肺纤维化**:典型表现为肺下叶相关的胸膜下网格影、牵拉性支气管扩张和蜂窝肺。

• **肺朗格汉斯细胞组织细胞增生症(PLCH)**:尽管上叶为主的肺疾病也见于PLCH,但其通常表现为肺体积大,伴有囊肿和结节。淋巴结肿大少见,几乎只见于吸烟患者。

■ 知识点

• 结节病是一种免疫介导的多器官肉芽肿性疾病,病因不明。

• 结节病通常发生于青、中年人。

• 临床病程和预后个体差异较大;50%的患者无症状。

• 尽管几乎所有器官都可能受累,但大约90%的患者会发生胸内受累。

• HRCT显示双肺血管周围小结节,伴不规则"串珠状"增厚的支气管血管束和小叶间隔。

• 肺部受累通常以上叶为主。

• 终末期疾病导致肺结构扭曲,伴上叶回缩、牵拉性支气管扩张、蜂窝肺和囊肿。

• 间质性肺疾病引起的慢性肺泡缺氧可导致肺动脉高压。

• 缺氧性血管收缩导致肺动脉床阻力增加。

• 在CT图像上,主肺动脉横径>29 mm提示肺动脉高压。

• 肺心病的CT表现为右心房和心室扩张、右心室前壁增厚、室间隔变平。

• 右肺叶间动脉增宽(男性>16mm,女性>14mm)。

经验(✓)和教训(✗)

✓ 终末期结节病可导致肺动脉高压。

✓ 原发性肺动脉高压是一种罕见疾病,主要发生于中年女性。可能存在遗传因素,该疾病与HIV感染、应用食欲抑制剂、可卡因使用和门脉高压有关。

✔ 硬皮病是最常见的导致肺动脉高压的胶原血管疾病。

✖ 结节病的主要并发症是肺纤维化、肺心病和霉菌球形成。

✖ 肺心病的影像学表现包括右心扩张、奇静脉扩张和对比剂反流进入肝静脉。

（孟辉强 译　王芳　南海燕　审校）

病例48

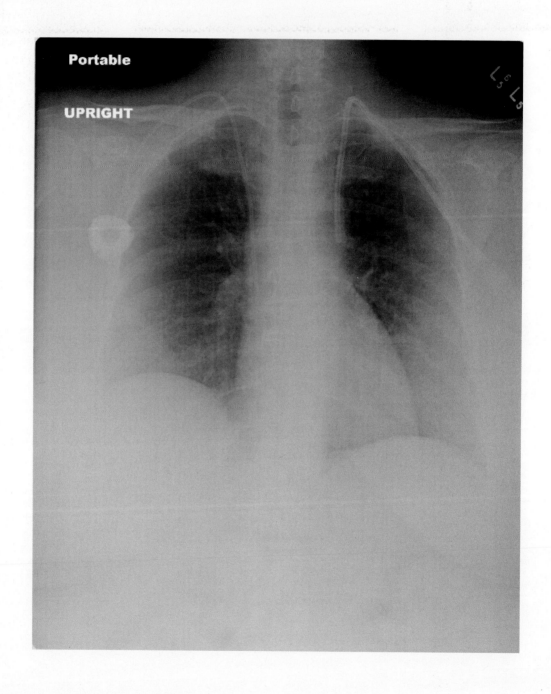

■ **临床表现**

女性,40岁,白血病,左侧中心静脉置管。

■ 影像学表现

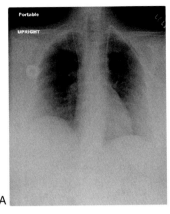
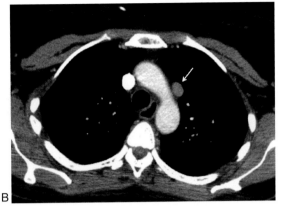
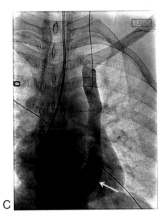

(A)床旁胸部X线片显示右侧颈部单腔导管,其尖端位于右心房-上腔静脉交界处。新的左侧静脉导管于左纵隔边缘垂直走行。(B)不同患者的对比增强胸部CT图像(软组织窗)显示左纵隔的椭圆形血管结构(箭头所示)。(C)不同患者的左颈静脉造影(软组织窗)显示左上腔静脉引流至冠状窦(箭头所示)和右心房。

■ 鉴别诊断

• **永存左上腔静脉(PLSVC)**:PLSVC常在左侧中心静脉置管后胸片或CT成像中偶然发现。

• 部分异常肺静脉回流(PAPVR):在上叶PAPVR患者的主动脉弓左侧也可以看到大的静脉结构,但它通常连接到头臂静脉,而非冠状窦,且静脉引流来自肺实质。

• 导管异位:导管可能误置于乳腺或纵隔的静脉、动脉、纵隔、胸膜腔。

■ 知识点

• PLSVC是最常见的先天性胸部静脉异常。

• 在总人群中患病率< 0.5%,但在先天性心脏病患者中高达10%。

• 左上腔静脉(SVC)代表永存左前主静脉和左静脉窦角。

• 右侧SVC可能正常、小或缺失。

• 左侧头臂静脉桥变异较大。

• 常通过扩张的冠状静脉窦引流进入右心房。

• 另一种构型导致左奇静脉弓,在这种情况下,左肋间上静脉连接左SVC和副半奇静脉。

• 胸部X线片可显示主动脉结左侧软组织密度影,导致纵隔轻度增宽。

• 在横断位图像上,PLSVC表现为连接左侧锁骨下静脉、颈内静脉汇合处与冠状静脉窦的血管结构。

经验(✓)和教训(✗)

✓ 先天性心脏病患者常合并右侧SVC缺失。

✓ 冠状窦扩张的其他原因包括右心压力升高、冠状动静脉-冠状窦瘘。

✗ 左心耳或冠状窦水平与左心房间异常交通非常罕见,导致右向左的小分流(Raghib综合征)。

✗ 单纯前后位胸片用于评估静脉导管走行是有限度的。

✗ 在心脏手术中,PLSVC是逆行心脏停搏的相对禁忌证。

(孟辉强 译　王芳 南海燕 审校)

病例49

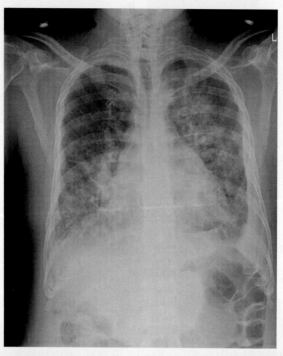

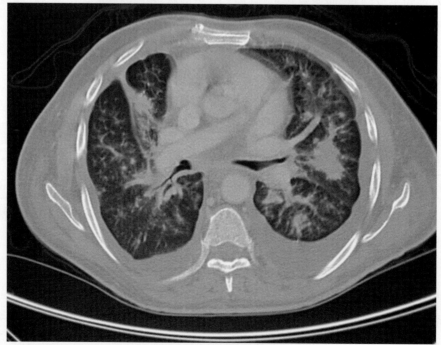

■ **临床表现**

患者,男性,40岁,免疫功能低下,伴进行性呼吸急促和咳嗽。

■ 影像学表现

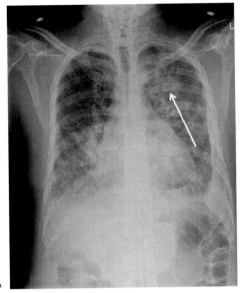
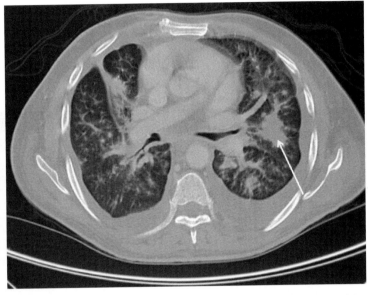

(A)床旁胸部X线片显示双侧胸腔积液,双肺多发斑片状不规则密度增高影(箭头所示)。(B)胸部增强CT图像(软组织窗)显示不规则结节状融合阴影(箭头所示),并可见双侧胸腔积液。

■ 鉴别诊断

• 卡波西肉瘤(KS):双侧肺结节沿支气管血管周围分布,尤其是在HIV阳性患者,提示KS肺部受累。

• 淋巴瘤:多中心非霍奇金淋巴瘤也可表现为增大的支气管血管周围结节和胸腔积液。

• 机会性感染:肺结核,以及非结核性杆菌和其他机会性感染,在免疫功能低下患者多发肺结节的鉴别诊断中也应考虑。

■ 知识点

• 艾滋病相关KS主要发生在感染人类疱疹病毒8型的男-男性行为患者。

• 艾滋病相关KS是一种多中心疾病,可累及淋巴结、胃肠道和肺实质,同时伴有广泛的黏膜皮肤疾病。

• 在约10%的艾滋病患者和50%的皮肤型KS患者中发现肺KS。

• 艾滋病患者尸检肺KS的患病率也很高(30%~50%)。

• 受累患者通常CD4淋巴细胞计数较低(<100/mm³)。

• KS的胸部受累表现包括沿双侧支气管血管周围分布的肺结节、融合性结节状、呈"火焰"状的不规则密度增高影,以及肺门及纵隔淋巴结肿大。

• 颈部、腋窝、腹部和盆腔淋巴结肿大也很常见。

• 双侧胸腔积液常见,提示预后不良。

• 空洞性肺部病变也有报道。

• 胸骨和胸椎的溶骨性病变,累及皮肤和皮下脂肪组织的软组织肿块亦是其影像学表现。

• 连续铊(TI)和镓(Ga)扫描的核医学检查已被用于艾滋病患者KS与其他肺部疾病的鉴别诊断。KS患者Ga摄取通常为阴性,而在感染或淋巴瘤中Ga摄取常为阳性。淋巴瘤和KS TI摄取通常为阳性。KS中铟-111(¹¹¹In)标记多克隆人免疫球蛋白扫描呈阴性。

经验(✓)和教训(✗)

✓ 引入高效抗反转录病毒疗法后,KS发病率显著下降。

✗ 胸部KS影像表现可能具有误导性,因为这些影像学表现可被视为单独发生的疾病,或与机会性感染有关。

(孟辉强 译 王芳 南海燕 审校)

病例50

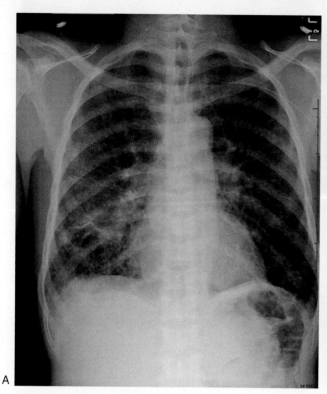
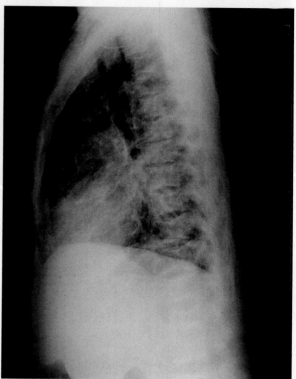

A

B

■ **临床表现**

患者,男性,25岁,急性胸痛。

■ **影像学表现**

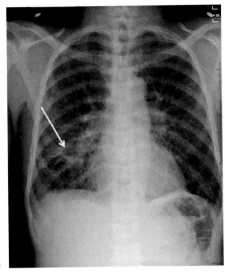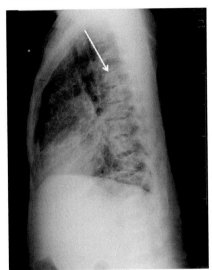

(A)正位胸部X线片显示右肺斑片状密度增高影(箭头所示)。脾脏未见显示。(B)侧位胸部X线片清晰地显示H形椎体(箭头所示)。

■ **鉴别诊断**

• **镰状细胞病(SCD)伴急性胸部综合征(ACS)：** 伴SCD的ACS患者表现为不同程度的肺实质阴影，可为单侧或双侧。

• **SCD伴肺炎：** SCD患者肺炎的发病率高,表现为不同程度的肺实质阴影。

• **SCD伴肺水肿：** SCD患者可因严重贫血、过度扩容、肾功能不全、扩张型心肌病和肺动脉高压而发生肺水肿。

■ **知识点**

• ACS是发生在SCD患者的一种急性肺部疾病。它是SCD患者住院治疗最常见的原因之一,该类患者的死亡率为25%。

• SCD患者中ACS发病率为15%~40%,在儿童和纯合子病变患者中更为普遍。

• ACS定义为患者胸片出现新发肺部阴影,且出现以下至少一种新发症状或体征：胸痛、喘息、咳嗽、呼吸急促和(或)发热高于38℃(100.4℉)。

• 在感染性和非感染性条件下,ACS的发病机制可能不同。感染、脂肪栓塞和肋骨梗死最常见。

• 肺栓塞和肺血管内原位血栓形成是ACS其他不太常见的原因。

• ACS/SCD患者最常见的感染原是肺炎衣原体和肺炎支原体。其他不太常见的感染原是肺炎链球菌和流感嗜血杆菌。

• 脂肪栓子起源于骨髓,在急性危象时可造成梗死。脂肪坏死碎片脱落并滞留在肺血管床中。

• 4%的SCD患者出现慢性肺部疾病,可继发于反复发作的梗死和感染。肺间质纤维化、肺实质不规则瘢痕、胸膜增厚和支气管扩张形成,主要累及肺下叶。

• 肺小动脉内膜增生,导致肺动脉高压。

• 肋骨和肱骨头的骨梗死也是常见的影像学表现。

• 慢性及反复发作的脾梗死也很常见。正常脾脏组织被瘢痕和钙化替代,导致脾脏缩小、弥漫性钙化,功能丧失(脾自截)。

经验(✓)和教训(✗)

✓ 梗死累及椎体终板产生台阶状畸形称为Reynolds征,该畸形与相邻的次级骨化中心同时过度生长有关,并导致H形椎体畸形,被认为是SCD的特征性改变。

✘ 髓外造血引起的椎旁肿块是胸部影像学检查中的额外影像学表现,需要与肿瘤或淋巴结肿大相鉴别,^{99m}Tc硫胶体成像有助于明确诊断。

（孟辉强 译 王芳 南海燕 审校）

病例51

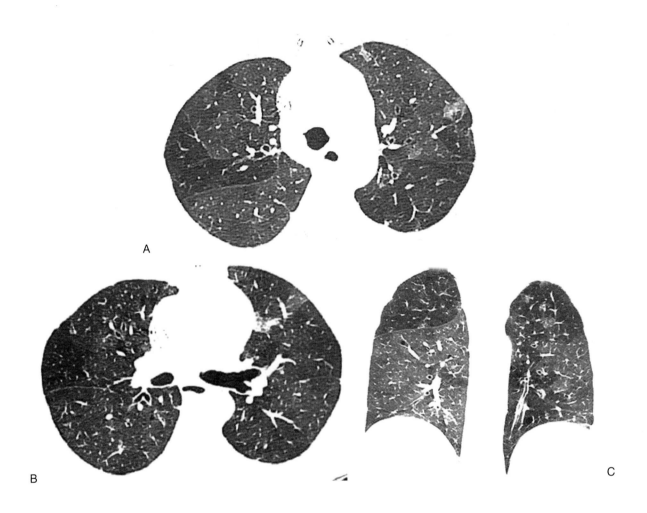

A

B

C

■ **临床表现**

患者,男性,58岁,特发性肺纤维化双侧肺移植后2年,出现进行性呼吸急促,呼气测定肺功能下降。

■ **影像学表现**

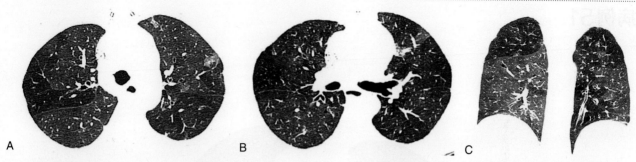

胸部CT轴位(A,B)和冠状位(C)图像显示双肺马赛克样改变,在空气潴留区内血管减少。需要注意片状磨玻璃密度影。

■ **鉴别诊断**

- 闭塞性细支气管炎综合征(BOS)。
- 闭塞性细支气管炎伴机化性肺炎。
- 滤泡性细支气管炎。
- 机会性感染。

■ **知识点**

- BOS是肺移植的主要并发症,与预后差和生存率低有关。
- BOS也可能发展为同种异体造血干细胞移植和骨髓移植的并发症。
- BOS是由肺部小气道的炎症、破坏和纤维化引起的,可导致闭塞性细支气管炎(BO)。
- BO是慢性同种异体移植肺功能障碍的组织学特征,主要表现为黏膜下细支气管周围斑片状纤维化和累及呼吸性细支气管的瘢痕形成,导致非软骨气道完全或几乎完全闭塞。
- 典型临床表现为肺功能逐渐下降,第1秒用力呼气量(FEV_1)突然或逐渐下降。
- 存活超过5年的肺移植受者中,有50%或更多的人会出现BOS,其在移植肺受损和受者死亡中占很大比例。

- BOS没有有效的治疗方法。免疫抑制仍然是主要的治疗方法,但强效免疫抑制剂对已确诊的BOS患者无明显疗效。

■ **其他影像学表现**

- 常规胸片诊断BOS的敏感性和特异性差。
- HRCT是诊断BOS的最佳影像学检查方法。当肺移植受者或骨髓移植患者出现肺功能下降,以及HRCT显示呼气相空气滞留或马赛克征时提示BOS的诊断。
- 在评估FEV_1下降的移植受者可疑BOS时,应考虑使用吸气相和呼气相HRCT。
- 呼气相CT可能会显示在吸气相不明显的空气潴留。

经验(✓)和教训(✗)

✓ BOS是异基因造血干细胞移植最常见的长期非感染性肺部并发症。

✗ 由于BO呈片状分布且病变数量少,经支气管活检的阳性率低(<20%)。

(刘玉良 译 王文 胡玉川 审校)

病例 52

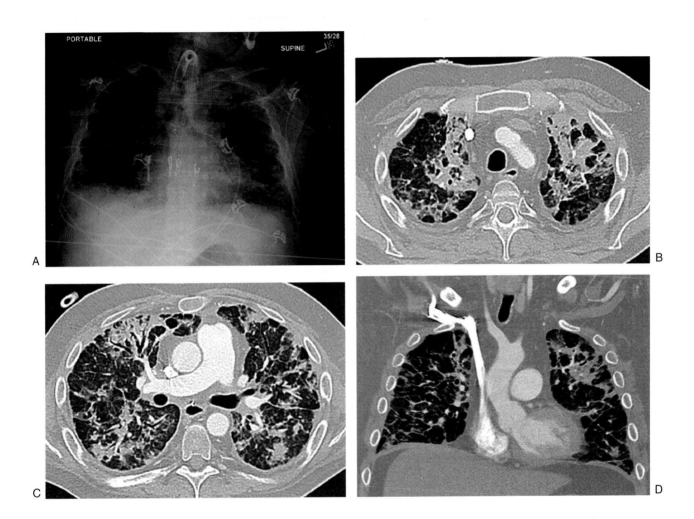

■ 临床表现

患者,男性,33岁,3年前因囊性纤维化行双侧肺移植,现呼吸功能降低和进行性呼吸急促。肺功能检查提示重度限制性伴轻度梗阻性通气障碍。

■ 影像学表现

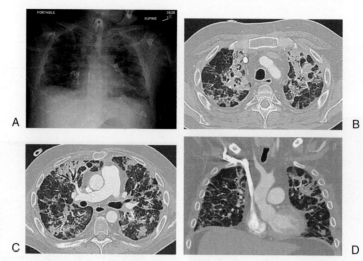

前后位胸部X线片(A),显示肺体积缩小,双肺弥漫性网状结构。轴位(B,C)和冠状位重建(D)CT图像显示网状影增多,小叶间隔增厚,并伴有斑片状高密度影和实变区。

■ 鉴别诊断

- **限制性同种异体移植综合征。**
- 闭塞性细支气管炎综合征。
- 复发性移植前基础疾病。

■ 知识点

- 肺移植后的存活率(5年存活率<55%)仍然比其他实体器官移植后的存活率低。
- 这主要归因于慢性排异反应的进展。
- 排异导致肺移植后30%的死亡率。
- 慢性同种异体移植肺功能障碍(CLAD)是涵盖所有形式的移植后慢性肺功能障碍(≥3周)的总称。
- 目前,CLAD的两种主要表型已得到认可:阻塞性CLAD和限制性CLAD。
- 阻塞性CLAD是典型表现,从组织病理学的角度来看,其主要特征是闭塞性细支气管炎。
- 限制性CLAD被称为限制性同种异体移植综合征(RAS),从组织病理学的角度来看,其主要特征是胸膜弹性纤维变性(100%)和间质纤维化(>90%),主要分布在双肺尖胸膜下,几乎所有RAS患者都可见到。
- RAS的主要特征是限制性肺功能下降,用力肺活量和总肺活量下降,以及FEV_1下降。
- CLAD尚无有效治疗方法。免疫抑制仍是主要治疗方法,但强效免疫抑制剂对已确诊的闭塞性细支气管炎综合征或RAS治疗效果不佳。
- 再移植并非是RAS患者好的选择。再移植患者可能会更早地发展为CLAD,且再次移植后3年生存率较低。

■ 其他影像学表现

- 在CT图像上,RAS表现为网状影增多、小叶间隔增厚、瘢痕形成和胸膜增厚,以中上肺野受累为著。
- 结构扭曲伴有牵拉性支气管扩张也很常见。
- 进行性肺功能受限表现为肺体积缩小。

经验(✓)和教训(✗)

✓ 在肺移植患者中,出现进行性肺功能受限,伴肺体积缩小、网状影增多和胸膜增厚,提示RAS为限制性CALD。

✗ 约50%的胸膜肺弹力纤维增生症病例继发于肺移植或骨髓移植后的CLAD。另外50%是特发性的、家族性的或与化学治疗药物的药物毒性有关。

(刘玉良 译 王文 胡玉川 审校)

病例53

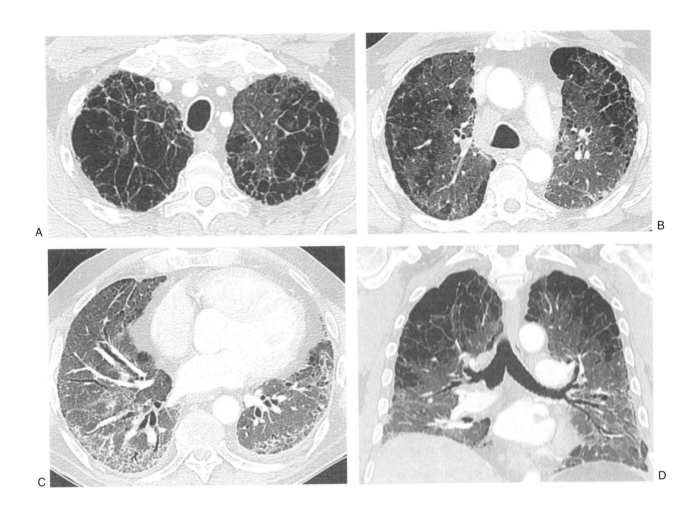

■ **临床表现**

患者,男性,69岁,进行性呼吸急促和低氧血症。

■ **影像学表现**

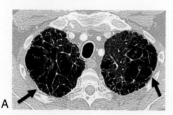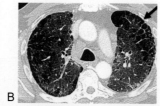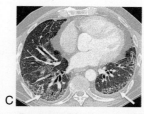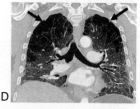

胸部CT图像:轴位(A~C)和冠状位重建图像(D)显示小叶中心型肺气肿的晚期改变,以上叶(黑色箭头所示)为主,出现间质性肺纤维化改变,表现为双肺下叶的牵拉性支气管扩张和网状影增多(白色箭头所示)。

■ **鉴别诊断**

· **肺纤维化合并肺气肿(CPFE)**。

· 过敏性肺炎。

· 小叶中心型肺气肿。

· 普通型间质性肺炎。

· 石棉肺。

■ **知识点**

· 同一患者同时存在上叶肺气肿和下叶肺间质纤维化,导致了CPFE的临床综合征,其主要临床特征为呼吸困难和气体交换异常。

· 组织学分析显示上叶主要为小叶中心型肺气肿,下叶主要为肺间质纤维化。

· 肺气肿(阻塞)和纤维化(限制)共存导致特征性的功能特征。在气体交换严重受损、肺一氧化碳扩散能力降低的情况下,通常受累患者的肺活量测定(正常用力肺活量、FEV_1和总肺活量)相对正常。

· CPFE与高死亡率相关,中位生存期为2~8年,5年生存率为35%~80%。

· 肺动脉高压是一种常见的并发症(50%),并且似乎比仅患有特发性肺纤维化或肺气肿的人群更常见、更严重。

· CPFE患者患肺癌的风险也增加(>40%)。

· 没有特定的治疗方法。目前还在吸烟的患者,鼓励戒烟。鉴于其高死亡率,应考虑肺移植。

■ **其他影像学表现**

· 主要影像学特征为上叶肺气肿和下叶肺间质纤维化同时存在。

· 常规胸部X线片可能显示肺底部和胸膜下区的网状结节样影,上肺野透亮度增高、血管纹理减少。

· HRCT可见上叶肺的小叶中央型肺气肿,表现为边界清晰的密度减低区,伴或不伴有肺大疱;以及肺间质纤维化,表现为网状影增多和小叶间隔增厚,以肺野外周和基底分布为主,伴蜂窝肺、结构扭曲和(或)牵拉性支气管扩张或支气管扩张。

经验(✓)和教训(✗)

✓ 男性多见(90%)。

✓ 与吸烟密切相关。几乎所有受累患者(98%)都有吸烟史。

✗ 患有石棉沉着症(10%~36%)和其他矿物粉尘暴露(如硅肺、煤工肺尘埃沉着、滑石肺)的患者,无论是否吸烟,都可能发生肺气肿。

(刘玉良 译 王文 胡玉川 审校)

病例 54

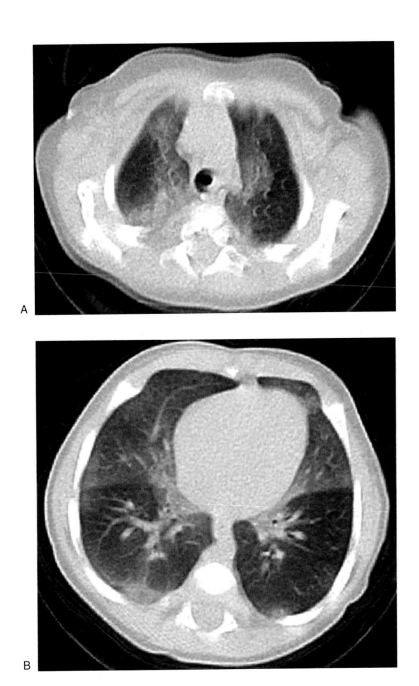

A

B

■ 临床表现

　　患儿,男性,6月龄,持续咳嗽和喘息,出生后出现低氧血症、杵状指、发育迟缓和呼吸道症状。

■ 影像学表现

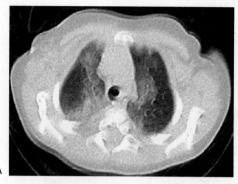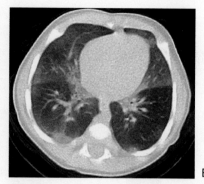

胸部CT图像。上肺(A)和下肺野(B)的轴位图像可见马赛克征、局灶性磨玻璃密度区和空气潴留区。

■ 鉴别诊断

- chILD综合征。
- 免疫缺陷。
- 慢性误吸。

■ 知识点

- chILD(儿童间质性肺疾病)综合征是一种罕见、复杂的异质性疾病,患病率为每年(0.13~16.2)/100 000。

- 当患有弥漫性肺疾病(DLD)的婴儿(<2岁)具有DLD的常见病因,且DLD非主要诊断,并且具有以下4个标准中的至少3个时,可诊断为chILD综合征:①呼吸道症状(如咳嗽);②呼吸道体征(如三凹征、杵状指);③低氧血症;④胸部X线片或CT扫描显示弥漫病变。

- chILD综合征代表一组异质性疾病,分为4大类:①弥漫性发育障碍(如腺泡发育不良、先天性肺泡发育不良);②肺泡生长异常(如肺泡发育不全、21三体等染色体异常引起的肺部变化);③病因不明的特定情况(如肺糖原累积症、婴儿期神经内分泌细胞增生);④表面活性物质功能障碍基因突变。

- 一些chILD患者死亡率非常高,而其他患者则预后较好。总体死亡率很高(13%~30%),50%的患者正在经历着死亡。

- 皮质类固醇和羟氯喹是最常见的治疗药物,

但没有任何治疗干预的对照试验。

- 肺移植是危及生命的终末期肺病chILD患儿的一种治疗选择,5年存活率约50%。

■ 其他影像学表现

- 常规胸部X线片通常是首先做的影像学检查;通常胸片表现异常,但很少能做出明确诊断。

- 建议在评估中使用HRCT,以更好地确定肺部疾病的性质和分布。影像学表现因基础疾病而异,包括弥漫性磨玻璃影、小叶间隔增厚、囊性改变、马赛克灌注和空气潴留。

- 通气控制HRCT(CVHRCT)需要面罩通气和全身麻醉,被推荐作为评估空气潴留和磨玻璃病变,以及消除患有弥漫性肺病婴儿和儿童运动伪影的最佳技术。

- 对于chILD综合征或DLD的检查,尚未有研究对CVHRCT与常规HRCT这两种方法进行比较,因此,增加的麻醉风险是否合理有待进一步证实。

经验(✓)和教训(✗)

✓ 呼吸急促一直是最常见的临床体征(75%~90%),其次是低氧血症、爆裂音、喘息和咳嗽。发育不良也是另一个常见的临床表现。

✗ 诊断chILD综合征需要排除DLD的更常见病

因(囊性纤维化、免疫缺陷综合征、先天性心脏病、支
气管肺发育不良、肺部感染、原发性纤毛运动障碍和

反复误吸)。

（刘玉良 译　王文　胡玉川 审校）

病例55

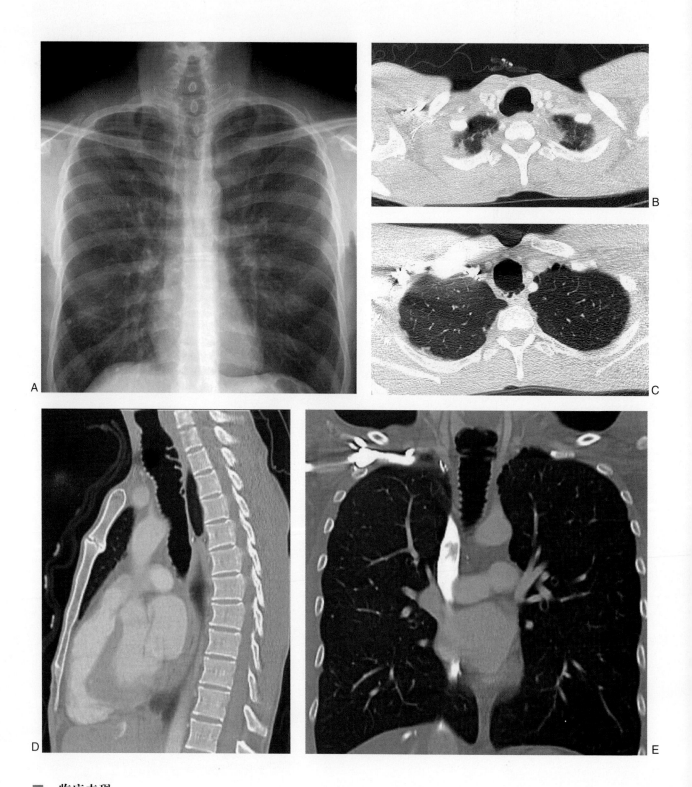

临床表现

患者,男性,44岁(从不吸烟),慢性咳嗽、杵状指畸形。

■ **影像学表现**

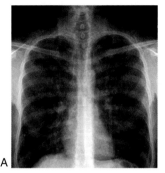
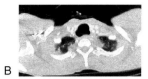
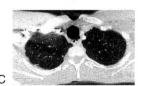
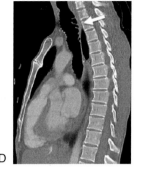
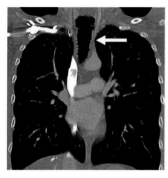

(A)常规前后位胸部X线片显示肺容积增加,气管扩张。(B~E)胸部CT图像。轴位(B,C)、矢状位(D)和冠状位重建图像(E)显示气管异常扩张伴后壁和侧壁憩室病(箭头所示)。

■ **鉴别诊断**

• Mounier-Kuhn综合征(MKS)。

• Williams-Campbell综合征。

• 与不同慢性肺部疾病相关的继发性巨气管支气管症:通常表现为慢性咳嗽[即肺间质纤维化、慢性感染、慢性阻塞性肺疾病(COPD)/肺气肿]。

■ **知识点**

• MKS是一种病因不明的罕见疾病,可能继发于气管和主支气管的弹性和平滑肌组织的先天性缺陷或萎缩,导致气管支气管明显扩张。

• 肌肉黏膜变薄,纵肌和弹性纤维萎缩。

• 呼吸道周围弹性纤维的丧失可能是部分或完全的,并且分布不均。

• 气管后壁软骨间有许多囊状憩室,呈膨胀性扩张。

• 气管壁无肌间神经丛。

• MKS的确切病因尚不清楚,可能为先天性。

• 没有发现明确的遗传倾向。

• 许多成年患者均有吸烟史。

• 咳嗽是最常见的临床症状(>70%),其次是反复呼吸道感染(50%)和呼吸困难(>40%)。

• MKS患者在肺功能检查中通常表现出阻塞性改变。

• 常见杵状指。

• 没有关于疾病进展的明确数据。少量研究表明,解剖结构一旦发生扩大,不会随着时间的推移而进展。

• 该疾病无明确的治疗方法。建议使用黏液溶解疗法、物理疗法和体位引流来促进咳痰。

■ **其他影像学表现**

• 在胸部X线片上常会漏诊气管支气管扩大。

• 在CT图像上,在主动脉弓上方2cm处测量的气管正常直径,男性为27mm(矢状位)和25mm(冠状位),女性分别为23mm和21mm。成人的气管直径>3cm,右主支气管直径>2.4cm,左主支气管直径>2.3cm。

• 约50%的MKS患者会出现气管支气管憩室病,CT多平面重建能够更好地显示病变。

• 多数受累患者(30%~45%)在CT上发现了支气管扩张。

• 至少28%的患者伴气管支气管软化症。

经验(✓)和教训(✗)

✓ 该疾病与Ehlers-Danlos综合征、马方综合征和皮肤松弛综合征的偶发性关联提示平滑肌和结缔组织疾病。

✓ 巨气管支气管症不仅表现为气管和支气管的

异常扩张,还表现为软骨环之间多余的肌膜组织突出,形成气管憩室,导致气柱呈扇形或分叶状。

✖ 先天性巨气管支气管症患者常被诊断为

COPD(>25%)。

（刘玉良 译 王文 胡玉川 审校）

病例56

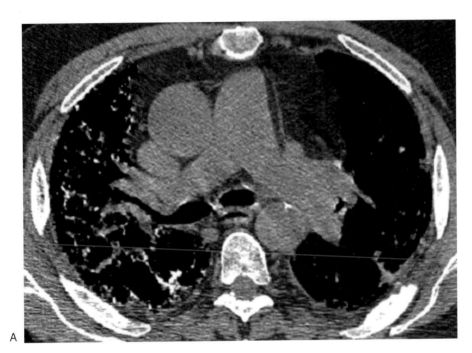

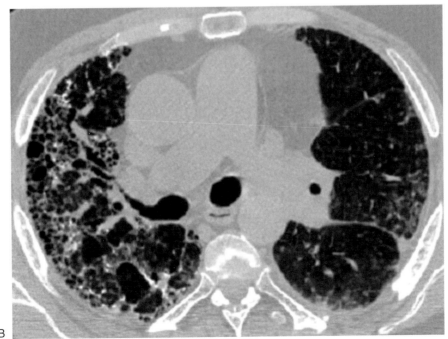

临床表现

患者,男性,63岁,进行性呼吸困难,患有肺纤维化。

■ **影像学表现**

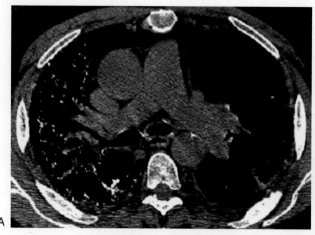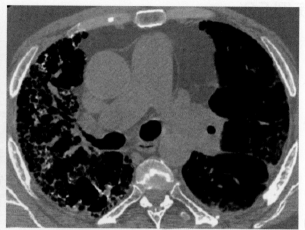

胸部CT:纵隔窗(A)和骨窗(B)轴位图像显示肺实质内致密点状和分支样钙化,伴有明显的纤维化。

■ **鉴别诊断**

- **树状肺骨化(DPO)。**
- 转移性肺钙化。
- 滑石肉芽肿。

■ **知识点**

- DPO是一种慢性疾病,主要表现为肺实质进行性化生性骨化伴成熟骨形成,累及肺间质或肺泡腔。

- 肺骨化在形态上表现为两种形式:DPO和结节状肺骨化(NPO)。

- 在DPO中,化生骨具有精细的树突分支模式,通常累及肺泡间质。

- 在NPO中,形态更圆的结节状骨化主要累及肺泡腔。

- 患者可能无症状,也可能具有潜在肺部或心脏疾病的症状。常见于老年人,男性多于女性(男女比例为7:1)。

- 作为一种少见疾病,我们可能对其认识不足,确切的发病率尚不清楚。据报道,高达9%的特发性肺纤维化患者患有此病。

- 尚无明确的治疗方法。

■ **其他影像学表现**

- 由于钙化灶微小,弥漫肺骨化通常在胸部X线片上无法识别。

- 在CT图像上,由于肺实质钙化灶较小,应用恰当的窗技术来显示钙质,更容易识别一些肺外周细小结节状或分支状异常钙化,常伴有网格状结构增多,主要位于中下肺野。

经验(✓)和教训(✗)

✓ DPO更常见于间质性肺纤维化、COPD、机化性肺炎、Hamman-Rich综合征、成人呼吸窘迫综合征、纤维性肺泡炎、肺尘埃沉着和其他弥漫性肺疾病。也有可能为特发性。

✓ NPO通常与既往的心脏疾病相关,包括二尖瓣狭窄、慢性左心室衰竭和主动脉或主动脉瓣下狭窄。

✗ 类似血清学的实验室检查没有价值。钙和磷水平正常。

(王娟 译 王文 胡玉川 审校)

病例57

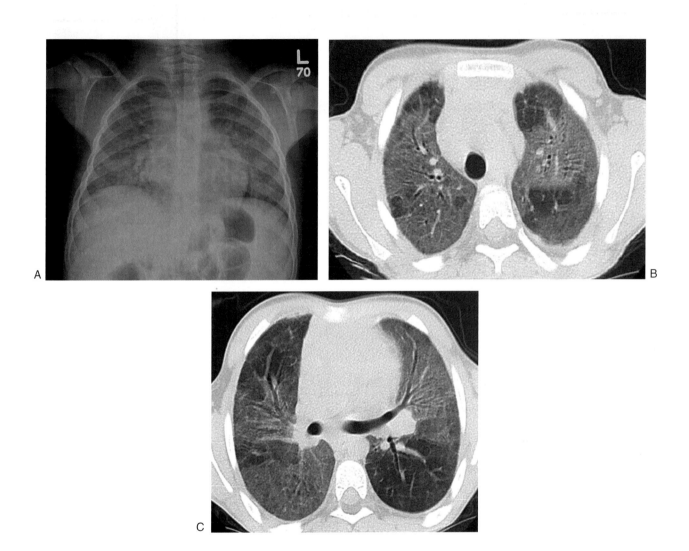

■　**临床表现**

患儿,男性,7岁,具有眼皮肤白化病、鼻出血、黑便和易挫伤病史,出现进行性呼吸道症状。

■ **影像学表现**

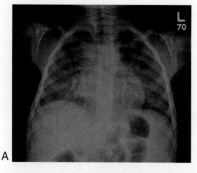
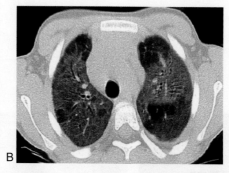
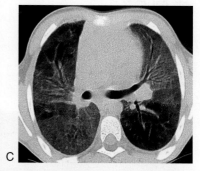

(A)胸部X线片显示双肺磨玻璃密度影。(B,C)胸部平扫CT图像。上肺野和中肺野轴位图像显示弥漫性网格状结构和磨玻璃密度影,呈斑片状分布("马赛克"样),累及双肺。

■ **鉴别诊断**

- Hermansky-Pudlak综合征(HPS)。
- 特发性肺纤维化。
- 家族性特发性肺纤维化。
- 非特异性间质性肺炎。

■ **知识点**

- HPS是一种常染色体遗传性疾病,其特征为眼皮肤白化病、血小板功能障碍以及多器官细胞和网状内皮系统的溶酶体中蜡样脂褐素的积聚。

- 临床表现包括眼皮肤白化病伴皮肤和毛发色素减退。在生命后期,患者表现为出血体质、鼻出血、黑便和易挫伤。

- 50%~70%的患者通常在生命后期发生肺纤维化。

- 已描述的共9型综合征,其中大多数与10号染色体长臂的HPS基因突变有关。1型最常见,也更为严重,并与肺部疾病密切相关。

- HPS的临床表现与蛋白质运输的一些缺陷有关,导致溶酶体相关细胞器功能障碍,包括黑色素小体(眼皮肤白化病)、血小板致密颗粒(出血障碍)和Ⅱ型肺泡细胞板层小体(肺纤维化)。

- 在肺内,HPS的特征是肺泡间隔和支气管周围基质弥漫广泛纤维化,可能继发于肺泡巨噬细胞中蜡样脂褐素的积聚。表面活性剂的异常积聚也有报道。

- 普通型间质性肺炎,如伴有晚期肺纤维化和蜂窝的间质性肺炎,多发生在疾病的晚期。Ⅱ型肺泡细胞表现为特征性泡沫状肿胀和变性,并脱落至肺泡腔。

- 对于HPS引起的肺纤维化,目前尚无有效的治疗方法。肺纤维化唯一确定的治疗方法是肺移植,已在一些病例中实施过。

■ **其他影像学表现**

- 影像学表现为弥漫性肺间质性疾病,肺外周分布为主,可累及上、中、下肺野。

- 早期有小叶间隔增厚、网状结构、肺门周围纤维化和斑片状磨玻璃密度影。

- 在较晚期的老年患者中,晚期纤维化表现较为常见,伴有牵拉性支气管扩张、蜂窝和胸膜下囊腔。

经验(✓)和教训(✗)

✓ 在北美,大多数HPS患者来自波多黎各,但在其他国家也有零星病例报告,无论男性或女性以及所有种族和人种均可患病。

✗ 临床相关性对诊断至关重要,因为影像学表现不具特异性,与多种肺弥漫性/间质性肺疾病相似。

(王娟 译 陈麦林 南海燕 审校)

病例58

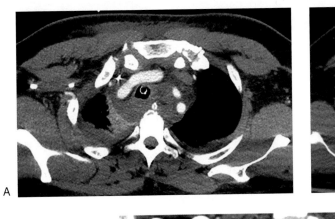
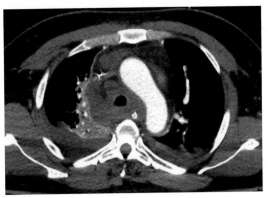

■ **临床表现**

患者,男性,42岁,严重的吞咽痛,颈部CT显示右侧扁桃体周围脓肿。2天后,患者出现严重胸痛和呼吸困难。

■ **影像学表现**

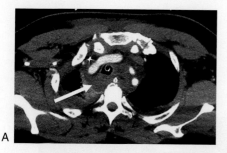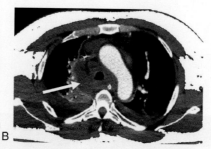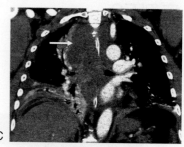

胸部增强 CT 图像。胸廓入口水平的轴位图像(**A**)、主动脉弓水平的轴位图像(**B**)和中纵隔的冠状位重建图像(**C**)显示中纵隔巨大的纵隔积液(箭头所示),伴双侧胸腔积液和双肺背侧的肺不张。

■ **鉴别诊断**

· **下行性坏死性纵隔炎(DNM)。**

· 纵隔血肿。

· 纵隔淋巴管瘤。

■ **知识点**

· DNM 是一种罕见的急性纵隔多重细菌感染,由头颈部感染直接蔓延引起,是一种致死性疾病,死亡率高达 30%~50%。

· 早期诊断在这种致死性疾病的处理中起着至关重要的作用。CT 是首选的影像学检查方法,首先确定头颈部的感染源,然后明确感染源到纵隔的连续性。

· 头颈部感染蔓延至纵隔有三条途径:从气管前间隙到前纵隔,通过咽旁间隙到中纵隔,最常见的途径是通过咽后间隙和"危险间隙"到后纵隔。

· 感染源包括牙源性、口咽会厌炎、颈部淋巴结炎、腮腺炎、甲状腺炎和颈静脉注射毒品。

· 关于 DNM 的病理生理学已经提出了多种假设。颈部感染向下扩散的机制可能包括重力的影响、胸腔内负压、解剖学间隙相对缺乏血供造成组织缺氧和缺乏细胞免疫反应。

· 1 型纵隔感染(局限于隆嵴上方)通常使用抗生素治疗,2A 型(前下纵隔)和 2B 型纵隔感染(前纵隔和后纵隔)需要更积极的手术治疗。

■ **其他影像学表现**

· 急性纵隔炎的其他影像学表现包括纵隔增宽、纵隔气泡、局限性积液、纵隔脂肪索条影及密度增高,偶尔伴淋巴结肿大、胸腔积液/脓胸。

经验(✓)和教训(✗)

✓ CT 显示纵隔脂肪密度增高是急性纵隔炎最敏感的影像学征象(敏感性>90%)。

✗ CT 显示纵隔积液仅见于约 50% 的急性纵隔炎患者。

(王娟 译 陈麦林 南海燕 审校)

病例59

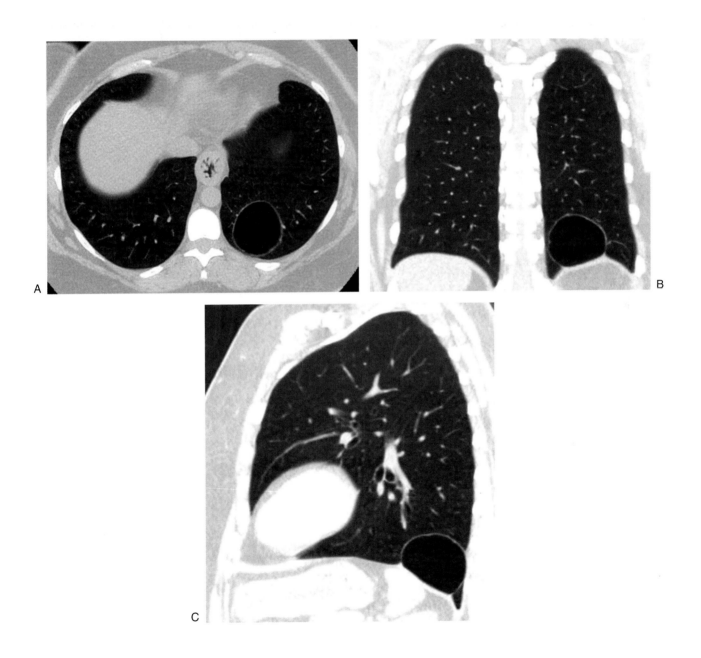

■ **临床表现**

患者,女性,35岁,既往肺炎病史,随访CT图像。

■ **影像学表现**

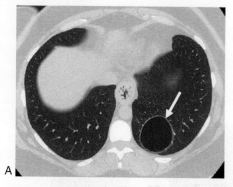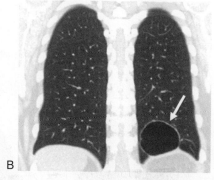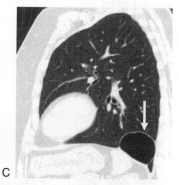

胸部平扫CT图像:轴位(A)、冠状位(B)和矢状位(C)图像。左肺下叶可见一薄壁、较大含气囊腔(箭头所示)。单房病灶中未见分隔、壁结节或软组织成分。

■ **鉴别诊断**

· **肺气囊**。

· 肺脓肿。

· 肺隔离征。

· 先天性囊性腺瘤样畸形。

· 恶性病变。

■ **知识点**

· 肺气囊是指肺实质内薄壁、充满气体的囊腔,通常由既往的肺部感染或创伤引起。其他不常见的原因包括机械通气(正压)和摄入碳氢化合物。

· 与肺气囊形成相关最常见的传染源是金黄色葡萄球菌,其次是链球菌和流感嗜血杆菌。肺结核和大肠杆菌所致肺部感染也有报道。

· 创伤后肺气囊常被称为创伤性肺假性囊肿,通常被肺出血或肺挫伤区域包围,可由穿透性和非穿透性创伤引起。

· 感染后肺气囊的发病率高达8%,特别是3岁以下儿童肺炎。常为短暂性的,可在大约6周内完全消失。

· 感染后肺气囊形成的确切机制尚不完全清楚,但最有可能的两种机制包括支气管阻塞伴球阀机制或组织坏死,或两者结合。

· 肺气囊通常无症状,倾向于自行消退,不需要侵入性手术或外科干预。

■ **其他影像学表现**

· 在胸部X线片和CT图像上,肺气囊表现为圆形、薄壁、充满气体的单房病变,囊壁无明确组织。

经验(✓)和教训(✗)

✓ 创伤后肺气囊通常被称为创伤性肺假性囊肿,常被肺出血或肺挫伤区域包围,可由穿透性和非穿透性创伤引起。

✗ 钝性胸部创伤后1%~8%的病例发生创伤后肺气囊,可以单发或多发。

(王娟 译 陈麦林 南海燕 审校)

病例60

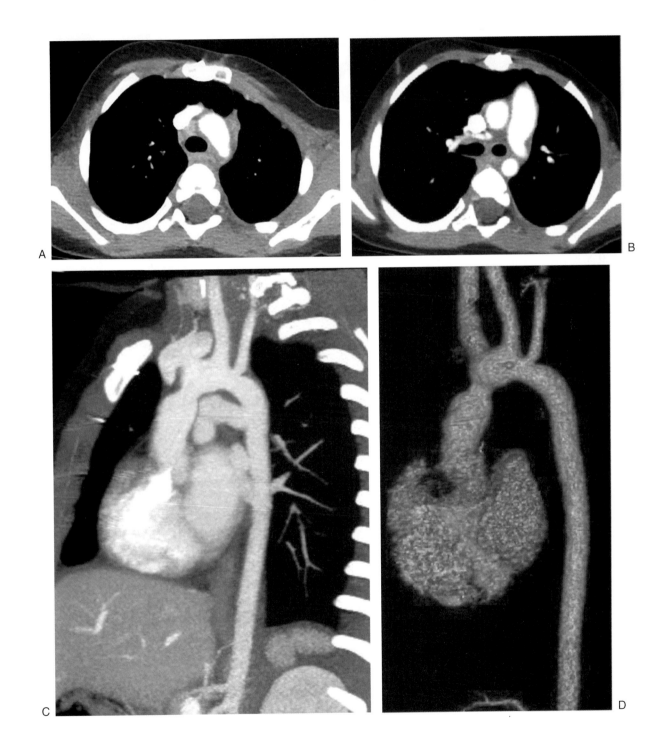

临床表现

患儿,男性,11月龄,既往有先天性心脏病外科修复病史(主动脉弓中断、房间隔缺损和室间隔缺损)、腭裂、呼吸系统症状,以及口、手臂和手的痉挛。

■ **影像学表现**

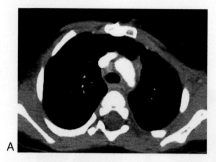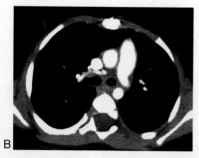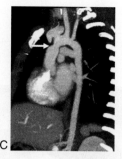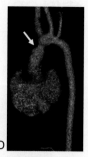

增强CT图像：主动脉弓水平轴位图像(A)、肺动脉水平轴位图像(B)、斜矢状位重建图像(C)和三维容积重建图像(D)。CT图像显示前纵隔胸腺组织缺失，主动脉弓近端轻度残留狭窄(箭头所示)。

■ **鉴别诊断**

• 迪格奥尔格综合征。

■ **知识点**

• 迪格奥尔格综合征，也称为22q11.2缺失综合征，是一种常见的遗传性疾病，由22号染色体缺失引起的。它导致多个器官和系统发育不良，目前被认为是最常见的微缺失综合征。遗传模式为常染色体显性。

• 通常与迪格奥尔格综合征相关的医学问题包括先天性心脏病(圆锥动脉干畸形，包括主动脉弓中断、法洛四联症、永存动脉干)、胸腺缺失或发育不良所致T细胞介导的免疫缺陷、腭裂、低钙血症/甲状旁腺功能减退、学习困难、行为和情绪问题导致的发育迟缓。

• 在发现22号染色体缺陷之前，该疾病有几个命名：迪格奥尔格综合征、腭-心-面综合征、Shrintzen综合征、CATCH22(心脏异常、外表异常、胸腺发育不全、腭裂、低钙血症/甲状腺功能减退)等。目前22q11.2缺失综合征作为首选命名，因其对潜在病因描述更准确。

• 22q11.2缺失综合征在复杂先天性心脏病患者中约占7%，在圆锥动脉干畸形患者中>30%(50%的主动脉弓中断，34%的永存动脉干，16%的法洛四联症)。

• 经先天性心脏病手术矫正后，22q11.2缺失综合征会出现更严重的心脏和呼吸衰竭、肺炎、败血症、低钙血症和气管插管后喉鸣音，需要延长机械通气时间和更长的术后住院时间。

• 无具体的治疗或治愈方法。潜在的先天性心脏病进行心脏手术，存在腭裂时进行外科矫正。其他治疗包括甲状旁腺功能减退的药物干预，以及严重胸腺功能障碍的胸腺移植。

■ **其他影像学表现**

• 胸腺退化可能是宫内应激的反应。然而，足月新生儿胸腺组织缺失会引起免疫缺陷综合征的问题。在已知先天性心脏病患者，尤其是圆锥动脉干畸形的患者中，胸片显示胸腺轮廓很小或不存在，提示为22q11.2缺失综合征。

经验(✓)和教训(✗)

✓ 产前超声检查发现胎儿胸腺缺失或发育不良，可确定染色体22q11.2缺失综合征的高危人群，尤其是与先天性心脏病的产前诊断相关时。

✗ 早产儿通常在早期胸片上几乎看不到胸腺组织。

(王娟 译　陈麦林 南海燕 审校)

病例61

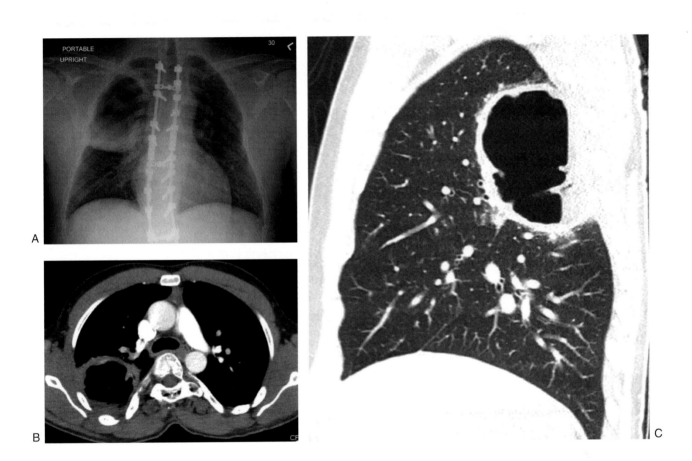

■ 临床表现

患者,男性,24岁,因咳嗽和发热就诊,既往有脊柱侧弯、复发性皮肤脓肿和肺部感染病史。

■ **影像学表现**

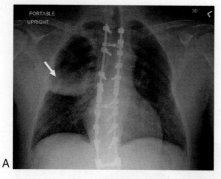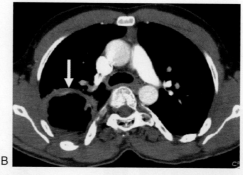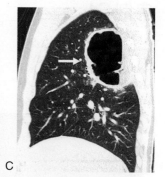

(A)胸部X线片:右肺上叶(箭头所示)可见一大的空洞病变,沿胸椎可见既往手术植入物影。(B)上胸廓水平增强CT显示位于右肺上叶(箭头所示)的一个厚壁空洞,腔内可见气-液面影。(C)矢状位重建显示位于右肺上叶后部的肺内脓肿(箭头所示)。

■ **鉴别诊断**

- **高免疫球蛋白E综合征(HIES, Job综合征)**。
- 普通变异型免疫缺陷病。
- 重症联合免疫缺陷病。
- 慢性肉芽肿性肺病。
- 艾滋病。

■ **知识点**

- HIES最早报道为严重慢性皮炎、疖肿和多发皮肤脓肿的患者。
- 大多数患者(>75%)的临床症状三联征包括复发性葡萄球菌脓肿、复发性气道感染和免疫球蛋白E(IgE)血清学水平升高。
- HIES是一种复杂的免疫缺陷,会影响多个身体器官/系统,尤其是免疫系统,特别容易受到葡萄球菌和真菌感染。
- HIES是一种具有遗传异质性的疾病。
- 常染色体显性遗传形式除了免疫缺陷外,还与面部、牙齿、骨骼和结缔组织异常有关。
- 常染色体隐性遗传形式与面部、牙齿或骨骼异常无关,患者表现为复发性中耳炎、乳突炎、鼻窦炎、肺炎和败血症,并且罹患恶性肿瘤以及主动脉和脑动脉瘤的风险增加。

- 临床症状:复发性肺炎、肺气肿、湿疹和皮肤化脓性感染、肌肉骨骼异常,包括脊柱侧弯、骨质减少和骨折风险增加。
- 男性和女性的患病率相同。
- IgE水平升高是该病的一个主要特征。
- 嗜酸性粒细胞增多症是另一种常见的血清学异常。
- 大多数HIES患者需接受长期的抗生素治疗以预防葡萄球菌感染。

■ **其他影像学表现**

- HIES的常见肺部影像学表现包括肺泡腔疾病和实变、肺气肿,偶有胸膜下肺大疱破裂进入胸膜腔导致自发性气胸。

经验(✓)和教训(✗)

✓ 尽管进行了充分的治疗,但从婴儿期开始的反复皮肤感染,以及支气管扩张、感染,合并肺炎会频繁导致肺大疱形成。

✗ 与HIES无关的葡萄球菌肺部感染是形成肺大疱的更常见原因。

(张磊 译 陈麦林 南海燕 审校)

病例62

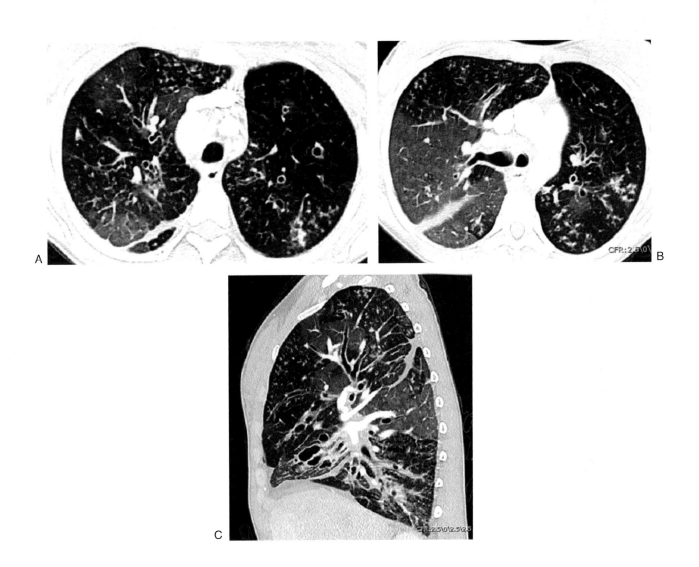

■ 临床表现

患者,女性,17岁,有慢性咳嗽和复发性中耳炎、鼻窦炎和肺部感染病史。

■ 影像学表现

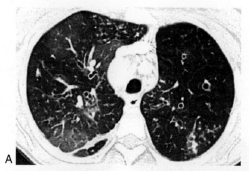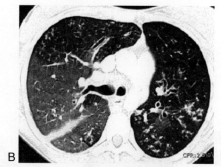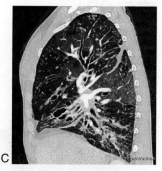

胸部增强CT肺窗图像。(A)主动脉弓上水平轴位像。(B)气管隆嵴水平轴位像。(C)矢状位重建图像。双肺可见弥漫异常;不规则斑片状分布的磨玻璃密度影与空气潴留区域交替表现为马赛克灌注。此外,还可见"树芽"征和柱状支气管扩张。

■ 鉴别诊断

- **普通变异型免疫缺陷病(CVID)**。
- 囊性纤维化。
- 原发性纤毛运动障碍。
- 过敏性支气管肺曲霉病。
- 结节病。

■ 知识点

- CVID是一类包括大多数或所有的免疫球蛋白[IgG、IgA和(或)IgM]和抗体的低血清水平、淋巴B细胞和淋巴T细胞异常,以及骨髓中缺乏能够产生抗体的浆细胞,这会导致机体对细菌反复感染的易感性增加。

- CVID是成人最常见的原发性免疫缺陷病之一。CVID不应在4岁以下儿童中被诊断,因为免疫系统的生理性不成熟可类似于CVID的临床表现。

- 该病男性和女性均会受累,大多数情况下直到30~40岁才能做出最终诊断。

- 该病最常见的受累器官是肺、支气管、鼻窦和耳部。

- 反复的肺部感染通常会对气道造成永久性损伤,形成支气管扩张症。

- 该病常与自身免疫性疾病有关,如自身免疫性血小板减少性紫癜、自身免疫性溶血性贫血、自身免疫性中性粒细胞减少症和常见的恶性贫血(25%~50%)。

- 该病患者未来罹患恶性肿瘤的风险也会增加,特别是非霍奇金淋巴瘤和胃癌。

- 治疗包括免疫球蛋白替代疗法和长期使用广谱抗生素。

- 支气管扩张症患者可能需要每天进行呼吸治疗以促进排痰。

■ 其他影像学表现

- CVID的其他影像学表现包括空气滞留、支气管壁增厚、支气管扩张(50%~65%)、肺气肿、磨玻璃影(37%)、气腔实变、多发肺结节(38%~67%)和纵隔淋巴结肿大。

- 肺功能检查是一种较弱的CVID患者慢性肺部异常预测指标。复查(两年一次)CT似乎可以更好地监测患者的结构性气道疾病(支气管壁增厚、支气管扩张和空气滞留)以及间质性肺病的进展。

- 常见脾大(70%)。

经验(✓)和教训(✗)

✓ 淋巴结病变在CVID患者中也很常见,通常位于颈部、纵隔和腹部。

✗ 多达20%患者的淋巴组织可能含有结节样改变,具有与结节病非常相似的非干酪性肉芽肿。

(张磊 译 陈麦林 南海燕 审校)

病例63

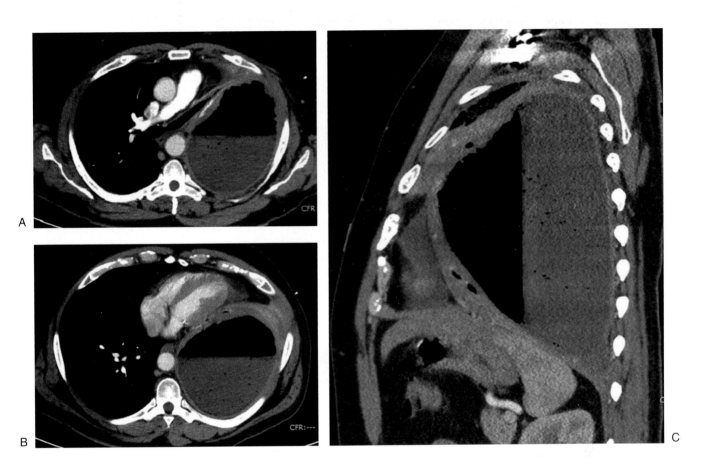

A

B

C

■　临床表现

患者,男性,49岁,发热、咳嗽和左侧胸痛。

■ 影像学表现

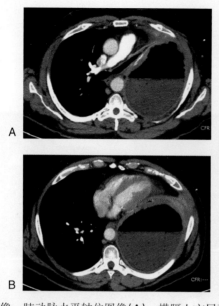
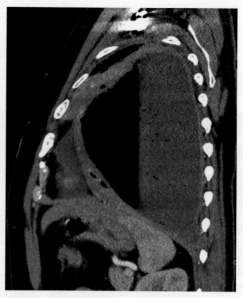

胸部CT增强图像。肺动脉水平轴位图像(A)。横膈上方层面轴位图像(B)。左胸矢状位重建图像(C)。CT图像显示左侧胸腔一巨大气-液平面,其前方可见塌陷肺组织,符合大量液气胸表现。

■ 鉴别诊断

- **脓胸伴支气管胸膜瘘(BPF)**。
- 产气菌感染引起的脓胸。
- 肺脓肿。
- 自溃性脓胸。

■ 知识点

- BPF是由支气管与胸膜腔之间异常的窦道沟通形成,可由坏死性肺炎和脓胸、肺结核、肺肿瘤、手术、机械通气、外伤或放射治疗导致。

- 无论基础疾病如何,BPF都是一种严重的并发症,发病率和死亡率增加,需要延长住院时间、手术或介入治疗,并增加医疗费用。

- BPF是肺切除术后相对常见的并发症;全肺切除术后的发病率(5%~20%)高于肺叶切除术后(0.5%)。

- 在肺炎患者中,胸片或CT图像上显示气-液平面影,提示肺脓肿形成或脓胸伴BPF。

- 由于肺脓肿常呈球形,通常其前后径和横径接近。相反,在有BPF的脓胸中,其形状呈扁长形或透镜状,而非球形,这两个径线存在一定差异。

- BPF的治疗包括各种外科手术方法,此外还有基于支气管镜检查的介入治疗,如生物胶、弹簧圈和密封剂等。当BPF继发感染时,胸膜腔引流和适当使用抗生素也很重要。

■ 其他影像学表现

- 提示存在BPF的影像表现还包括逐渐扩大的气胸、先前存在胸腔积液的患者出现新的气-液平面,以及出现张力性气胸。

- 当脓胸合并BPF时,胸腔内气-液平面通常延伸至胸壁。有时,CT图像可以直接显示气管/肺与胸膜腔之间的窦道。

经验(✓)和教训(✗)

✓ 当存在液气胸时,需仔细评估肺实质以检测气管/肺与胸膜腔之间的窦道,这对BPF的诊断至关重要。

✘ 在先前存在的胸腔积液中出现气体或形成气-液平面,提示近期应行临床诊疗(如胸腔穿刺术),并发BPF和(或)罕见的产气菌感染。

✘ 继发于产气菌(如厌氧菌)感染的胸腔内气体通常表现为多发小气泡影。在先前未进行有创诊疗的情况下,肺炎或脓胸患者的大量胸腔内气体影提示BPF。

(张磊 译 陈疆红 雷学斌 审校)

病例64

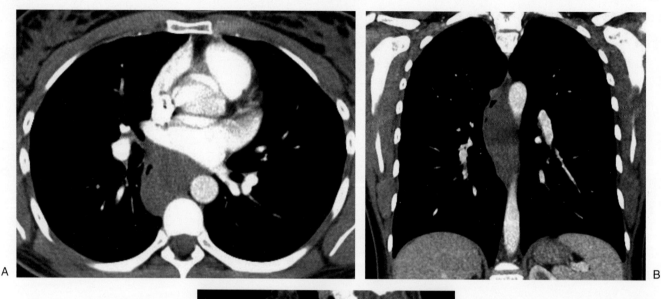

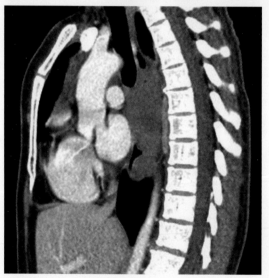

■ 临床表现

患者,女性,50岁,吞咽困难。

■　**影像学表现**

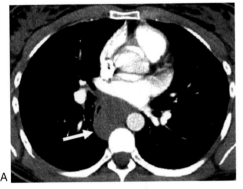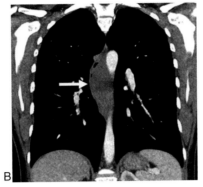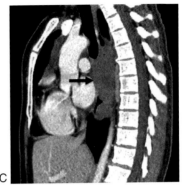

胸部增强CT：轴位图像（A）、冠状位重建图像（B）、矢状位重建图像（C）。所有CT图像均显示纵隔心后区（箭头所示）较大软组织密度肿块，呈狭长形纵行分布，食管腔受推挤向右侧移位，邻近结构无明显受侵。

■　**鉴别诊断**

· **胃肠道间质瘤（GIST）**。

· 食管平滑肌瘤/平滑肌肉瘤 。

· 食管癌 。

· 前肠重复囊肿。

■　**知识点**

· GIST 是胃肠道最常见的间叶源性肿瘤，在所有胃肠道肿瘤中占比<1%。大约25%的食管间叶源性肿瘤是GIST，其中90%位于食管远端。

· GIST 可以发生在胃肠道的任何部位，但通常见于胃或小肠。GIST源于固有肌层和肌间神经丛周围 Cajal 间质细胞（肠道起搏细胞）。

· 大多数肿瘤位于胃（70%）和小肠（25%），而结直肠（4%）和食管（1%）GIST 相对少见。

· 肿瘤检出时平均大小约为8cm，食管 GIST 往往较胃和小肠 GIST 大，且其有丝分裂率更高，因此预后更差。

· 与胃 GIST 相比，食管 GIST 更常见于60岁以下男性。据报道，GIST 可以发生在包括婴儿在内的所有年龄组，但最常见于40岁以上的患者，30岁以下极罕见。

· 在美国，每年确诊大约4500例新的GIST病例。

· 吞咽困难是最常见的临床表现（50%），其次是体重减轻（20%）和出血（10%）。大约25%的患者无症状，被偶然发现。

· 手术完整切除肿瘤是治疗非转移性、可切除的食管 GIST 的唯一有效的治疗选择。

■　**其他影像学表现**

· 在钡剂造影检查中，GIST 表现为光滑的黏膜下病变，常内生生长，平行于食管腔。

· 食管 GIST 在 CT 图像上表现为边缘光滑的病变，主要位于食管远端，注射对比剂后与肌肉呈等密度。

· 在 PET 扫描时，所有食管 GIST 都表现为高摄取的活性病灶。

经验（✓）和教训（✗）

✓ 少数 GIST 与遗传性综合征相关，例如神经纤维瘤病1型和卡尼三联征（上皮样胃间质瘤、肺软骨瘤和肾上腺外副神经节瘤），主要见于年轻女性，被认为是一种多发内分泌肿瘤的特殊形式。

✗ 在过去，此类病变被归类为平滑肌瘤或平滑肌肉瘤，因为它们在光学显微镜下检查时具有平滑肌特征，但电子显微镜研究几乎没有发现这些肿瘤起源于平滑肌的证据。免疫组化分析表明,这些肿瘤不具有平滑肌细胞的免疫表型特征,而是表达与神经嵴细胞相关的抗原。

(张磊 译　陈疆红 雷学斌 审校)

病例65

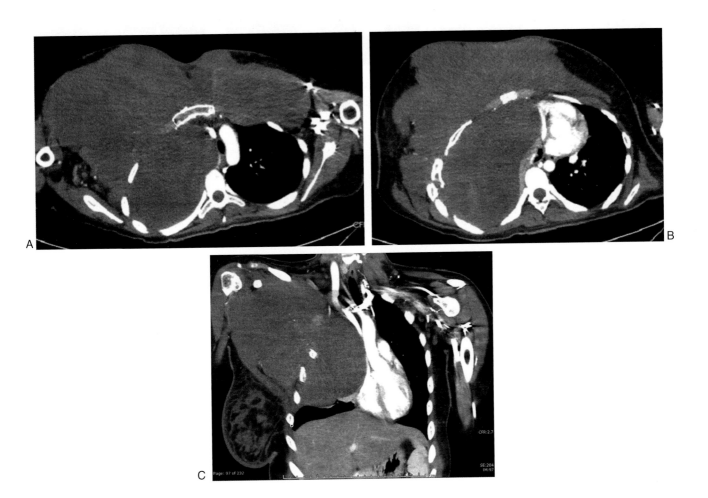

■ 临床表现

患者,女性,19岁,右侧胸壁可见一巨大肿块,既往有多发骨瘤和结肠息肉病史。

■ 影像学表现

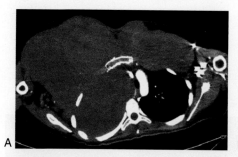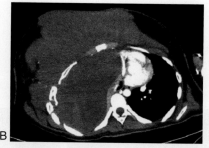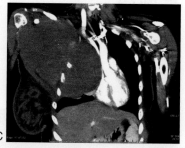

胸部增强CT:主动脉弓水平轴位图像(A)、右心房水平轴位图像(B)和冠状位重建图像(C)显示巨大浸润性软组织肿块,密度稍不均匀,增强可见强化,累及前胸壁,胸腔内部分较大,右肺和纵隔明显受压改变。

■ 鉴别诊断

- **硬纤维瘤**。
- 纤维肉瘤。
- 横纹肌肉瘤。
- 淋巴瘤。

■ 知识点

- 硬纤维瘤(也称为侵袭性纤维瘤病)是起源于肌成纤维细胞、筋膜或肌肉腱膜结构的间充质干细胞的纤维性肿瘤。尽管它们在组织学上表现为良性,无明显的有丝分裂活动和极其罕见的转移潜能,但往往具有局部侵袭性,并形成局部侵犯、生长迅速的巨大肿块。

- 大多数病例为散发性,与家族性腺瘤样息肉病(FAP)存在明显的关联,这是一种常染色体遗传病。总体而言,硬纤维瘤在一般人群中罕见(占所有肿瘤的0.03%),但在结直肠FAP患者中的发病率要高得多。10%~15%的FAP患者会发生硬纤维瘤。

- Gardner综合征的特征是FAP、结肠癌、胃息肉、软组织肿瘤(纤维瘤、硬纤维瘤)、皮肤表皮样囊肿、牙齿和视网膜异常以及骨肿瘤(骨瘤)。已知与Gardner综合征相关的其他肿瘤包括小肠癌、胰腺癌、甲状腺乳头状癌、肝母细胞瘤、肾上腺癌、胆管癌和髓母细胞瘤。

- 散发病例无明显性别差异,但与FAP相关的硬纤维瘤最常见于年轻女性。

- 硬纤维瘤可起源于任何肌肉,但最常发生于腹壁的腹直肌。胸壁硬纤维瘤占全部硬纤维瘤的20%~40%。

- 硬纤维瘤分为腹壁型、腹外型和腹内型。

- 在可能的情况下,完全手术切除是首选治疗方法。鉴于就诊时肿瘤体积通常较大,完全切除具有挑战性,需要使用假体材料重建胸壁。

- 辅助放射治疗和化学治疗在降低局部复发率上均未得到证实。

■ 其他影像学表现

- 硬纤维瘤在CT图像上表现为大的、均质性软组织密度肿块,类似于正常肌肉,无明显强化。同样,在MR图像上,肿瘤的信号强度在T1WI上与正常肌肉相比呈等信号,但在T2WI上呈高信号。

- FDG-PET下硬纤维瘤仅表现为轻微的代谢活性。

经验(✓)和教训(✗)

✓ 即使手术完全切除,硬纤维瘤术后局部复发率仍非常高(70%),尤其是手术切缘呈阳性的患者。

✘ Gardner综合征和FAP曾被认为是独立的病种，直到鉴定出作为肿瘤抑制基因的APC（腺瘤性结肠息肉病）基因。目前，该基因的突变被认为是导致这两种疾病的原因，Gardner综合征被认为是FAP的一种亚型。

（张磊 译　陈疆红 雷学斌 审校）

病例66

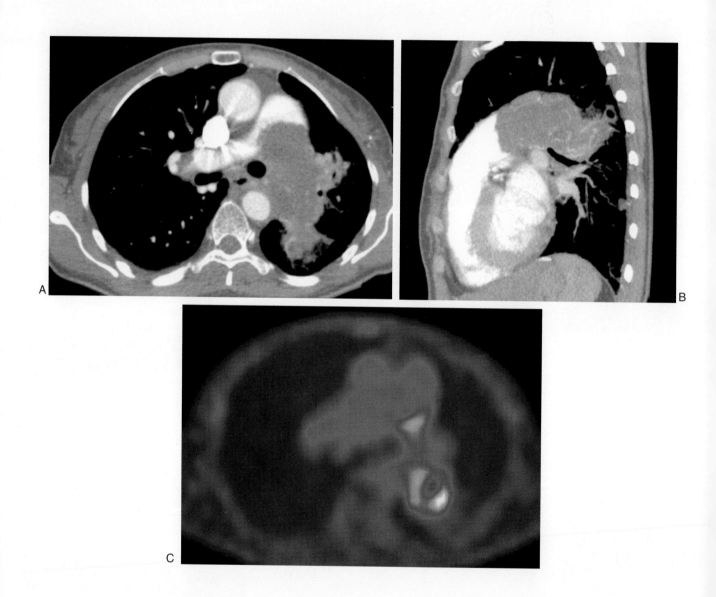

■　临床表现

患者,女性,67岁,胸痛伴劳力性呼吸困难。

■ 影像学表现

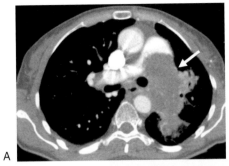
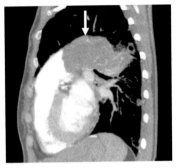

CT增强图像:肺动脉水平轴位图像(A)和矢状位重建图像(B)显示肺动脉干和左肺动脉内巨大软组织密度肿块(箭头所示),肺动脉干和左肺动脉扩张,管腔完全阻塞,肿块内部可见新生血管形成。(C)PET-CT显示肿块摄取量和代谢活性增加。

■ 鉴别诊断

- **肺动脉肉瘤**。
- 肺动脉血栓。
- 肺癌。
- 淋巴瘤。

■ 知识点

- 原发性肺动脉肉瘤是罕见的侵袭性肿瘤,预后不良。
- 确诊后患者的中位总生存期为2年,多数情况下仅为数周或数月。
- 肺动脉肉瘤起源于多能干内膜细胞的血管内皮,可表现为双侧肺动脉受累。
- 通常是具有成纤维细胞或肌成纤维细胞分化的低分化恶性间叶性肿瘤。
- 某些病例表现出明显的组织学特征,可以细分为横纹肌肉瘤、平滑肌肉瘤、血管肉瘤、恶性纤维组织细胞瘤、骨源性肉瘤等。

- 诊断时的平均年龄为50岁,无性别差异。
- 症状通常包括呼吸困难、咯血和胸痛,在某些病例表现为肺动脉高压,类似于肺栓塞。据报道,一些患者表现为全身症状,如体重减轻和发热。
- 在可能的情况下,根治性手术切除是首选的治疗方案。肿瘤仅对化学治疗有反应,对放射治疗的反应往往很差。

■ 其他影像学表现

- 最常见的影像学表现是肺血管内大小不一的密度减低区。受累血管可能会出现增宽,反映了病变的扩张特性。肿瘤病变内可能出现钙化,其强化也具有典型特征。
- 在肺动脉肉瘤病例中,FDG-PET显示代谢活性增加,有助于区分血管内肿瘤和肺栓塞。

经验(✓)和教训(✘)

✓ 抗凝治疗后肺动脉血管内肿块继续生长,应考虑肺动脉肉瘤的可能性。

✘ 肺动脉肉瘤最易误诊为肺栓塞。当肿瘤延伸至肺部和纵隔时,可能与肺癌、纵隔肿瘤和纤维化性纵隔炎相混淆。

(原杰 译 陈疆红 雷学斌 审校)

病例67

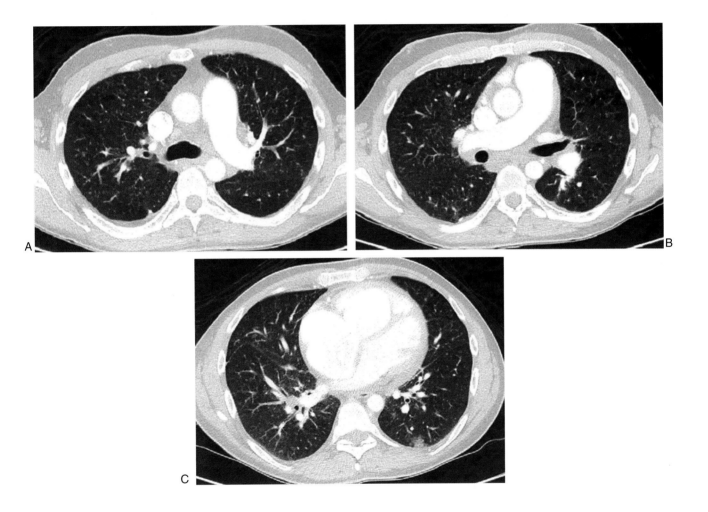

■ **临床表现**

患者,男性,38岁,肺动脉高压和逐渐加重的呼吸困难。

■ 影像学表现

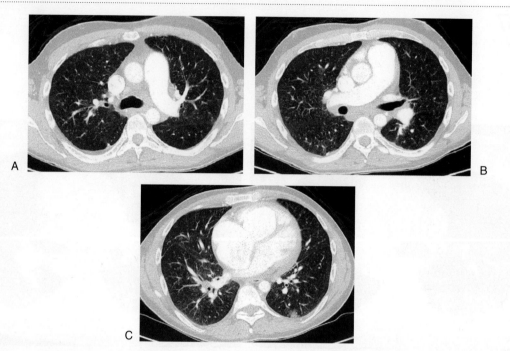

胸部CT增强图像,左肺动脉(A)、右肺动脉(B)和右心房(C)水平轴位图像显示中央肺动脉异常扩张,右心房和右心室增大,以及无数的肺部小结节伴小叶间隔增厚。

■ 鉴别诊断

- **肺毛细血管瘤病(PCH)**。
- 肺静脉闭塞性疾病。
- 间质性肺水肿。
- 癌性淋巴管炎。

■ 知识点

- PCH是肺动脉高压的罕见病因,其特征是肺泡间隔内肺毛细血管广泛异常增生。

- PCH的病理特征是至少有两层厚的薄壁毛细血管异常增生,沿着小叶间隔浸润和扩张,以支气管血管束为中心,延伸到肺小动脉、静脉和支气管壁。增殖过程甚至可以延伸到胸膜、心包和纵隔淋巴结。

- 所有年龄段的男性和女性均可患病,但最常见的发病年龄段是20~40岁。

- 最常见的临床表现包括进行性呼吸困难、咳嗽和胸痛。动脉血气显示动脉低氧血症。

- 血流动力学检查显示肺毛细血管楔压正常,甚至偏低,肺动脉平均压升高。

- 根据最常见的肺动脉高压分类系统(Dana Point,2008),PCH和肺静脉闭塞性疾病(PVOD)被归为一类。

- 患者预后差,症状出现后的生存期为3~5年。

- 由于没有有效的治疗药物,肺移植是首选的治疗选择。

■ 其他影像学表现

- 除了肺动脉高压的影像学征象外,PCH还表现为双肺弥漫性小叶中心磨玻璃密度结节以及小叶间隔增厚。

- 还可能出现肺门和纵隔淋巴结肿大、胸腔积液。

经验(✓)和教训(✗)

✓ 确诊PCH和PVOD需要对肺组织进行组织病

理学分析。

✗ PCH 与 PVOD 密切相关，其临床、血流动力学、影像学、遗传学和组织病理学特征均具有明显的重叠。最近，在这两种疾病中都描述了一种常见的基因突变(*EIF2AK4*)，提出了它们究竟代表不同疾病或仅仅是相同疾病不同表现的问题。

（原杰　译　陈疆红　雷学斌　审校）

病史，女性，30岁，慢性咳嗽，伴咯血史。

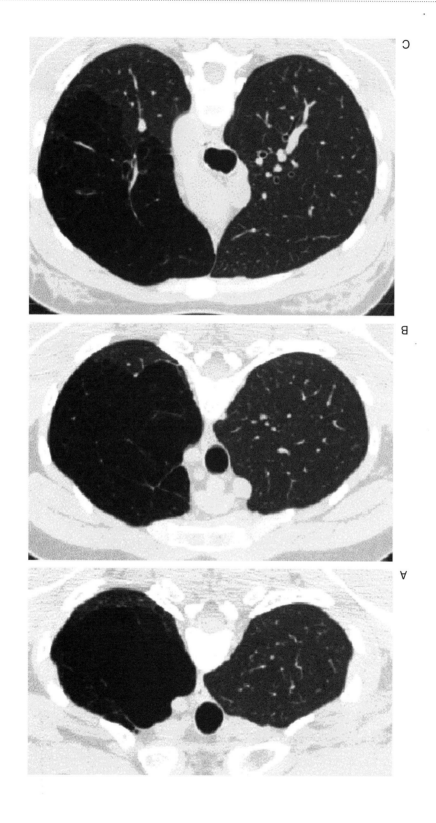

A

B

C

■ 影像学表现

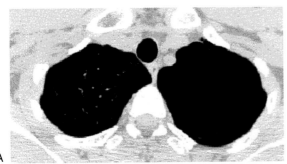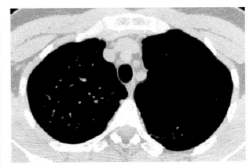

胸部CT平扫,上肺部三个不同层面的轴位图像显示,左肺上叶的肺实质和血管明显减少,并形成大的薄壁空腔。

■ 鉴别诊断

· **先天性大叶性肺气肿(CLE)。**

· Swyer-James综合征。

· 先天性肺动脉中断。

· α_1-抗胰蛋白酶缺乏症。

· 小叶中央型肺气肿。

■ 知识点

· CLE,或先天性肺叶过度充气,其特征是肺叶过度充气并压迫相邻的正常肺组织。气道阻塞被认为是主要原因,但真正的阻塞仅在25%的病例中被证实。

· CLE通常在新生儿期表现为进行性呼吸困难和呼吸急促。95%的病例在出生后的前6个月内发病,只有极少数病例在成人中被诊断出来。左肺上叶最常见(50%),其次是右肺中叶(35%)。

· 男性多于女性(比例为3:1)。

· CLE通常为单侧分布,单叶受累。

· 有呼吸道症状或反复感染的患者建议手术切除;建议对无症状病例进行保守治疗。

■ 其他影像学表现

· CLE最重要的影像学表现是单叶过度充气和空气潴留,血管分布稀疏和周围肺实质受压。

· 可能观察到纵隔和同侧膈肌移位。

经验(✓)和教训(✗)

✓ 据报道,在15%的病例中CLE与先天性心脏病有关,包括左向右分流(房间隔缺损、室间隔缺损)、法洛四联症、右侧主动脉弓和动脉导管未闭。

✗ 通气灌注扫描显示受累肺叶灌注减低或无灌注。

(原杰 译　陈疆红 胡玉川 审校)

病例69

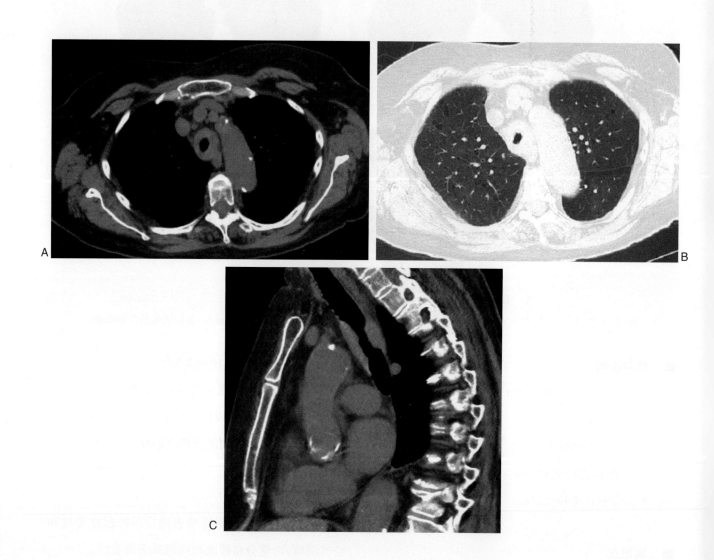

■ **临床表现**

患者,男性,68岁,有吸烟史,咳嗽、咯血和胸痛。

■ **影像学表现**

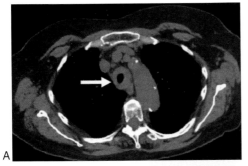
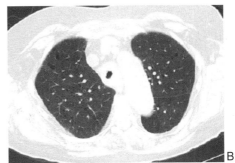
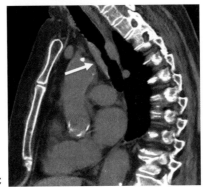

(A)胸部CT平扫图像。主动脉弓水平的轴位图像显示气管壁软组织向心性增厚,管腔中度狭窄(箭头所示)。(B)同一水平的肺窗图像显示双肺肺气肿。(C)气管矢状位重建图像显示气管壁软组织肿块(箭头所示)和气管腔的结节状轮廓。

■ **鉴别诊断**

- **气管癌**。
- 结节病。
- 淀粉样变。
- 肉芽肿性感染(如结核病、组织胞浆菌病)。
- 血管炎。

■ **知识点**

- 原发性气管癌很少见,大约每年每100 000人中仅有0.1例。

- 成人原发性气管肿瘤通常为恶性(90%),而在儿童中主要为良性病变。原发性气管癌被确诊时平均年龄为60岁,男性发病率略高于女性,其中腺样囊性癌患者往往更年轻。

- 约50%原发性气管癌为鳞状细胞癌,其次是腺样囊性癌(25%)。

- 原发性恶性气管肿瘤可能起源于呼吸道上皮、唾液腺或气管壁的间质成分。

- 原发性气管癌最常见的症状是呼吸困难、咯血、咳嗽和声音嘶哑。

- 大多数气管鳞状细胞癌患者是吸烟者或曾经吸烟者。

- 腺样囊性癌与吸烟无关。

- 鳞状细胞癌可能起源于多中心,也可能与口咽、喉或肺的同时性或异时性癌有关。

- 在病情允许的条件下,手术切除是恶性原发性气管肿瘤的首选治疗方法,总生存期和预后取决于肿瘤是否可切除。

■ **其他影像学表现**

- CT是评估气管肿瘤的最佳影像技术,可评估肿瘤的进展并观察纵隔和邻近结构的可能浸润情况。

- 恶性气管肿瘤可表现为局灶性无蒂腔内肿块或息肉状软组织密度影,或表现为局灶性环状肿块或气管壁增厚。

经验(✓)和教训(✗)

· 常规胸部 X 线片很少能检出气管肿瘤。

· 大多数原发性恶性气管肿瘤患者表现为局部晚期疾病,诊断通常被延误。

（原杰 译 邱建新 胡玉川 审校）

病例70

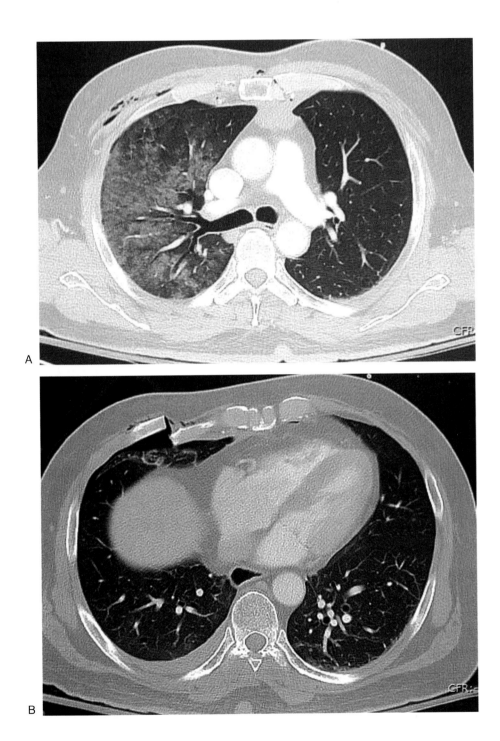

A

B

■ 临床表现

患者,机动车驾驶员,车祸后出现胸痛。

■ **影像学表现**

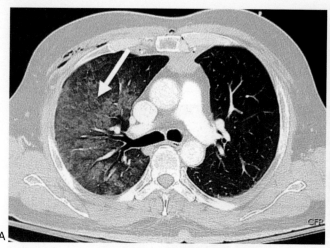
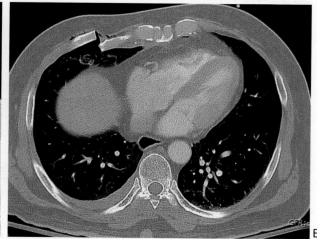

(A)胸部增强CT图像,肺窗轴位图像显示右肺广泛性磨玻璃密度影(箭头所示)。(B)同一患者较低层面的骨窗轴位图像显示肋骨骨折、气胸和血胸,以及同侧上肺野的磨玻璃密度影。

■ **鉴别诊断**

· **肺挫伤**。

· 肺水肿。

· 脂肪栓塞。

■ **知识点**

· 肺挫伤是胸部创伤的常见后果,25%~50%的多发性创伤患者会向胸部传递大量动能引起肺挫伤。

· 机动车事故后坠落和急速减速是最常见的致伤机制,而在军事对抗中,爆炸和高速射弹产生的冲击波损伤也很常见。

· 肺挫伤的外伤患者肺炎、急性呼吸窘迫综合征(ARDS)和长期呼吸功能障碍的发病率较高,死亡率也很高(10%~25%)。

· 从组织病理学的角度来看,肺挫伤的特点是肺间质和肺泡出血和水肿,肺组织没有伤口或撕裂。

· 肺挫伤会影响肺内的气体交换,引起低氧血症(氧气减少)和高碳酸血症(二氧化碳增加)。

· 肺挫伤引起的外伤性肺损伤通常在外伤事件发生后7~10天后完全消退。

· 胸部X线片显示,肺挫伤患者的住院时间往往较长,且很大可能需要机械通气。

· 肺挫伤没有特殊的治疗方法,以支持治疗为主,根据患者情况可予以改善患者氧合和通气,以及控制疼痛和恢复肺部机械功能等治疗。

■ **其他影像学表现**

· CT肺实质的出血和水肿是导致影像学异常的原因,这些变化通常在最初6小时内很明显,并可能在24~48小时内进展;通常在受伤后7~10天内消退。

· 肺挫伤的影像学表现包括大小不一的斑块状实变区和磨玻璃样密度影,呈非节段性分布。

经验(✓)和教训(✗)

✓ 肺挫伤可能在创伤事件发生后的几个小时内演变和进展,受伤后24小时内肺部影像学异常的发生率较最初的影像学检查高得多。

✗ 与胸部CT相比,常规胸部X线片检出肺挫伤的敏感性较差,假阴性率为20%~66%。

(原杰 译 邱建新 胡玉川 审校)

病例71

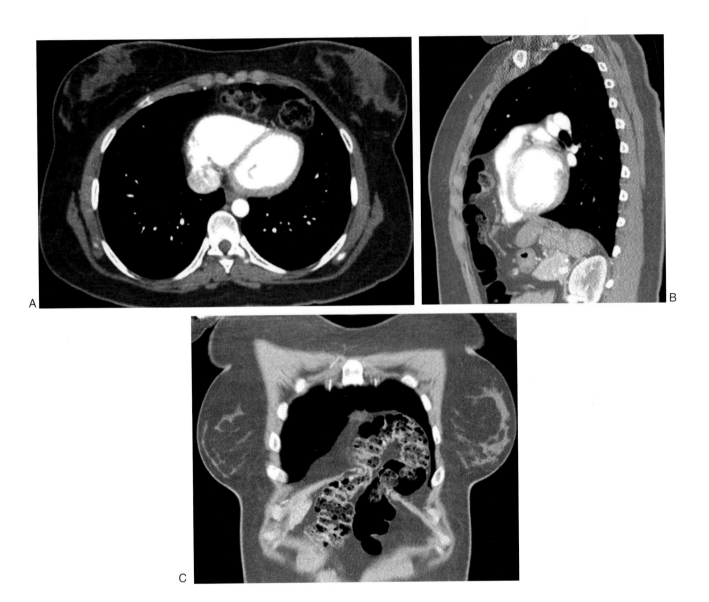

■ 临床表现

患者,女性,20岁,不典型胸痛。

■ 影像学表现

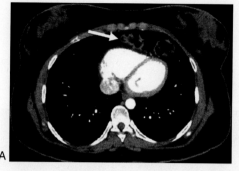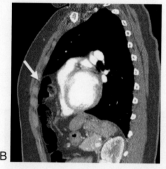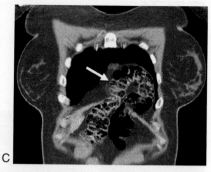

胸部增强CT。(A)室间隔水平轴位图像可见前纵隔内肠袢结构(横结肠)位于心脏和胸骨之间(箭头所示)。(B)矢状位重建图像。(C)冠状面重建图像。多平面重建图像显示位于前纵隔的胸内肠袢(箭头所示)与横结肠其余部分相延续。心脏前缘轻度占位效应。冠状位重建图像显示膈肌前部缺损。

■ 鉴别诊断

- Morgagni疝。
- 间位结肠。
- 膈膨升。

■ 知识点

- Morgagni疝是一种相对罕见的先天性胸骨后疝,其通常是由胚胎早期发育时膈肌前内侧部缺损(横膈膜的腹侧部分)所致。
  - Morgagni疝占所有先天性疝的5%。
  - 确诊较晚,大多数病例于成年后发现。
  - 右侧的Morgagni孔或者左侧的Larrey间隙(胸肋三角)的解剖学缺损,腹腔内容物于此两处疝出均考虑Morgagni疝,但左侧的疝有时命名为Larrey疝。
  - Morgagni疝通常有一个覆盖包膜或囊,疝入前纵隔的内容物通常包含网膜、横结肠或小肠。
  - Morgagni疝通常无症状,但可能表现为胸痛、呼吸困难或胃肠道症状。绞窄和肠坏死极为罕见,但偶有发生。
  - 由于有纵隔偏左侧的心包保护,Morgagni疝通常发生于膈肌右侧(90%),偶尔发生于左侧或双侧。
  - 几种不同的先天发育异常与先天性膈疝相关,包括肠旋转不良。
  - 通常建议对患者进行外科手术修复治疗,尤其是对有症状的患者,以及疝内容物为肠管的患者,以防发生并发症。

■ 其他影像学表现

- Morgagni疝表现为右前心膈角区的异常密度灶。
- 由于疝内容物不同,疝囊的密度和形态也会有所不同,其中大网膜疝有脂肪密度影,而含有肠管的疝囊会显示肠道内容物的特征性改变。

经验(✓)和教训(✗)

✓胎儿膈疝通常发生在左侧的Bochdalek间隙,而不发生于Morgagni孔。

✗发生于纵隔右侧的网膜Morgagni疝可能与心包脂肪垫或含脂肪成分的肿瘤(脂肪瘤、胸腺脂肪瘤)难以鉴别。若观察到肿块内跨过膈肌缺损与腹腔相延续的弯曲血管影可以确定网膜疝的诊断,上述征象在矢状位和冠状位多平面重建图像上更容易观察。

(周舒畅 译 邱建新 胡玉川 审校)

病例72

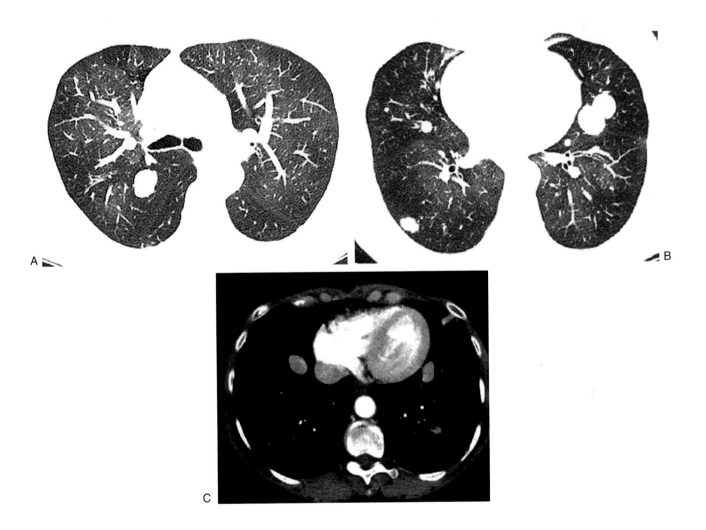

临床表现

患者,女性,55岁,慢性咳嗽和呼吸困难。

■ 影像学表现

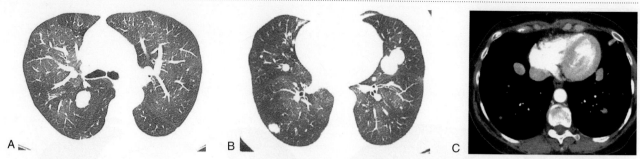

(A,B)胸部增强CT,两个不同层面的肺窗图像显示双肺的马赛克征和多发结节。(C)横膈上方平面的轴位纵隔窗图像显示多发软组织密度结节。

■ 鉴别诊断

• **弥漫性特发性肺神经内分泌细胞增生（DIPNECH）**。

• 肺转移瘤。

• 细胞性细支气管炎。

■ 知识点

• DIPNECH是一种罕见的疾病,属于肺神经内分泌细胞增殖与肿瘤类疾病谱中的一种,这类疾病也包括类癌微瘤和类癌。

• 类癌微瘤和类癌的形成反映从神经内分泌细胞增生演变而来的增殖过程的连续性,根据肿瘤大小分为类癌微瘤(<5mm)和类癌(>5mm)。

• DIPNECH和肺类癌之间存在显著关联,超过50%的DIPNECH确诊患者将发展为肺类癌,而5%的肺类癌患者在肺实质内并发DIPNECH。

• 与DIPNECH相关的肺类癌通常为双侧多发性,直径最大可达2cm。

• 肺神经内分泌细胞(Kulchitsky细胞)是气管支气管树的黏膜上皮细胞,是一种低氧化学感受器,其可从气管延伸到末梢细支气管。

• 肺神经内分泌细胞增生与许多情况相关,包括吸烟、高原性低氧血症、支气管扩张、哮喘、毛细支气管炎、囊性纤维化和肺纤维化等。

• DIPNECH在1999年被WHO国际肿瘤学归类为肺类癌的癌前病变。

• DIPNECH患者大多为36~84岁的成年女性(90%),患病平均年龄约为66岁。

• 大多数DIPNECH患者有临床症状,其中咳嗽和呼吸困难是最常见的临床表现,但仍有20%的患者没有明显临床症状。

• 目前尚无针对DIPNECH的治疗指南,有患者采用类固醇和生长抑素类似物奥曲肽等药物治疗,但目前还没有基于此治疗方式的循证医学证据。

■ 其他影像学表现

• "马赛克"征是最常见的影像学表现,该征象是由支气管壁神经内分泌细胞异常增殖所致,另外,支气管扩张可继发于支气管狭窄出现。

• 多发大小不等的球形肺结节,可表现为类癌微瘤(<5mm)或类癌(>5mm)。

• DIPNECH相关类癌是一种软组织密度肿瘤,非DIPNECH相关类癌与之分类不同。

经验(✓)和教训(✗)

✓ 几乎所有伴DIPNECH的类癌均为典型类癌(95%),只有极少部分(5%)为非典型类癌。

✗ 尽管DIPNECH诊断为癌前病变,但DIPNECH通常为惰性生长且预后良好,目前尚无DIPNECH进展为高级别神经内分泌癌的报道。

（周舒畅 译 邱建新 胡玉川 审校）

病例73

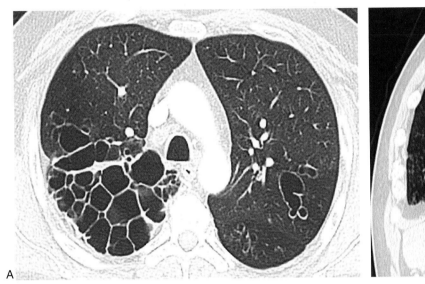
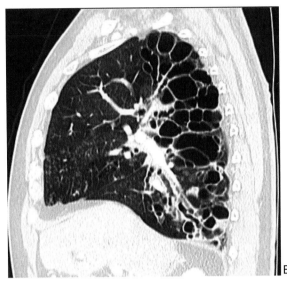
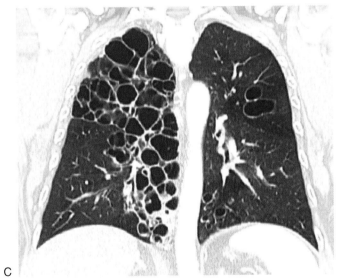

■ **临床表现**

患者,男性,25岁,慢性咳嗽和反复肺部感染。

■ **影像学表现**

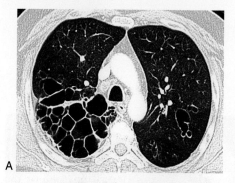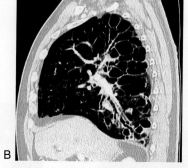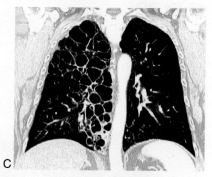

胸部增强CT,肺窗轴位(A)、矢状位(B)和冠状位(C)图像显示:双肺囊性支气管扩张,以右肺上叶和下叶为著。

■ **鉴别诊断**

- Williams-Campbell 综合征。
- 囊性纤维化。
- 特发性支气管扩张。
- 纤毛运动障碍。
- 过敏性支气管肺曲霉病。

■ **知识点**

- Williams-Campbell综合征是一种罕见的先天性疾病,为完全或部分支气管壁软骨缺陷导致双肺囊状或柱状支气管扩张。

- 支气管软骨缺陷可累及1~8级支气管分支而不影响气管或中心支气管,其中最常见累及4~6级分支。

- 大多数病例在儿童时期出现呼吸道症状(咳嗽、喘息、反复肺部感染),但也有几例成人病例报道,提示软骨缺陷程度较轻,导致发病较晚或多年未明确诊断。

- 确切机制尚不清楚,目前有遗传机制(常染色体隐性遗传)和感染后因素(腺病毒感染)两种假说。

- 受累支气管病理显示支气管壁软骨板缺陷。

- 由于目前尚无特定的治疗方法,预防复发性感染的抗生素和呼吸治疗是最常见的方法。已报道一些双肺移植病例。

■ **其他影像学表现**

- CT表现为弥漫性双肺囊状、柱状支气管扩张,而气管和主支气管相对正常。

- 吸气相和呼气相动态CT可显示吸气相囊性支气管扩张呈球状,呼气相支气管塌陷。

经验(✓)和教训(✗)

✓ Williams-Campbell综合征的诊断需要排除其他引起先天或后天获得性双侧囊状、柱状支气管扩张的情况。

✗ 与伴有支气管扩张的Mounier-Kuhn综合征不同,Williams-Campbell综合征病例的气管和支气管主干相对正常。

(周舒畅 译 邱建新 胡玉川 审校)

病例74

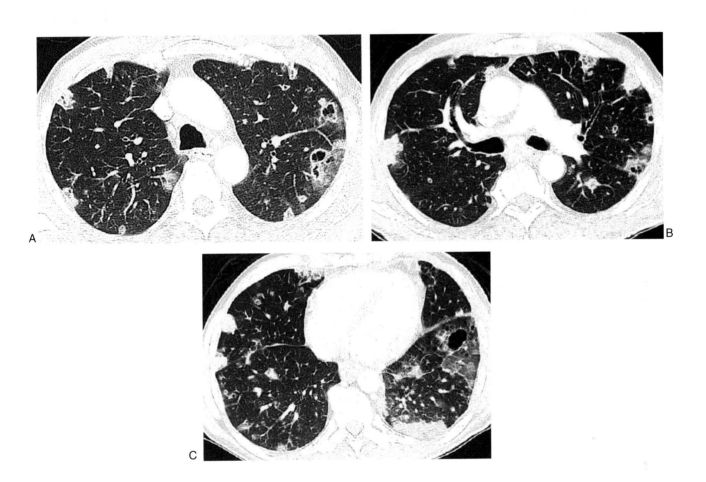

A　B　C

■　**临床表现**

患者,男性,50岁,发热、咳嗽,有静脉注射毒品史。

■ 影像学表现

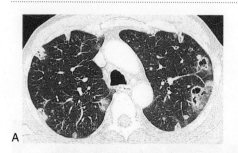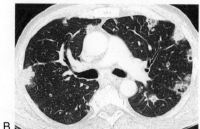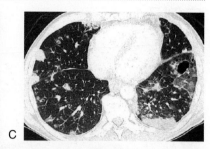

胸部增强CT,三个不同层面的轴位肺窗图像显示:双肺多发结节和斑片状影,部分伴有空洞,主要分布于肺外周带和胸膜下区域,部分结节灶可见肺血管伸入其中。

■ 鉴别诊断

- **脓毒性肺栓塞。**
- 多叶性肺炎。
- 肺转移瘤。
- 肉芽肿性多血管炎。

■ 知识点

- 肺外感染灶的感染性栓子进入肺血管内可引发脓毒性肺栓塞,导致肺实质的感染。
- 最常见的诱因为静脉注射毒品(25%~75%)、右心感染性心内膜炎(15%~75%)、感染性血栓性静脉炎、头颈部化脓性感染、皮肤感染和血管内置管或其他侵入性器械感染。
- 感染性心内膜炎和脓毒性肺栓塞患者,最常见的心内累及部位为三尖瓣(65%~85%),导致瓣膜破坏和功能不全。
- 金黄色葡萄球菌是最常见的病原体,其次为念珠菌。
- 临床表现包括发热、胸痛、咳嗽、呼吸困难和脓毒血症性休克。

- 胸膜下空洞灶破入胸膜腔可以继发气胸和脓胸。
- 治疗包括对原发感染病灶的抗生素治疗和对症治疗。

■ 其他影像学表现

- 最常见的征象为位于肺外周区的结节(60%)、胸膜下楔形高密度影(23%)、供血血管接近或进入结节或楔形高密度影中(滋养血管征,25%~50%)。
- 结节或楔形灶内的空洞也很常见(25%)。

经验(✓)和教训(✗)

✓ 常规胸部X线片诊断敏感性低,甚至胸部X线片可能无明显异常。如临床高度怀疑,应选择进行肺部CT检查。

✗ 滋养血管征(供血血管进入结节或楔形高密度影中)也常见于肺转移瘤,对脓毒性肺栓塞并非特异表现。

(周舒畅 译 邱建新 胡玉川 审校)

病例75

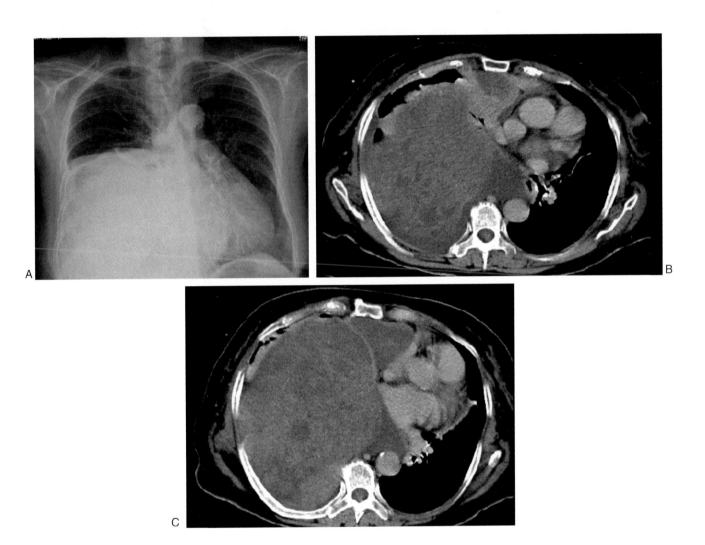

■ 临床表现

患者,女性,75岁,胸痛、双手杵状指、低血糖。

■ **影像学表现**

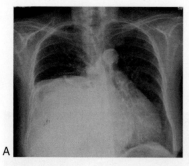
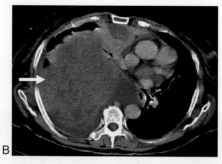
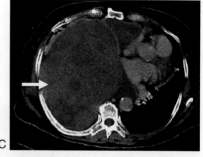

(A)正位胸部X线片,右胸下部较大的团块影,有占位效应,纵隔和心影向左移位。(B,C)胸部增强CT,不同层面轴位图像显示右侧胸腔内巨大不均匀密度的实性肿块,压迫右肺并推移心脏和纵隔向左侧移位。

■ **鉴别诊断**

- 胸膜孤立性纤维瘤(SFTP)。
- 间皮瘤。
- 胸部肉瘤。

■ **知识点**

- SFTP比较罕见,通常是一种原发于胸膜的良性(90%)间叶性肿瘤。现被认为是一种软组织肿瘤,多为成纤维细胞或肌成纤维细胞起源。

- 肿瘤起源于脏胸膜(80%),多于壁胸膜(20%),无蒂或有蒂,也可起源于肺内和纵隔,但较为少见。

- 附着于脏胸膜的带蒂肿瘤更容易切除,复发率更低,预后较好。

- 30~70岁男性和女性之间发病率接近。

- SFTP与石棉暴露无关。

- 通常完全手术切除后预后良好。但无蒂型肿瘤完全切除后复发率较高。

■ **其他影像学表现**

- SFTP表现为基于胸膜的软组织肿块,增强有轻度强化。在CT上,肿瘤倾向于稍高密度,且密度均匀,但较大的肿瘤内部可出现坏死、出血和局灶性钙化。

经验(✓)和教训(✗)

✓ 副肿瘤综合征,如难治性低血糖(Doege-Potter综合征)、杵状指和肺性肥大性骨关节病(Pierre Marie-Bamberger综合征)与SFTP相关(20%),尤其是直径>7cm的较大肿瘤。

✓ 低血糖是由肿瘤产生的胰岛素样生长因子引起,而肺性肥大性骨关节病是由肿瘤产生的类生长激素样物质引起。

✗ 这类肿瘤曾经被认为是胸膜的间皮或间皮下来源的"良性间皮瘤"。

(周舒畅 译 尚存海 胡玉川 审校)

病例76

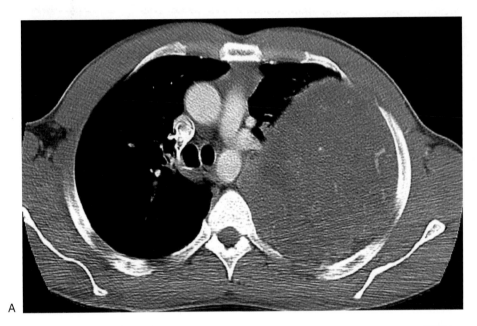

A

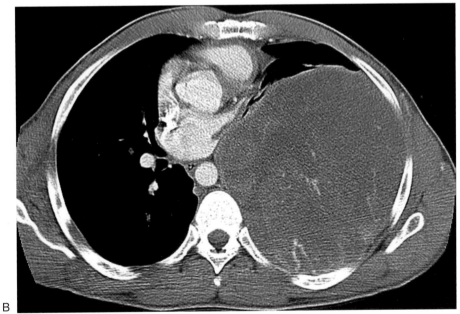

B

■ 临床表现

患者,男性,28岁,既往体健,胸痛。

■ 影像学表现

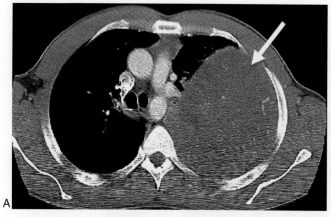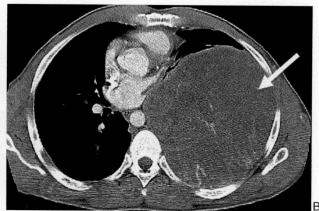

经气管隆嵴(A)和左心房(B)水平增强CT轴位图像显示:左侧胸腔(箭头所示)可见一个巨大软组织肿块,内部有不规则新生血管,心脏和纵隔向右移位;胸壁未见明显异常。

■ 鉴别诊断

- 肉瘤。
- 胸膜孤立性纤维瘤。
- 淋巴瘤。
- 肺癌。

■ 知识点

- 肉瘤表现为一类具有不同组织病理学类型的恶性间叶组织肿瘤,这些肿瘤可能起源于胸腔和胸壁内的几种不同组织结构。
- 总体而言,原发性胸内肉瘤比较罕见,发病率低于胸外肉瘤的胸内转移性肉瘤。
- 最常见的原发性胸内肉瘤起源于胸壁骨质(例如,软骨肉瘤、尤因肉瘤、骨肉瘤)或者软组织(例如,恶性纤维组织细胞瘤、纤维肉瘤、平滑肌肉瘤、横纹肌肉瘤)。
- 最常见的原发性胸内肉瘤类型包括平滑肌肉瘤、纤维肉瘤、恶性纤维组织细胞瘤、横纹肌肉瘤、滑膜肉瘤和卡波西肉瘤。
- 原发性胸内肉瘤也可能出现在纵隔、心脏和大血管中。

■ 其他影像学表现

- 原发性胸内肉瘤的影像学表现多样,通常表现为明确胸壁起源的直径>5cm的巨大肿块,边缘光滑或呈分叶状,部分肿块>10cm。
- 常见合并胸腔积液,但伴发纵隔或肺门淋巴结肿大、囊变、空洞和钙化相对罕见。
- 在胸膜肿块中存在大量钙化时,倾向于软骨肉瘤或骨肉瘤。
- CT增强图像可显示不规则的新生小血管。

经验(✓)和教训(✗)

✓ 胸腔内发现直径>5cm的较大肿块,边缘呈小分叶状,并且内部有新生血管,无明显淋巴结肿大时,应考虑胸腔肉瘤的可能性。

✗ 根据影像学表现,通常难以鉴别胸腔肉瘤的不同组织学亚型。

(闫卫强 译　尚存海 胡玉川 审校)

病例77

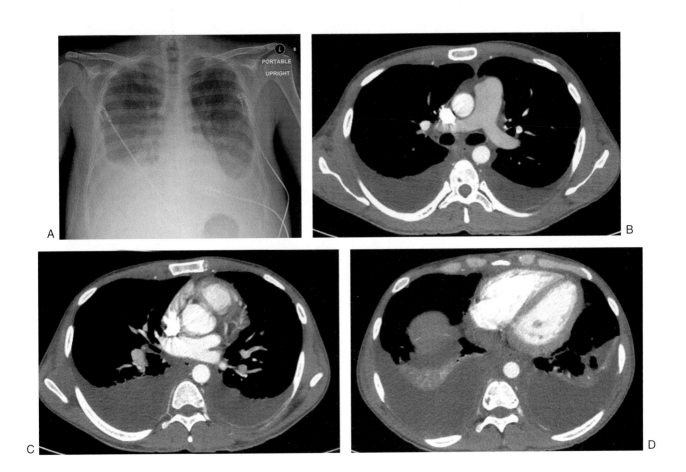

■ **临床表现**

患者,男性,HIV阳性,患有卡波西肉瘤和复发性双侧胸腔积液。

■ 影像学表现

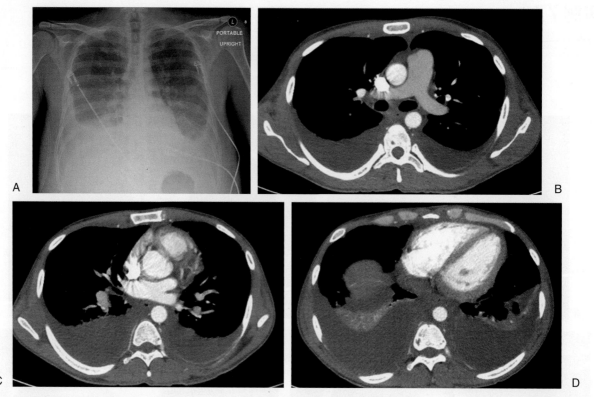

(A)胸部X线片显示双侧胸腔积液,外侧肋膈角变钝。(B~D)三个不同层面轴位增强CT图像证实存在双侧大量胸腔积液,未发现纵隔或胸膜肿块。

■ 鉴别诊断

- **原发性渗出性淋巴瘤(PEL)。**
- 脓胸相关淋巴瘤。
- 胸腔积液。

■ 知识点

- PEL是一种罕见的大细胞(B细胞)非霍奇金淋巴瘤,主要位于体腔。
- 最初在感染HIV的卡波西肉瘤患者中被报道。
- PEL约占所有HIV相关非霍奇金淋巴瘤的4%。
- PEL的特征性表现是在没有腔外实体肿瘤的情况下出现淋巴瘤积液。
- 胸膜腔、腹膜腔和心包腔常受累,但该病通常仅累及身体的一个部位。
- PEL通常与人类疱疹病毒8型(HHV-8)感染有关,在HIV阳性的艾滋病患者中,大多数男性有严重的免疫缺陷或器官移植相关的免疫抑制。与EB病毒共同感染也很常见(>90%)。

- 临床症状由恶性积液积聚引起的占位效应所致:胸腔积液或心包积液引起呼吸困难,腹腔积液引起腹胀。
- 目前尚无有效的治疗方法,治疗方法包括化学治疗联合抗反转录病毒治疗(如患者HIV阳性)。但化学治疗效果差,预后不佳,中位生存时间<6个月。

■ 其他影像学表现

- 通常在胸膜腔、心包腔或腹膜腔内可见中等至大量低密度液体,无相关的实性肿瘤成分。

经验(✓)和教训(✗)

✓ 既往常存在卡波西肉瘤和多中心型巨淋巴结增生症,是HHV-8感染的又一个表现。

✗ PEL偶尔也可出现在具有实性肿块的体腔外。

（闫卫强 译 尚存海 胡玉川 审校）

病例78

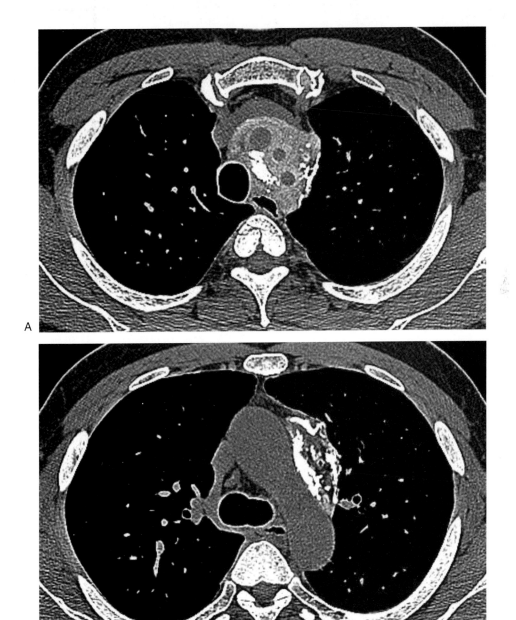

A

B

■ **临床表现**

患者,男性,37岁,胸痛、咳嗽伴有呼吸困难。

■ **影像学表现**

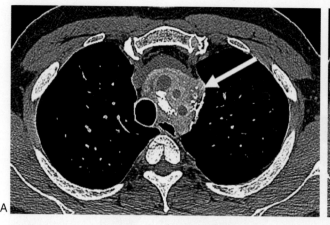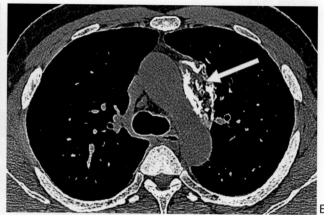

胸部CT平扫图像,经主动脉弓上方和主动脉弓层面的轴位图像显示中纵隔(箭头所示)周围不规则钙化肿块,围绕头臂血管并延伸至血管前间隙。

■ **鉴别诊断**

• 纤维性纵隔炎。

• 淋巴瘤治疗后。

• 结核。

• 硅肺。

■ **知识点**

• 纤维性纵隔炎或纵隔纤维化,其特征是纵隔内异常堆积的致密纤维组织。

• 纤维性纵隔炎的患病率尚不清楚,但通常被认为是一种罕见疾病。

• 该疾病主要有两种形式:局灶性肉芽肿型,通常与组织胞浆菌病相关;弥漫性非肉芽肿型,被认为是一种特发性疾病,已知与其他纤维化疾病有关,如腹膜后纤维化、原发性硬化性胆管炎和眼眶炎性假瘤。

• 纤维化组织逐渐包裹纵隔结构,可导致肺动脉或肺静脉狭窄、上腔静脉阻塞、气管支气管狭窄或食管阻塞。

• 较少见的并发症包括缩窄性心包炎、冠状动脉或主动脉狭窄和神经损伤(喉返神经或膈神经)。

• 没有彻底治愈的方法。个案病例报道了使用皮质类固醇和他莫昔芬获得一些治疗效果。手术或经皮介入术(支架植入)是缓解血管阻塞或气管支气管狭窄的对症治疗选择。

■ **其他影像学表现**

• 常规胸片在评估纤维性纵隔炎上存在局限性,通常表现正常。如发现异常,常见表现包括非特异性纵隔增宽、中纵隔的气管旁和隆嵴下区密度增高。

• CT上主要表现为中纵隔异常软组织密度影。病灶内钙化程度不一,通常在局灶型中较弥漫型更为广泛。

• 弥漫型可表现为浸润过程,内脏受侵导致血管或气道管腔变窄。

• 多排螺旋CT增强多平面重建是评价纤维性纵隔炎的首选影像学方法。对于显示病灶内部钙化,尤其是点状钙化,CT要优于MRI。

经验(✓)和教训(✗)

✓ 在美国,组织胞浆菌病发病率高,肉芽肿型是最常见的纤维性纵隔炎类型(70%)。

✗ 在^{18}F-FDG-PET上,纤维性纵隔炎可表现为不同程度的代谢活性。代谢活性增强的肿块样纵隔纤维化需要与纵隔恶性肿瘤进行鉴别。

(闫卫强 井勇 译 尚存海 审校)

病例79

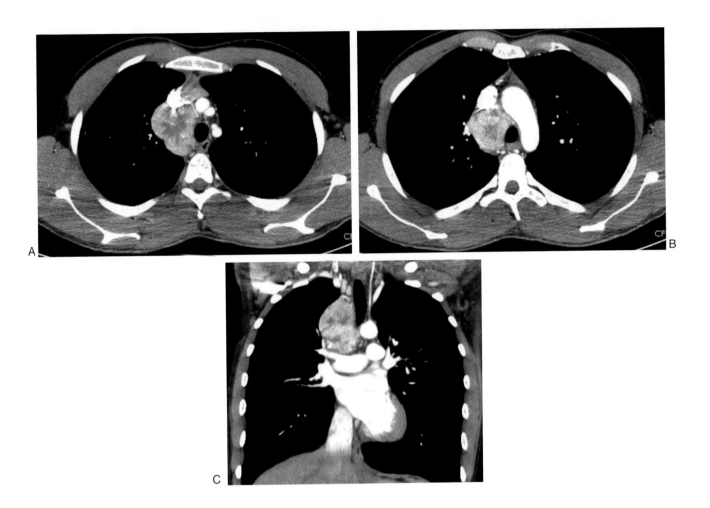

■ **临床表现**

患者,男性,21岁,既往体健,胸痛、咳嗽(颈部和腹部CT正常)。

■ 影像学表现

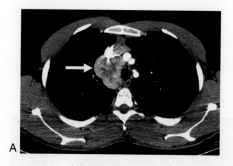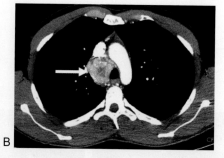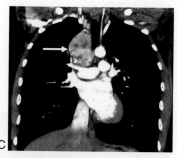

轴位增强CT图像(A,B)和冠状位重建图像(C)显示气管右侧旁显著强化的纵隔肿块(箭头所示)。

■ 鉴别诊断

- **单中心型巨淋巴结增生症(UCD)**。
- **多中心型巨淋巴结增生症(MCD)**。
- 霍奇金淋巴瘤。
- 结节病。

■ 知识点

- 巨淋巴结增生症是一组以淋巴结异常肿大为特征的良性淋巴性疾病。

- 巨淋巴结增生症的病因尚不清楚,但HIV和人类疱疹病毒8型(HHV-8)感染均与该病有关。

- 根据病变累及的解剖区域,疾病可分为单中心型(局灶型)和多中心型。在UCD中,存在一个异常肿大的淋巴结或受累淋巴结区(颈部、胸部或腹部)。MCD累及多个淋巴结解剖分区。

- MCD有两种亚型:一种与HHV-8有关;另一种被认为是特发性的,受感染的患者HHV-8呈阴性。HHV-8和HIV呈阳性的MCD患者通常为男性(90%),同时患者卡波西肉瘤(60%)、淋巴瘤(10%)的发病率较高,死亡率也较高。

- 巨淋巴结增生症有两种主要的组织学亚型,为透明血管型和浆细胞型。

- UCD患者通常无症状。少数出现淋巴结异常生长引起的机械压迫所致非特异性症状,或出现全身症状,如发热、疲劳、体重减轻等。

- 手术切除受累淋巴结可治愈UCD;对于MCD,一般采用化学治疗、抗炎、免疫抑制和细胞毒性治疗等治疗方法。

■ 其他影像学表现

- UCD胸部受累主要表现为孤立性肿块或纵隔淋巴结肿块,注射对比剂后明显强化。

- 内部钙化少见,偶有发生,较大病灶通常表现为内部密度不均。

- 在MCD中,异常增大的淋巴结可能会影响颈部、纵隔、肺门和腋窝淋巴结。

经验(✓)和教训(✗)

✓巨淋巴结增生症最常见表现为显著强化的纵隔肿块(70%)。

✗巨淋巴结增生症的淋巴结可表现为代谢活动增加,类似于淋巴瘤和转移性淋巴结。

(闫卫强 井勇 译 尚存海 审校)

病例80

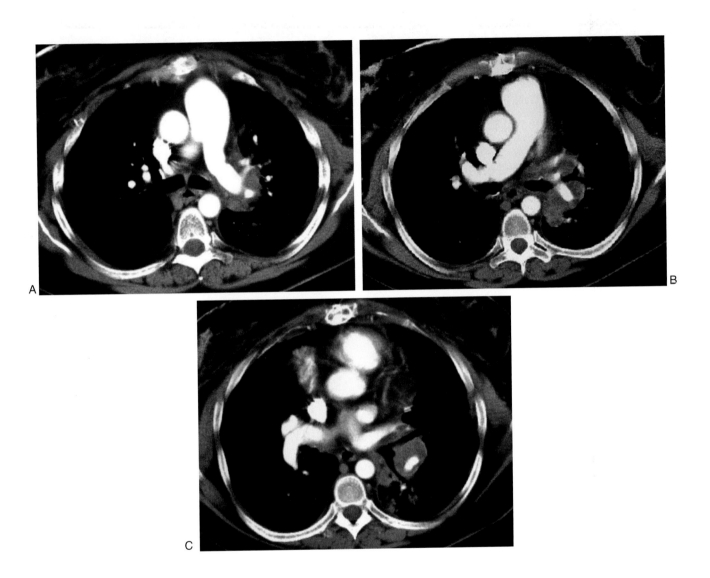

■ **临床表现**

患者,女性,41岁,因肺纤维化行双侧肺移植,术后8个月出现发热、盗汗和咳嗽。

■ **影像学表现**

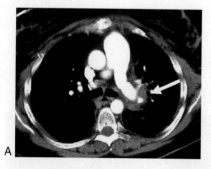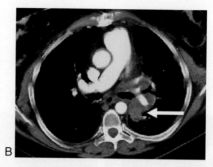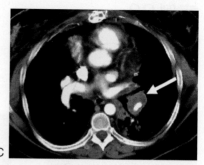

经肺门三个不同层面的轴位增强CT图像显示:左肺门(箭头所示)包绕左肺动脉和支气管的广泛淋巴结病变。

■ **鉴别诊断**

- **移植后淋巴组织增殖性疾病(PTLD)。**
- 结核。
- 组织胞浆菌病。
- 结节病。

■ **知识点**

- PTLD是一种常见的淋巴系统疾病,从惰性淋巴组织增生到侵袭性恶性肿瘤,在儿童和成人患者中均在实体器官移植或造血移植后患病。
- 大多数病例(65%)与EB病毒(EBV)感染有关。
- PTLD在<10岁或>60岁人群患病率较高。
- PTLD在移植患者中的发病率高达25%,具体取决于移植类型、免疫抑制的使用程度和持续时间,以及移植物中EBV阳性供体淋巴细胞的数量。
- 世界卫生组织将PTLD分为四种类型:早期浆细胞增生、多形性病变(多克隆或单克隆)、单形性病变(最常见的类型:弥漫性大B细胞淋巴瘤、伯基特淋巴瘤、浆细胞骨髓瘤)和经典霍奇金淋巴瘤(非常罕见)。
- PTLD多见于心、肺和小肠移植后(<25%),在肾和肝移植后相对罕见(<5%)。
- PTLD病例大多发生在移植后第1年,第二个高峰出现在移植4~5年后。
- 除利妥昔单抗、化学治疗和偶尔使用抗病毒药物外,治疗通常包括减少免疫抑制药物的使用。

■ **其他影像学表现**

- PTLD的影像学表现包括淋巴结受累和结外病变。
- 胸部最主要的影像学表现是淋巴结受累、纵隔或肺门淋巴结肿大或者纵隔肿块,在免疫抑制的情况下将会增加机会性感染的风险。
- 肺部受累较淋巴结病变少见,可表现为多发性肺结节。
- 在CT增强,肿大的淋巴结多为低密度。
- FDG-PET图像上,通常表现为代谢活性升高。

经验(✓)和教训(✗)

- PTLD相关肿瘤的位置因移植器官的类型而异。在心脏或肺移植的患者中,最常见的位置是肺和纵隔。
- 在移植后患者免疫抑制的情况下,出现多发肺结节较PTLD更能提示感染。

(闫卫强 井勇 译 尚存海 审校)

病例81

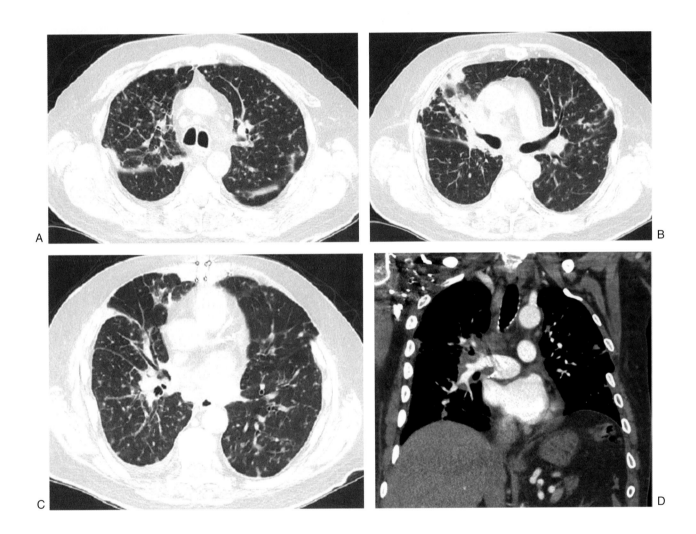

■ **临床表现**

患者,男性,53岁,6个月前行双肺移植术,现出现咳嗽、发热、呼吸急促。

■　**影像学表现**

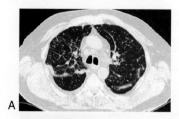 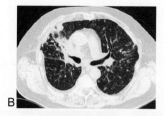 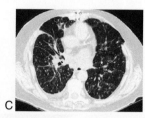 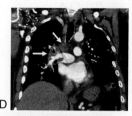

(A~C)胸部增强CT扫描三个不同层面的轴位肺窗图像显示,双肺多发散在分布的小结节及气腔斑片状影。(D)经肺门冠状位纵隔窗图像显示,右肺门及纵隔淋巴结肿大(箭头所示)。

■　**鉴别诊断**

· **球孢子菌病**。

· 组织胞浆菌病。

· 肺结核。

■　**知识点**

· 球孢子菌病(亦称溪谷热)是由吸入球孢子菌属的孢子引起的真菌感染,球孢子菌属包括两种类型:粗球孢子菌和波萨达斯球孢子菌。

· 肺部疾病是最常见的球孢子菌感染形式(95%),临床严重程度和表现范围从无症状暴露(60%)到有症状疾病(40%),其中包括高死亡率的重症播散性感染。

· 球孢子菌属是一种土栖双相型真菌,存在于美国西南部干旱或半干旱地区(如加利福尼亚、新墨西哥、亚利桑那、得克萨斯)、墨西哥北部以及中南美洲部分地区(如阿根廷、玻利维亚)。

· 在流行地区,多达1/3的社区获得性肺炎病例是由急性球孢子菌病引起的,大多数病例发生在成年人。

· 农业劳作者、建筑工人以及免疫抑制患者(如HIV-AIDS、实体器官或骨髓移植)感染肺球孢子菌病的风险增加。

· 原发性肺部感染通常包括大叶性或多叶性肺炎,伴有相关的肺门和(或)纵隔淋巴结肿大,之后可能会出现肺结节或薄壁空洞。

· 肺野外带和胸膜下空腔破裂可能导致因支气管胸膜瘘而引发的气胸。在某些情况下(15%)可见相关胸膜腔积液和脓胸。

· 球孢子菌感染引起的ARDS与极高的死亡率相关。

· 治疗方案:抗真菌治疗(如氟康唑、伊曲康唑)。

■　**其他影像学表现**

· 原发性肺球孢子菌病可能主要表现为单侧肺实质阴影和气腔实变影(75%),类似于社区获得性肺炎。

· 约10%的患者出现肺门和纵隔(气管旁)淋巴结肿大。空洞和肺结节也很常见(20%)。少数病例(1%)可表现为慢性纤维化空洞,伴胸膜增厚和广泛的肺实质破坏。

经验(✓)和教训(✗)

✓ 美国西南部的部分地区是球孢子菌病的高发区。

✗ 血行播散引起的粟粒性疾病导致粟粒样疾病的发展,类似于结核病,具有多个肺小结节和播散性肺外疾病(1%~10%)。

(辛永康　郝志勇　译　尚存海　审校)

病例82

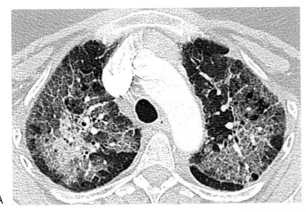
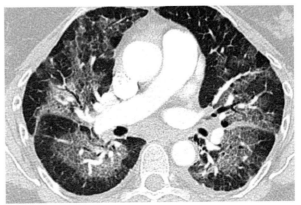
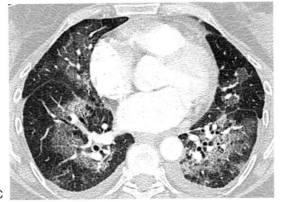

■ **临床表现**

··

患者,女性,57岁,患有类风湿关节炎,呼吸困难、咳嗽和发热症状较前加重。

■ **影像学表现**

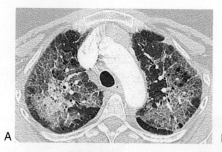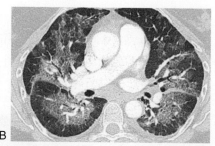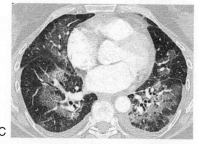

胸部增强CT轴位肺窗图像显示,双肺上、中、下野见斑片状磨玻璃密度影伴肺小叶间隔增厚,支气管血管束周围可见更高密度影。双侧胸膜腔见少量积液。

■ **鉴别诊断**

· **机化性肺炎**。

· 肺炎。

· 非特异性间质性肺炎。

· 肺水肿。

■ **知识点**

· 机化性肺炎的病理学特征是在远端气腔和细支气管内存在肉芽组织栓塞和纤维蛋白渗出物,并伴有松散的含胶原蛋白的成纤维细胞。

· 这种病理模式并非针对任何特定疾病,仅反映了由不同肺损伤引起的一类炎症反应。这些肺损伤包括感染性肺炎、恶性肿瘤、结缔组织疾病、血管炎、药物毒性、放射治疗等。

· 根据病因或潜在性疾病,机化性肺炎可分为以下三类:已知或确定病因的机化性肺炎(如细菌性肺炎);原因不明但发生在特定和相关疾病背景下的机化性肺炎(如类风湿关节炎、干燥综合征、血管炎、肺移植术后);隐源性机化性肺炎(亦称特发性机化性肺炎)。

· 在机化性肺炎病例中,60%~79%是特发性的。咳嗽、发热和呼吸困难是最常见的临床表现。

· 男性和女性发病率大致相等,大多数病例好发于50~60岁;儿童机化性肺炎相对少见。

· 类固醇通常用于治疗不同类型的机化性肺炎,同时还要对基础疾病进行治疗。

■ **其他影像学表现**

· 机化性肺炎的影像学表现多样,表现为多发肺泡实变影、孤立局灶性或弥漫性间质密度增高影。

· 在HRCT上,机化性肺炎的常见影像学表现包括支气管血管束周围或胸膜下区斑片状磨玻璃密度影,伴小叶间隔增厚形成的多边形影("铺路石"征)。也可能出现斑片状气腔实变、肿块样实变和肺结节。

经验(✓)和教训(✗)

✓ 机化性肺炎既往被称为闭塞性细支气管炎机化性肺炎,2002年美国胸科协会/欧洲呼吸学会国际特发性间质性肺炎分类共识小组建议使用隐源性机化性肺炎作为特发性机化性肺炎的首选临床术语。

✗ 机化性肺炎是显微镜下观察到的一种损伤形态学模式,并非特定的疾病或临床病种。

(辛永康 郝志勇 译 李刚锋 审校)

病例83

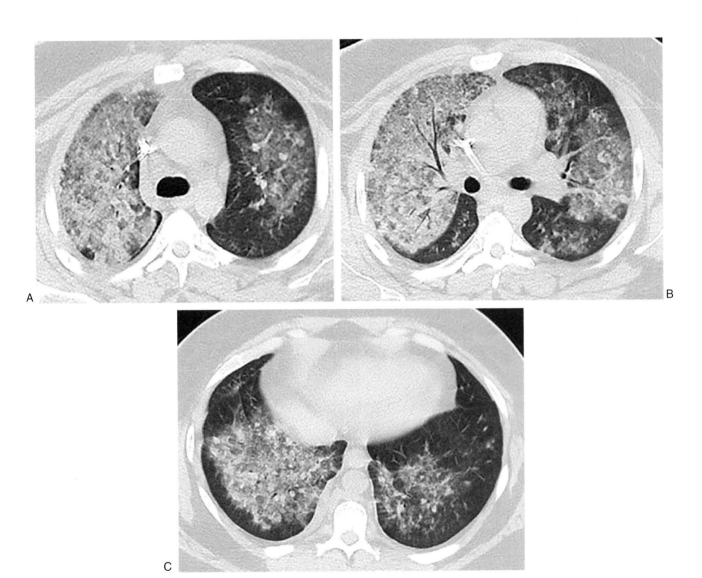

A

B

C

■ **临床表现**

患者,男性,22岁,因急性肾衰竭而出现咯血。

■ 影像学表现

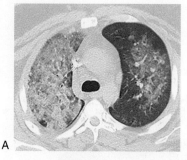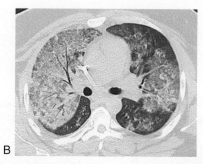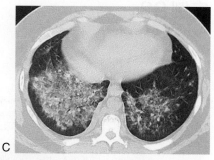

A　　　　　　　　　B　　　　　　　　　C

胸部CT平扫,不同层面轴位肺窗图像显示双肺广泛分布的片状磨玻璃密度影及高密度实变影,右肺为著。

■ 鉴别诊断

- **弥漫性肺泡出血(DAH)**。
- 肺水肿。
- 肺炎。
- 肺泡蛋白沉积症。

■ 知识点

- DAH由多种不同原因引起的肺泡间隔微循环(毛细血管、小静脉或小动脉)受损,导致肺泡-毛细血管基底膜破裂,并出血进入肺泡腔内。

- 咯血是最常见的临床表现(70%),常伴有贫血、咳嗽、呼吸困难和低氧血症。同时累及肺和肾脏的几种疾病(如肺-肾综合征)也会表现为肾功能异常和血尿。

- 在组织病理学检查中,可分为三种不同的形态学模式:弥漫性肺泡损伤(如急性呼吸窘迫综合征、可卡因)、肺毛细血管炎(如全身性血管炎、肺出血肾炎综合征、特发性肺含铁血黄素沉着症)和慢性肺出血(如出血性疾病)。

- 绝大多数DAH继发于肺部基础疾病。常见疾病包括血管炎(肉芽肿性多血管炎,以前称韦格纳肉芽肿)、嗜酸性肉芽肿性多血管炎(Churg-Strauss综合征)、显微镜下多血管炎、结缔组织疾病(系统性红斑狼疮、抗磷脂抗体综合征)等。

- 治疗包括支持疗法和基础疾病的治疗。常用药物为糖皮质激素,有些情况下也会应用免疫抑制治疗。

■ 其他影像学表现

- 在部分病例中(>20%),初次影像学检查往往表现正常。

- 随着病情进展,表现为磨玻璃密度影和斑片状肺实变影,以肺门为中心,双下肺为著。

- 磨玻璃密度影和小叶间隔增厚所导致的"铺路石"征较常见,特别是病情处于亚急性期。

- 慢性复发性DAH患者可能会导致肺间质纤维化。

经验(✓)和教训(✗)

✓ 在与DAH相关的不同组织病理学类型中,肺毛细血管炎是最常见的类型(88%)。

✗ DAH是一种临床病理综合征,其特征是来源于肺泡毛细血管的红细胞在肺泡腔内聚集,DAH不是一种特定的临床病种。

(辛永康 郝志勇 译 李刚锋 审校)

病例84

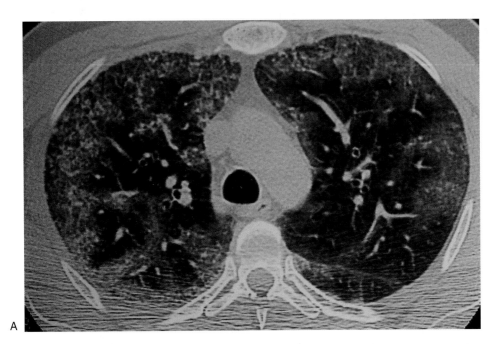

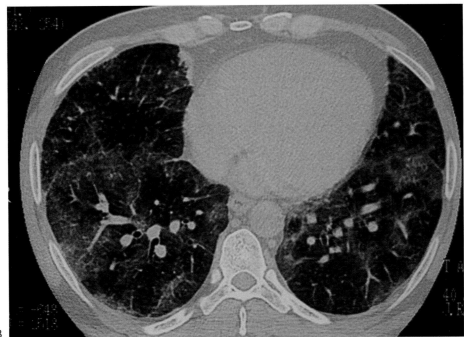

■　**临床表现**

患者,男性,40岁,慢性咳嗽伴血嗜酸性粒细胞增多。

■ **影像学表现**

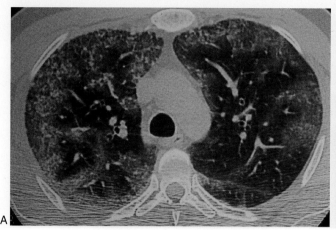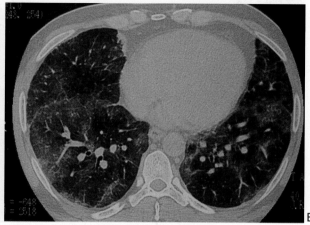

胸部CT平扫,轴位肺窗显示双侧上下肺野见磨玻璃样影,伴有网状和小叶间隔增厚,以肺野外带分布为主。

■ **鉴别诊断**

• **特发性慢性嗜酸性粒细胞性肺炎(ICEP)。**

• Loeffler综合征。

• Churg-Strauss综合征(嗜酸性肉芽肿性多血管炎)。

• 特发性嗜酸性粒细胞增多综合征。

■ **知识点**

• ICEP是一种罕见的疾病,其特征是有呼吸系统症状患者的肺实质和血液中嗜酸性粒细胞增多,以及影像学上出现异常肺部阴影。

• ICEP是一种成人疾病,儿童极为罕见,常见于女性。

• 临床常见表现包括咳嗽、呼吸困难和喘息,多达50%的患者有哮喘。

• 支气管肺泡灌洗液中常见嗜酸性粒细胞明显增多(40%),与外周血轻至中度的嗜酸性粒细胞增多有关。

• 显微镜检查显示肺泡、间质嗜酸性粒细胞和淋巴细胞浸润,伴有不同程度肺纤维化。

• 皮质类固醇是治疗首选,通常治疗效果良好。

■ **其他影像学表现**

• ICEP的特征性影像学表现为外周肺野非节段性磨玻璃影,伴网格状改变,通常为双侧,以上叶分布为主。

• 上述影像学表现通常被描述为肺水肿"反转影"。

• 其他影像学表现包括斑片状影和不同程度的气腔实变影。

经验(✓)和教训(✗)

• 与其他嗜酸性粒细胞增多相关性疾病不同,ICEP无肺外表现。其他疾病也会伴随肺部阴影和嗜酸性粒细胞增多,但这些疾病更常见于肺外病变(如皮肤、心脏、大脑、胃肠道受累),如Churg-Strauss综合征和特发性高嗜酸性粒细胞增多综合征。

• 仅有不到50%的ICEP患者可见外周肺野磨玻璃影的特征性影像学表现。

(李博 译 李刚锋 胡玉川 审校)

病例85

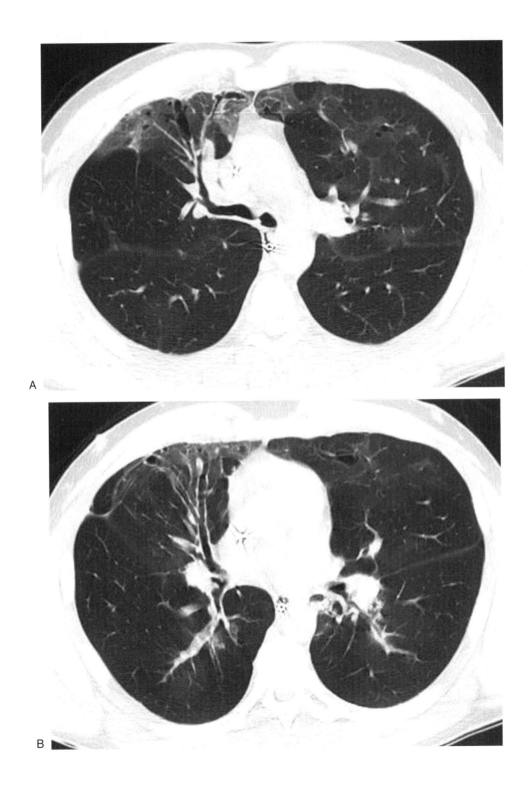

A

B

■　临床表现

一名消防员在4周前的石化炼油厂火灾中吸入大量烟雾，出现喘息和严重呼吸窘迫。

■ **影像学表现**

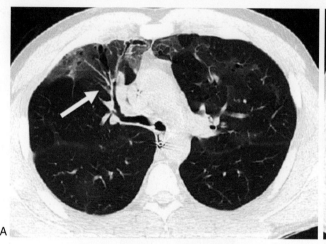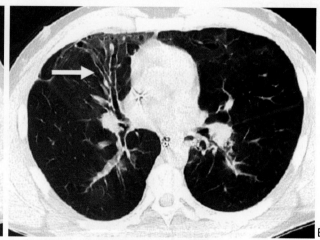

胸部CT轴位肺窗图像显示不同层面出现"马赛克"征,伴有空气潴留和支气管扩张(箭头所示)。

■ **鉴别诊断**

· **吸入性肺损伤**。

· 过敏性肺炎。

· 呼吸性细支气管炎。

· 哮喘。

■ **知识点**

· 吸入性肺损伤是由急性吸入烟雾、化学刺激物或燃烧产物所致,可能与气道热损伤有关。

· 根据损伤的部位不同,吸入性损伤可分为上呼吸道、气管支气管树和肺实质三个亚型。

· 继发于烧伤和吸入性损伤的肺部并发症是导致发病率和死亡率显著增高的主要原因。

· 化学性吸入性肺损伤的范围很广,包括气管支气管炎、细支气管炎、渗透性肺水肿、化学性肺炎、机化性肺炎、急性呼吸窘迫综合征和弥漫性肺泡损伤等。

· 肺实质损伤的高峰通常出现在中毒暴露后数天或数周。

· 早期急性期以肺表面活性物质丧失、肺不张、肺水肿、血管收缩为特征,临床表现为低氧血症。

· 虽然大多数患者不会出现长期呼吸功能障碍;然而,也可能会发生包括气管支气管狭窄、支气管扩张、闭塞性细支气管炎和间质性肺纤维化等不可逆的后遗症。

· 治疗主要是对症支持治疗,包括必要时的插管、雾化支气管扩张剂、黏液溶解剂、抗生素、呼吸治疗和吸痰。

■ **其他影像学表现**

· 急性期胸部X线片可能表现正常。

· 严重热损伤和大量烟雾吸入的病例可能表现为气管支气管水肿(CT检查)、肺不张和继发于急性呼吸窘迫综合征的进行性肺泡实变。

· HRCT是首选检查方法。有毒物质吸入后,亚急性期和慢性期可能会持续数周或数月。主要表现为"马赛克"征、空气潴留和小叶中心结节,这些表现可能继发于缩窄性细支气管炎、支气管扩张和细支气管扩张。

经验(✓)和教训(✗)

✓ 吸入性肺损伤后最常见的并发症是呼吸道感染和肺炎。

✗ 由于吸入性损伤的临床和影像学表现非特异,可以在其他几种不同情况下出现,因此诊断吸入性肺损伤前需明确暴露史。

(李博 译 李刚锋 胡玉川 审校)

病例86

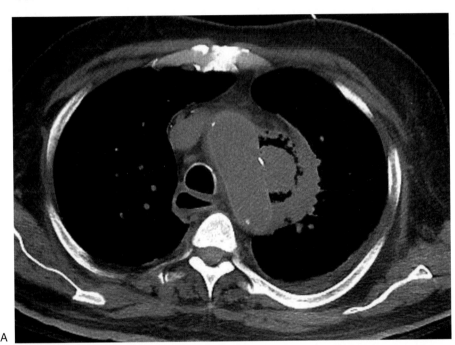

A

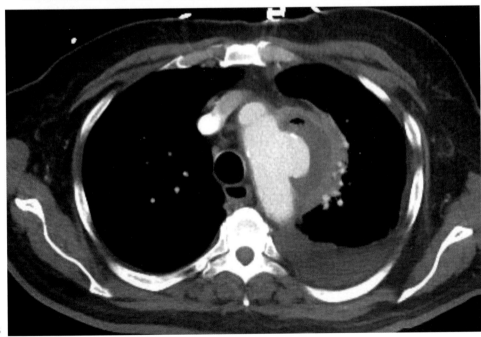

B

■ 临床表现

患者,男性,74岁,胸痛伴发热。

■ 影像学表现

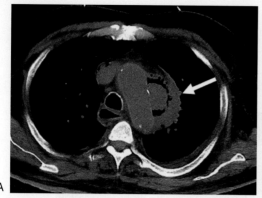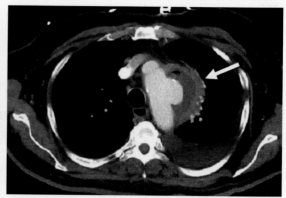

（A）胸部CT平扫（主动脉弓水平）轴位图像显示主动脉弓左侧缘异常凸出，位于纵隔内，周围见气体影（白箭头所示）。（B）抗生素治疗1周后胸部CT增强扫描图像显示主动脉弓囊状动脉瘤，瘤体左侧缘为半环形液性影，并见少量气体残留（白箭头所示）。左侧少量胸膜腔积液。

■ 鉴别诊断

- **感染性（"真菌性"）主动脉动脉瘤。**
- 动脉粥样硬化性主动脉动脉瘤。
- 创伤后主动脉假性动脉瘤。

■ 知识点

- 感染性主动脉动脉瘤可由先前存在的动脉瘤（通常是动脉粥样硬化）的感染发展而来，或者由原发性主动脉壁感染和损伤，以及随后出现动脉瘤样扩张发展而来。
- "mycotic"这个名词是由William Osler创造的，用来描述一例细菌性心内膜炎患者的蘑菇状动脉瘤。他最初的描述并非指真菌性致病源。"真菌性"令人困惑，因为其中绝大多数致病菌是细菌；因此，术语感染性动脉瘤更为恰当。
- 感染性动脉瘤少见，占所有主动脉瘤的3%以下；根据其主动脉壁损伤机制，可分为真性动脉瘤（累及主动脉壁全部三层结构）和假性动脉瘤，后者是主动脉破裂后，血液流至血管腔外，被周围组织包裹后形成。
- 危险因素包括主动脉壁创伤/损伤（导管、医疗器械）、既有感染（心内膜炎、肺炎、脊柱椎间盘炎、尿路感染）、免疫系统损害（糖尿病、类固醇、化学治疗、恶性肿瘤、艾滋病）、动脉粥样硬化疾病和先前存在的动脉瘤。
- 血液培养阳性的患者不到80%，其中，葡萄球菌、沙门菌、链球菌属和革兰阴性菌（假单胞菌、大肠杆菌）是最常见的微生物。在结核病流行地区，也会发现结核分枝杆菌，通常是从主动脉周围淋巴结感染累及主动脉壁。
- 大约50%感染性主动脉瘤位于胸主动脉，另一半位于腹主动脉。
- 感染性主动脉瘤的治疗包括抗生素联合针对异常动脉壁的局部治疗，后者包括外科清创感染组织并重建动脉壁、血管内治疗。

■ 其他影像学表现

- 大多数感染性主动脉瘤在形态上呈囊状或分叶状（>90%）；这与动脉粥样硬化性动脉瘤不同，后者主要呈梭形（90%）。
- 大多数非感染性的动脉粥样硬化性动脉瘤位于肾下腹主动脉，而大量感染性主动脉瘤位于胸主动脉和肾上腹主动脉(70%)。

· 与感染性主动脉瘤相关的影像学表现包括主动脉旁软组织肿块,边缘不同程度强化、模糊或积液(50%~70%)。

· 也可能发生椎体破坏和椎旁脓肿形成(5%)。

· 感染性主动脉瘤扩张速度快于动脉粥样硬化性动脉瘤。

经验(✓)和教训(✗)

✓ 主动脉壁或主动脉周围气体相对少见(7%~33%),但高度提示感染性动脉瘤。

✗ 区分感染性主动脉瘤和非感染性动脉粥样硬化性动脉瘤可能存在困难。感染性主动脉瘤的形态常不典型,且发生于动脉粥样硬化性动脉瘤的不常见部位。

(张慧芬 译 杨光 李刚锋 审校)

病例87

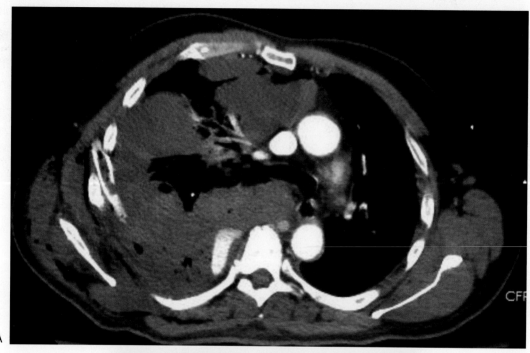

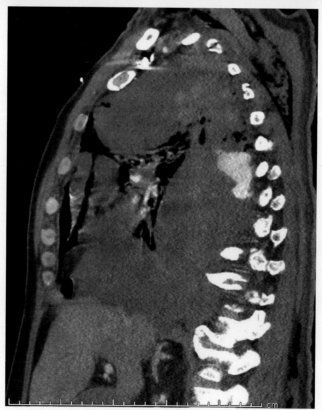

■ 临床表现

患者,男性,60岁,车祸后出现呼吸急促、低血压及剧烈胸痛。

■ **影像学表现**

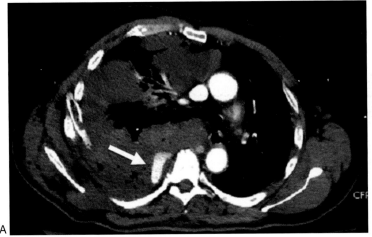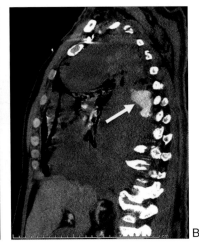

胸部CT增强扫描轴位(A)和冠状位(B)图像。右侧大量血胸内、右后胸腔椎旁区(箭头所示)可见高密度对比剂聚集。

■ **鉴别诊断**

- **血胸伴活动性出血**。
- 胸腔积液。
- 脓胸。
- 乳糜胸。

■ **知识点**

- 超过2/3的多发伤患者会发生胸部损伤,其致死人数占所有多发伤患者死亡人数的1/4。
- 血胸是胸部钝器伤和穿透伤的常见并发症,所有血流动力学不稳定或呼吸功能不全的外伤患者都应怀疑血胸。
- 美国每年约有30万例创伤性血胸患者。
- 在胸部钝器伤中,通常是由肋骨骨折损伤肋间血管、内乳血管或肺实质而导致出血。
- 肋骨骨折的数量与创伤性血胸之间存在相关性。无肋骨骨折者罕见血胸;而在有3根或更多肋骨骨折的患者中,血胸比较常见。
- 穿透性创伤可能会直接导致血管损伤而骨质无异常。
- 胸腔闭式引流是治疗急性血胸最常见的一线治疗方法。
- 急性创伤性血胸的外科手术干预指征:首次胸腔导管引流量超过1500mL或持续4小时引流量>200mL/h。

■ **其他影像学表现**

- 在胸部X线片上,大约200mL的胸腔积液可能会导致肋膈角变钝。
- 在仰卧位X线片上,通常需要约1000mL胸腔积液才能导致弥漫性高密度影。
- CT已成为评估创伤患者的首选检查方法,其对于检出胸腔积液和定性远优于平片。如不确定是否存在血胸,测量胸腔积液密度可能有助于定性。在CT上,血胸密度为35~70HU,这与浆液性或非出血性积液不同,后者的液体密度通常<15HU。
- 在增强CT图像上,动脉血外溢表示活动性出血,被认为是紧急干预的指征。
- 据报道,对急性创伤患者进行床旁的创伤重点超声评估(FAST)来检测胸腔积液,其敏感性不稳定(12.5%~92%),但其特异性(98.4%~100%)和阴性预测值(98%)都很高。

经验(✓)和教训(✗)

• 除外伤外,自发性或非外伤性血胸也可能发生。例如主动脉夹层,主动脉瘤破裂,肺动静脉畸形,胸壁、胸膜和肺部肿瘤(原发性和转移性),子宫内膜异位症等。目前已知出血性疾病也与自发性胸腔出血有关。

• 并非所有的出血性积液都代表血胸。红细胞比容低至5%即可呈出血性胸腔积液;而血胸的血细胞比容应至少为患者血细胞比容的50%。

（张慧芬 译　杨光 李刚锋 审校）

病例88

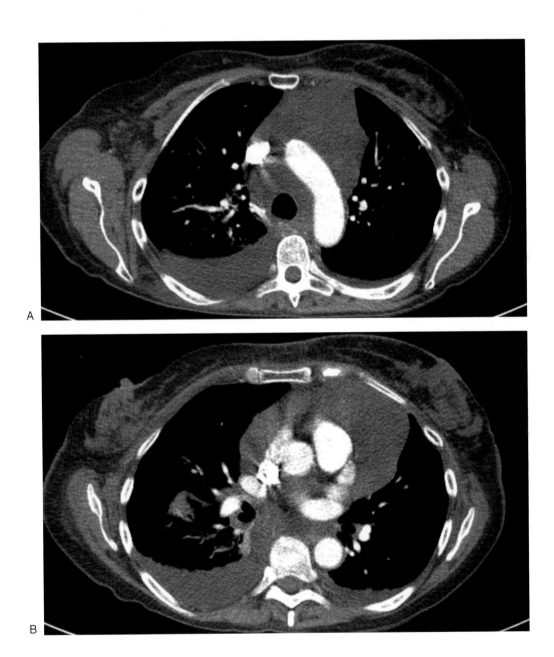

A

B

■ **临床表现**

患者,女性,57岁,右侧复发性胸腔积液和纵隔慢性低密度肿块。

■ 影像学表现

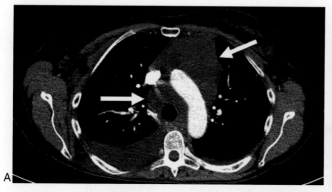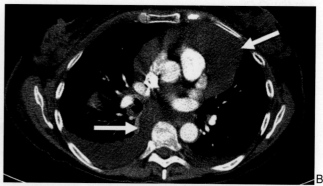

胸部增强CT图像:经主动脉弓(A)和肺动脉干(B)层面轴位图像。前、中、后纵隔可见一水样密度肿块(箭头所示),伴有双侧胸腔低密度积液。

■ 鉴别诊断

- **纵隔淋巴管瘤**。
- 胸腺囊肿。
- 前肠重复囊肿。
- 胸膜心包囊肿。
- 皮样瘤。

■ 知识点

- 淋巴管瘤是罕见的淋巴源性良性病变,占所有纵隔肿瘤的5%以下。
- 根据其组织学表现,淋巴管瘤可分为单纯性(或毛细血管性)淋巴管瘤、囊性淋巴管瘤和海绵状淋巴管瘤。
- 淋巴管瘤的确切病因尚不清楚,但认为其是先天性淋巴系统畸形,是无法与正常的淋巴组织相通的胚胎淋巴残余。
- 大多数淋巴管瘤累及颈部(75%)和腋窝或胸壁(20%),仅有少数病变延伸至纵隔(5%~10%)。
- 大多数儿童淋巴管瘤出现在2岁以前。
- 成人纵隔淋巴管瘤大多无症状。偶见因占位效应对邻近结构产生压迫,可能表现为声带麻痹、喘鸣、疼痛、上腔静脉综合征或上肢水肿或感觉异常。
- 不常见的并发症包括感染、破裂和出血。
- 染色体和基因异常,如特纳综合征、唐氏综合征(21三体综合征)、13三体综合征和18三体综合征,其淋巴管瘤的发病率较高。
- 对于有症状的患者,通常行手术切除,复发率较高(10%~50%),尤其是不完全切除者。其他治疗包括放射治疗、化学治疗和经皮注射硬化剂的硬化疗法,效果各不相同。

■ 其他影像学表现

- 纵隔淋巴管瘤最常见的影像学特征是薄壁、无强化、边界清晰的水样密度肿块,包绕相邻结构,但并无浸润,且通常无明显占位效应。
- 肿块可能呈单房或多房伴分隔,分隔可能会强化。
- 纵隔淋巴管瘤可累及纵隔任何部位,但前、上和中纵隔是最好发区域。心包和胸膜也可能受累。

经验(✓)和教训(✗)

✓ 囊性淋巴管瘤,也称为水瘤或囊性水瘤,是最常见的淋巴管瘤类型。

✗ 当淋巴管疾病作为淋巴管扩张、弥漫性淋巴管瘤病或淋巴管发育不良综合征的一部分出现时,其临床和影像学表现可能会非常复杂且具有误导性。此时,常见胸腔积液、乳糜胸和心包积液。

(张慧芬 译 杨光 李刚锋 审校)

病例89

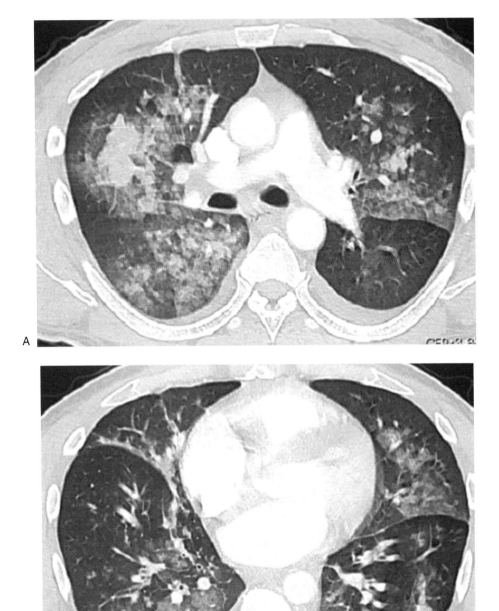

A

B

临床表现

患者,47岁,女性,低氧血症伴免疫球蛋白A丙种球蛋白病。

■　影像学表现

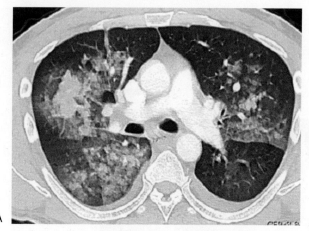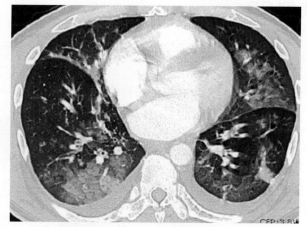

肺窗CT轴位增强扫描显示双肺多发磨玻璃影及散在斑片状实变影,双侧胸腔积液。

■　鉴别诊断

- **淀粉样变性**。
- 支气管肺炎。
- 恶性肿瘤。
- 肺泡出血。

■　知识点

- 淀粉样变性是一组异质性疾病,其主要特征是细胞外淀粉样蛋白的异常沉积,该蛋白是一种抗巨噬细胞降解的不溶性纤维蛋白聚集体。
- 淀粉样变性有多种临床和分子类型。两种最常见的类型是轻链(AL)淀粉样变性和淀粉样蛋白A(AA)淀粉样变性。
- AL淀粉样变性被认为是一种B细胞病,其异常蛋白来自轻链免疫球蛋白片段;本病可与多发性骨髓瘤、B细胞淋巴瘤或Waldenström巨球蛋白血症伴发。
- AL淀粉样变性是老年人的一种全身性疾病,可表现为单器官或多器官受累。
- AA淀粉样变性常与慢性炎性疾病或感染性疾病(类风湿关节炎、克罗恩病、干燥综合征、结核病、骨髓炎、麻风病、家族性地中海热)或恶性肿瘤(肾细胞癌、霍奇金病)有关。
- 绝大多数全身系统性淀粉样变性和临床症状重的呼吸道淀粉样变性是由AL型引起的(>90%)。
- 胸部淀粉样变性可累及任何结构,包括肺实质、淋巴结、血管、胸膜、心脏和心包。肺部淀粉样变性可表现为三种不同的形式:弥漫性肺泡-小叶间隔淀粉样变性、结节性肺淀粉样变性、气管支气管淀粉样变性。
- 全身系统性AL淀粉样变性的治疗旨在通过化学治疗和(或)造血干细胞移植来控制潜在的浆细胞病。局限性淀粉样变性通常无须全身治疗,特殊情况下可通过手术切除受益。

■　其他影像学表现

- 气管支气管淀粉样变性表现为结节状或弥漫性斑块形成,导致管壁增厚和管腔狭窄,后者可能导致肺不张和空气潴留。
- 结节性肺淀粉样变性表现为单发或多发具有分叶征或毛刺征的肺结节,常伴有钙化(50%)。较大者可表现为团块状。
- 弥漫性肺泡-小叶间隔淀粉样变性的主要特征是弥漫性间质病变,表现为小叶间隔增厚所致的网格影、微结节、磨玻璃影和散在斑片状密度增高影。AL系统性淀粉样变性常伴肺门和纵隔淋巴结肿大（75%）。受累淋巴结可能会出现明显钙化。

- 在某些情况下，系统性和局部性特征可能会同时出现。
- 伴发肺囊肿的结节性淀粉样变性最常见于干燥综合征患者。

经验（✓）和教训（✗）

✓ 几种不同类型的淀粉样变性会影响心脏；特别是患AL全身性疾病和ATTR（转甲状腺素）或老年性疾病中，具有较高的发病率和死亡率。

✗ 形似恶性肿瘤的孤立性肿块样淀粉样瘤是肺淀粉样变的常见表现（60%）。

（张慧芬 译 周永 胡玉川 审校）

病例90

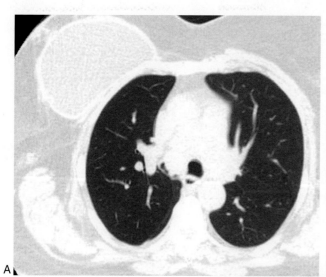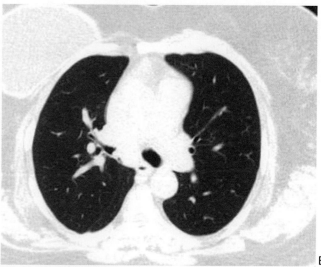

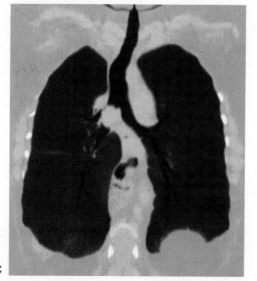

■ **临床表现**

患者,女性,47岁,乳腺癌病史,近期出现咳嗽和呼吸困难。

■ 影像学表现

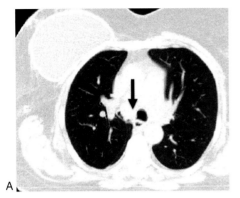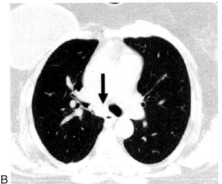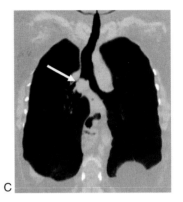

轴位胸部CT增强肺窗图像(A,B)和最小密度投影冠状位重建图像(C)显示右主支气管内分叶状软组织密度肿块(箭头所示),右主支气管完全阻塞。

■ 鉴别诊断

- **支气管转移**。
- 支气管类癌。
- 肺癌。
- 异物。

■ 知识点

- 肺是肺外恶性肿瘤发生远处转移最常见的部位。
- 气管支气管转移平均分布在左右肺之间,大部分位于支气管(>90%),只有少数位于气管(5%)。
- 肺外恶性肿瘤很少发生支气管转移,确切发病率尚不清楚。转移瘤占所有支气管内肿瘤活检患者的2%~4%。
- 很大一部分患者无明显症状(25%~50%),只是在癌症患者的分期随访CT图像中被偶然发现。有症状的患者通常表现为呼吸困难、咳嗽和咯血,或继发梗阻后的肺部感染。
- 除了脑肿瘤(神经胶质瘤)外,几乎所有恶性实性肿瘤,不论是上皮性还是间叶性,都可能发生支气管内转移。
- 出现支气管内转移的最常见肺外肿瘤包括:乳腺癌(30%)、结直肠癌(25%)、肾细胞癌(14%)、胃癌(6%)、前列腺癌(4.5%)和黑色素瘤(4.5%)。

- 近90%的支气管内转移瘤是明确原发肿瘤后才被诊断(异时性)。
- 在少数情况下(10%),支气管内转移与原发肿瘤同时检出或在其之前就被检出。
- 可能需要免疫组化分析来区分原发性支气管内肿瘤和转移瘤。
- 预后一般较差,大多数研究报道,患者的平均生存期为1~2年。
- 支气管内转移瘤的治疗包括手术、外部放射治疗、化学治疗、近距离放射治疗、支气管内支架和激光等。

■ 其他影像学表现

- 在轴位和多平面重建图像上仔细评估气道通畅性对于诊断支气管内病变至关重要。
- 在CT上,与支气管内转移瘤同侧的肺门肿块是相对少见的影像学表现(16%)。然而,影像学检查几乎总是异常,可表现为多发性肺结节(53%)、纵隔淋巴结肿大(47%)、单侧外周肺肿块(30%)、肺不张(28%)和(或)胸腔积液(23%)。

经验(✓)和教训(✗)

✓ 大多数支气管内转移瘤诊断较晚,平均在原发恶性肿瘤诊断后4年左右。

✗原发性肺癌和支气管内转移瘤间的鉴别可能非常困难。对于既往有恶性肿瘤病史的患者,如果存在任何支气管内肿瘤,应考虑转移性疾病的可能性。这种鉴别很重要,因为两者治疗方案可能不同。

（张慧芬 译　周永 胡玉川 审校）

病例91

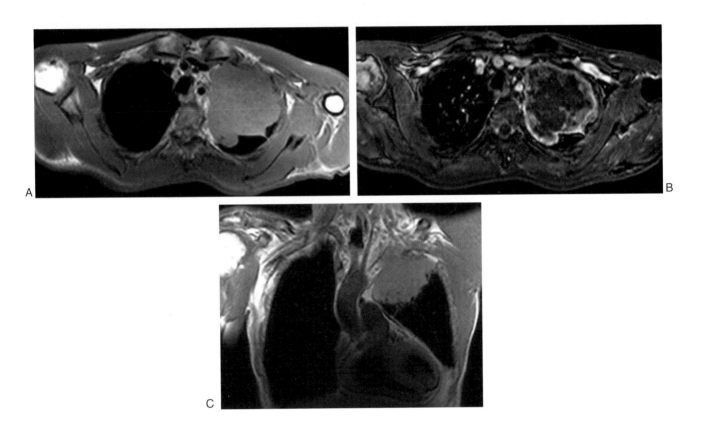

A B

C

■ **临床表现**

患者,男性,47岁,左肩疼痛。

■ 影像学表现

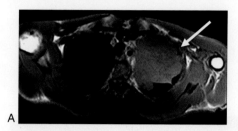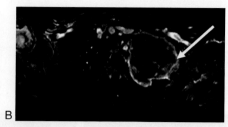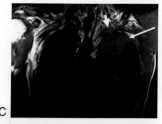

胸部MR图像：轴位T1加权图像(A)、增强T1加权脂肪抑制图像(B)和冠状位T1加权图像(C)。轴位和冠状位图像显示左肺上叶大肿块(长箭头所示)，在T1加权图像上与肌肉等信号，病灶边缘明显强化。冠状位图像显示左肺尖部胸壁受侵(短箭头所示)。

■ 鉴别诊断

- **肺癌伴胸壁侵犯。**
- 肉瘤。
- 淋巴瘤。
- 间皮瘤。

■ 知识点

- 肺癌仍然是全球最常见的癌症，每年新增病例超过180万例。
- 尽管在早期诊断、预防和治疗方面有了显著改善，但在美国，肺癌仍然是癌症相关死亡的最常见原因，每年约有160万人死亡。
- 多排螺旋CT(MDCT)和¹⁸F-FDG-PET是肺癌分期和治疗计划的首选检查技术。
- 目前不建议常规将胸部MRI用于肺癌分期，但当怀疑肺上沟瘤侵犯胸壁或臂丛神经时，应考虑MRI检查。
- 在部分肺癌患者，MRI也有助于评估纵隔侵犯，包括心脏、心包和大血管，以及淋巴结。
- 上沟(Pancoast)肿瘤是位于肺尖部的一种特殊类型肺癌，约占所有肺癌的5%，通常通过软组织向周围侵犯，将其定义为T3或T4期肿瘤。
- 潜在可切除的Pancoast肿瘤最初采用诱导放

化疗，之后考虑肿瘤完全切除的可能性。
- 侵犯T1神经以上的臂丛神经、椎体破坏超过50%、N2或N3淋巴结受累，以及远处转移被认为是手术切除的排除标准。

■ 其他影像学表现

- 胸廓入口MR和MR血管成像在检出局部侵犯上较CT具有更高的准确性，包括壁胸膜、胸膜外脂肪、椎体、椎管、臂丛神经和血管侵犯等方面。
- 在区分肿瘤和邻近肺不张、肺炎和放射治疗后改变方面，MRI也优于CT。

经验(✓)和教训(×)

✓ 与CT相比，MRI在评估心胸外科病理学方面的优势包括无电离辐射、更高的对比分辨率以及无须对比剂注射即可进行血管检查。

× 除了MR检查的一些绝对禁忌证(靠近关键部位的金属异物、铁磁血管夹)和相对禁忌证(一些医疗器械，如起搏器或自动植入式心脏除颤器、耳蜗植入器等)外，MR检查相比CT还存在一些缺点，包括钙化检测能力有限，幽闭恐惧症患者难以完成检查，检查时间更长、成本更高，应用范围相对局限等。

（黄波涛 译 周永 胡玉川 审校）

病例92

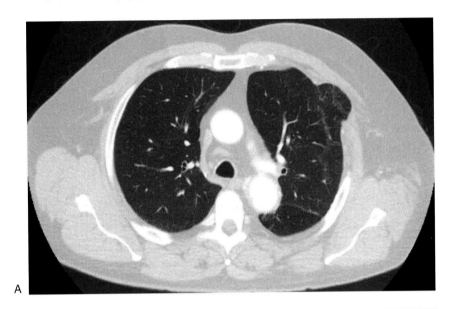

A

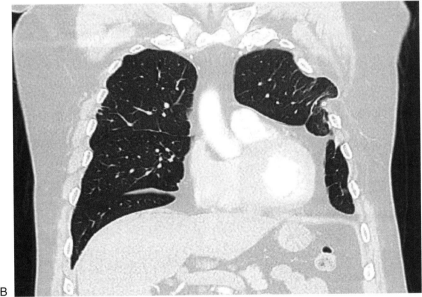

B

■ **临床表现**

患者,男性,45岁,左侧胸痛。

■ 影像学表现

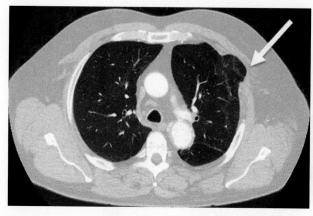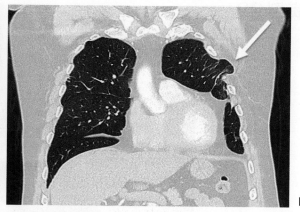

胸部增强CT:轴位图像(A)和冠状位重建肺窗(B)图像显示肺实质通过左上肋间隙异常突出(箭头所示)。左侧肺疝旁的肋骨形态不规则,为既往手术的后遗症。

■ 鉴别诊断

· **术后获得性肺疝**。

· 创伤后获得性肺疝。

· 病理性获得性肺疝。

· 先天性肺疝。

■ 知识点

· 肺疝由肺组织和胸膜超出胸腔或胸壁范围的异常突出组成。

· 肺疝可根据其位置(颈疝或肺尖疝、胸疝、膈疝)和病因(先天性或后天性)进行分类。

· 大多数肺疝是获得性的,由创伤或手术导致胸壁薄弱所引起,通常在肋间隙水平;少部分肺疝来自胸壁的原发病变(如感染、肿瘤),这些归类为病理性肺疝。

· 获得性肺疝也可在咳嗽或慢性阻塞性肺疾病的患者中随胸膜腔内压增加而自发形成。常见于肺尖区,是由胸膜腔内压升高和Sibson筋膜或腱膜(胸膜上膜)缺陷共同导致的。Sibson筋膜或腱膜是胸内筋膜的延伸。

· 肺疝临床表现为伴疼痛的胸壁肿块或无任何症状。临床表现可能是急性,也可能是手术或创伤后数月甚至数年后发生。

· 可能发生嵌顿和绞窄,尤其是肺组织通过小的胸壁缺损疝出时。

· 肺疝的处理取决于疝的类型、临床表现和缺损的大小。无症状性肺疝可观察和随访。特别是有症状肺疝,当胸壁缺损较小时,通常需要通过手术修补缺损的胸壁,以防止嵌顿和疝肺缺血或坏死。

■ 其他影像学表现

· 胸部X线片可以显示突出于骨性胸廓外的透光肺实质。

· 多层螺旋CT多平面重建是诊断和评价肺疝的首选影像学检查方法,可显示胸壁外异常突出的肺实质。

· 除肺实质突出外,CT常显示相邻肋骨叉开、肋间隙异常增宽。

经验(✓)和教训(✗)

✓ 在Valsalva动作或呼气时(胸膜腔内压升高)拍摄的胸部X线片或CT图像上,显示肺疝的大小增加,轮廓更为清晰。

✗ 在严重肺气肿患者中,肺组织可通过肋间隙异常膨出,而无疝出,这种情况通常为双侧对称、多灶性分布,在中胸部更为明显。

(黄波涛 译　寇海林 周永 审校)

病例93

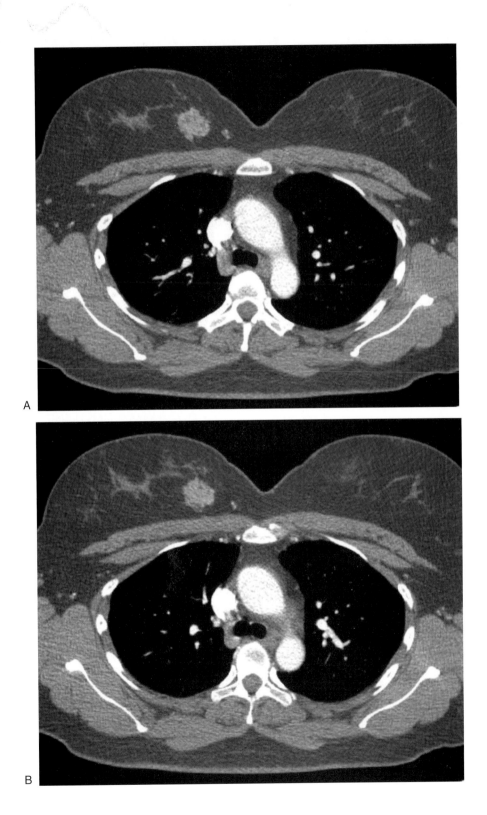

A

B

■ 临床表现

患者,女性,44岁,非典型性胸痛,有高血压病史。CT检查排除主动脉夹层。

■ **影像学表现**

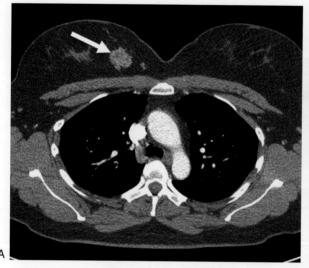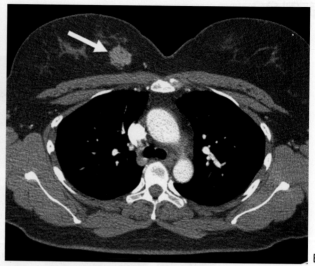

胸部增强CT图像。轴位两个连续层面显示右乳腺内侧一圆形软组织密度肿块(箭头所示)。

■ **鉴别诊断**

- **乳腺癌**。
- 纤维腺瘤。
- 纤维脂肪瘤。

■ **知识点**

- 乳腺癌是西方国家女性最常见的恶性肿瘤,其中浸润性导管癌是最常见的类型(80%)。
- 在无症状的患者中,通过乳腺X线摄影筛查可以发现大量乳腺病变。
- 在非乳腺病变的断面影像检查中(CT、PET-CT、MR)也可偶然发现乳腺异常病变。
- 在过去的10年中,无论是创伤还是非创伤患者,CT检查的使用率都有了显著增加。
- 在成年女性患者中,1%~8%非乳腺适应证胸部CT检查中检出了偶发乳腺病变。
- 在CT检查发现的乳腺肿块中,大约1/3为恶性。
- 需要对病变进行组织学诊断,以确定最佳治疗方案(如手术、化学治疗、放射治疗、激素治疗)。

- 治疗计划取决于许多因素,如肿瘤生物学、分期、基因组标记、基因突变和患者的年龄。

■ **其他影像学表现**

- 偶发乳腺病变的恶性肿瘤的预测特征包括针状/毛刺状不规则边缘、不规则形状、分叶状轮廓和对比增强。
- 乳腺癌的CT增强模式多样,可能表现为动脉早期强化、周围性边缘强化、均匀或不均匀强化,伴或不伴病灶内部的间隔强化。

经验(✓)和教训(✗)

✓ 在乳腺偶发病变的CT征象中,针状边缘(76%~100%)和不规则形状(58%~99%)是乳腺恶性肿瘤阳性预测价值最高的影像学特征。

✗ 在CT图像上发现的乳腺钙化对恶性肿瘤的阳性预测价值较低。CT图像上发现的几乎所有乳腺钙化都是良性的。

(黄波涛 译 寇海林 周永 审校)

病例94

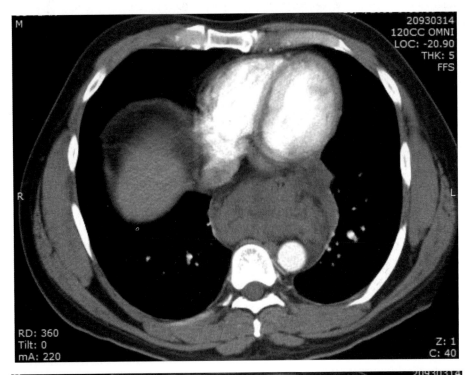

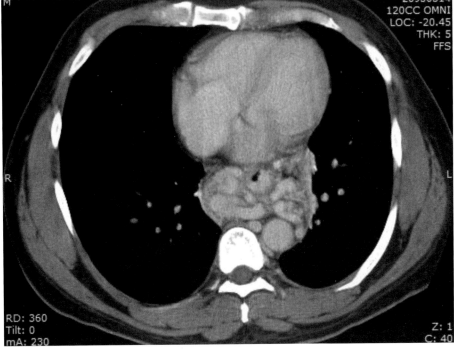

■ **临床表现**

患者,男性,55岁,呕血。

■ 影像学表现

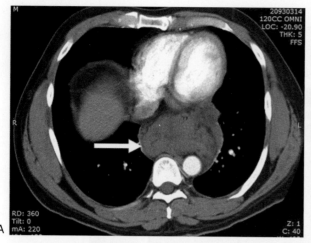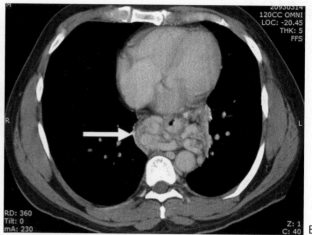

同一患者胸部增强CT同层面动脉期(A)和延迟期(B)轴位图像显示食管周围有大量渐进性强化的迂曲血管(箭头所示)。

■ 鉴别诊断

- **食管静脉曲张**。
- 纵隔血管源性肿瘤。
- 动静脉畸形。

■ 知识点

- 食管和食管旁静脉曲张是指当静脉阻塞、门静脉系统阻力增加或腔静脉阻塞时,新建立的侧支循环静脉异常扩张。
- 两者均见于门脉高压患者,但食管静脉曲张较食管旁静脉曲张更容易发生出血。
- 肝硬化患者食管静脉曲张的发病率高达90%,每年出血率高达30%。
- 肝硬化和门脉高压患者静脉曲张出血的发病率和死亡率风险显著增加。
- 大多数食管静脉曲张发生在食管的下 1/3,并引流入奇静脉或半奇静脉系统。
- 食管静脉曲张出血相关的死亡率在3个月内高达35%,2年内高达70%。
- CT图像检出的较小食管静脉曲张(<3mm)很少发生出血。相比之下,一些大的静脉曲张(>5mm)更有可能发生出血。

- 治疗方法包括内镜下结扎、非选择性β受体阻滞剂和经颈静脉肝内门体分流术。

■ 其他影像学表现

- 食管静脉曲张的典型CT表现为食管壁结节状增厚,而食管旁静脉曲张则表现为主动脉和脊柱前方食管周围管状或蛇形强化静脉网,奇/半奇静脉、椎静脉丛和左胃静脉扩张。
- CT增强扫描,包括动脉期和门脉期图像,对检出较大的、有临床意义的静脉曲张具有较高的敏感性(>90%),而对于小的静脉曲张的检出,其敏感性中等(53%~60%),总体敏感性约为70%。
- 在CT增强扫描(CT食管造影)时,食管远端因空气扩张可改善食管静脉曲张的显示。

经验(✓)和教训(✗)

✓ CT是诊断肝硬化患者食管静脉曲张的良好无创影像学技术。通常内镜检查被推荐用于所有肝硬化患者的筛查,但内镜为侵入性检查,需要镇静,而且价格昂贵。

✗ 在CT上很难区分食管静脉曲张和食管旁静

脉曲张。食管静脉曲张表现为食管壁上皮和黏膜下血管扩张,而食管旁静脉曲张则位于食管外壁,位于外膜之外。

（黄波涛 译　寇海林 周永 审校）

病例95

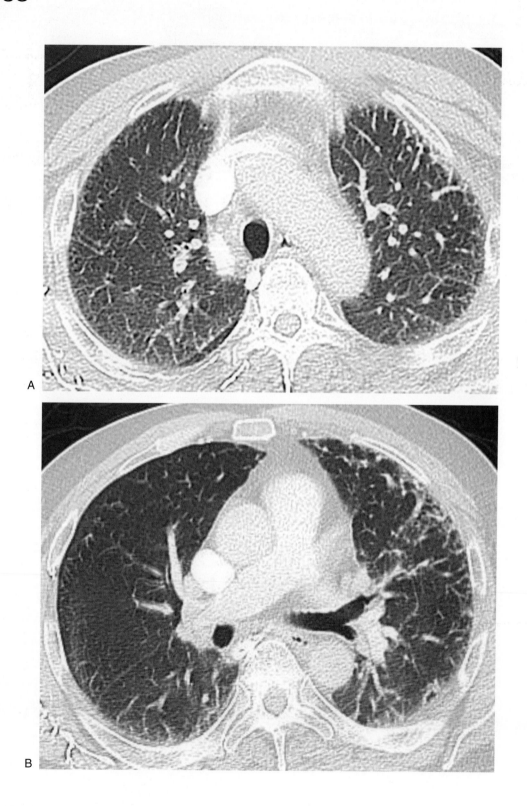

A

B

■ 临床表现

患者,男性,53岁,有肝硬化病史,伴呼吸困难和低氧血症。

■　**影像学表现**

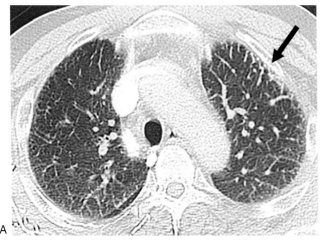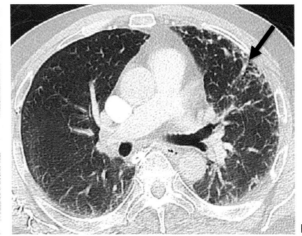

胸部CT增强图像。两个不同层面轴位肺窗图像显示肺外围和胸膜下区异常血管影,左侧为著(箭头所示)。

■　**鉴别诊断**

· **肝肺综合征**。

· 遗传性出血性毛细血管扩张症。

· 肺水肿。

· 癌性淋巴管炎。

■　**知识点**

· 肝肺综合征指肝病、肺血管扩张和氧合异常的临床三联征,以肺血管扩张继发的动脉氧合异常为特征,主要与肝硬化或肝功能障碍有关。

· 呼吸困难是肝肺综合征最常见的临床表现。

· 大多数肝肺综合征病例与肝硬化或非肝硬化性门静脉高压相关,但其他急性和慢性肝病也可出现肺血管扩张和低氧血症。

· 高达20%的肝移植患者出现了肝肺综合征。

· 肝肺综合征的严重程度与肝病的严重程度无相关性,但肝肺综合征的存在会恶化肝硬化患者的预后。

· 在组织病理学上,肝肺综合征的独特特征是肺毛细血管增粗扩张、扩张的血管数量增多、肺动静脉瘘和门–肺静脉吻合。

· 多种循环介质血清浓度升高和血管生成的增加可能是肝肺综合征的主要机制。

· 因为没有其他有效的药物或药物治疗方法,唯一有效的治疗是肝移植。通常使用补充氧疗法。

■　**其他影像学表现**

· 肺内动静脉分流可通过超声心动图或核医学得到证实。

· 超声造影时,微泡在右心房充满后的3~6个心动周期内,左心室出现微泡。

· 经外周静脉注射 ^{99m}Tc 标记的微球蛋白进行肺灌注扫描,显示肺外摄取量增加(大脑、肾脏)。

· CT可显示胸膜下肺表面血管数量和管径增加,且通常不会逐渐减少。

经验(✓)和教训(✗)

✓ 心脏超声造影是诊断肝肺综合征的首选影像学检查方法。

✗ 微泡到达右心房后立即在左心房或左心室出现微泡,最可能的诊断是心内分流,而不是肝肺综合征。

(黄波涛　译　李晓君　雷学斌　审校)

病例96

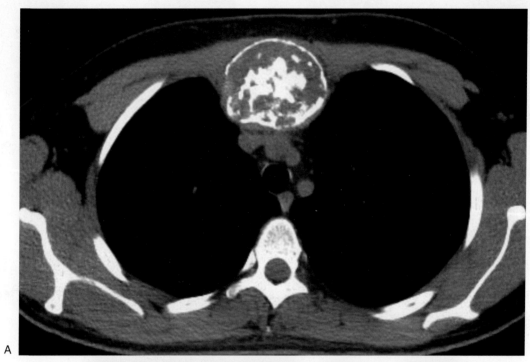

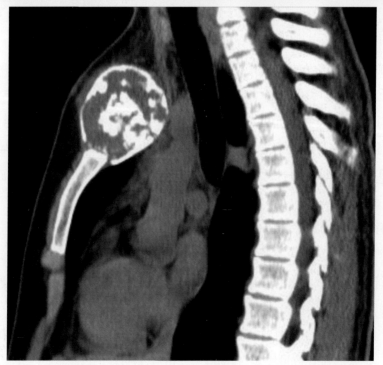

■ **临床表现**

患者,男性,29岁,前胸壁肿块伴疼痛。

■ 影像学表现

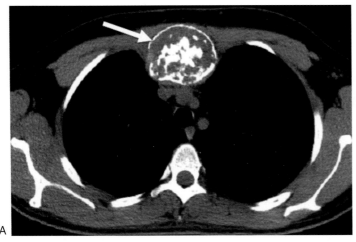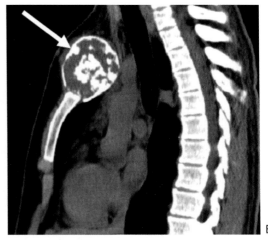

胸部CT平扫：轴位图像（A）和正中矢状位软组织窗重建图像（B）。两幅图像均显示胸骨柄膨胀性病变，其内可见软组织密度影和不规则钙化（箭头所示）。

■ 鉴别诊断

- **软骨肉瘤**。
- 转移瘤。
- 淋巴瘤。
- 骨肉瘤。
- 尤因肉瘤。

■ 知识点

- 转移性疾病是最常见的胸骨肿瘤。胸骨转移性病变中最常见的原发性肿瘤是乳腺癌和肺癌，其次是甲状腺癌、肾癌、结肠癌和淋巴瘤。
- 胸骨的原发肿瘤罕见，约占所有原发性骨肿瘤的1%。多数是恶性的，软骨肉瘤是最常见类型（30%~50%）。
- 胸骨的其他原发性恶性肿瘤包括浆细胞瘤、淋巴瘤、骨肉瘤、尤因肉瘤和纤维肉瘤。
- 胸骨软骨肉瘤通常见于成人，多见于50岁左右的患者，最初是胸前壁的无痛性缓慢生长肿块。部分患者在触及肿块明显增大之前常以疼痛为首发症状。
- 虽然这些肿瘤生长缓慢，但它们可能会侵犯局部相邻结构并转移到远处器官。术后复发并不少见，特别是在不完全切除后。
- 胸骨软骨肉瘤患者的5年总生存率为66%。
- 手术切除（根治性完全切除）是首选治疗方法，因为软骨肉瘤对放射治疗或化学治疗不敏感。根治性手术治疗需要胸壁重建，以保证胸部的稳定性，避免胸部外翻和预防畸形的发生。

■ 其他影像学表现

- 侧位胸部X线片可偶尔显示胸骨肿块。在CT上主要表现为胸骨膨胀性病变，内部点状钙化或矿化的软骨基质，可能表现为环状或弧形钙化。
- MR上，肿瘤在T1加权图像上呈低信号，T2加权序列上呈高信号，增强后呈斑片状强化。

经验(✓)和教训(✗)

✓ 除非另有证明，否则胸骨的所有肿瘤都应被视为恶性肿瘤。

✗ 前胸壁软骨肉瘤并不总是起源于胸骨。一些病例系列报道，前肋软骨部软骨肉瘤的发病率是起源于胸骨的3倍。

（张贝 译 李晓君 雷学斌 审校）

病例97

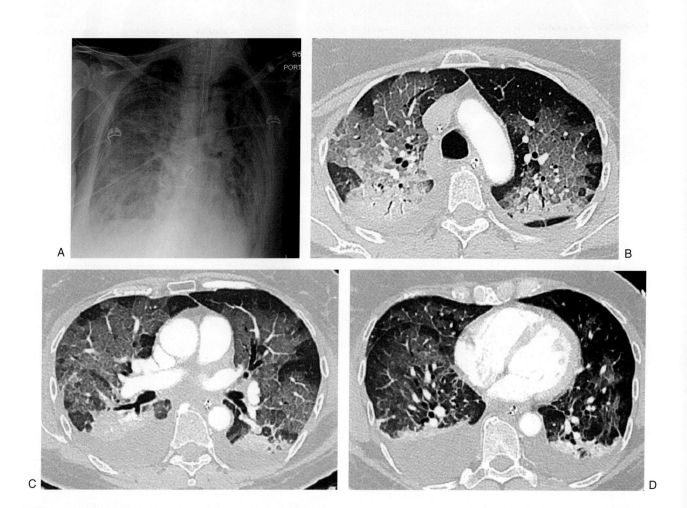

■ 临床表现

患者,女性,49岁,患有盆腔脓肿和败血症,并合并低氧血症和呼吸困难。

■ 影像学表现

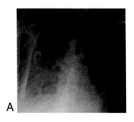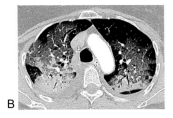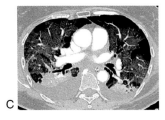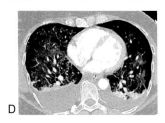

(A)床旁胸部X线片(后前位)显示广泛性的肺泡实质高密度影,双肺均可见气腔实变影。(B~D)胸部CT增强图像,三个不同层面轴位肺窗图像显示双肺明显磨玻璃密度影,并可见双侧胸腔积液。

■ 鉴别诊断

- **急性呼吸窘迫综合征(ARDS)。**
- 心源性肺水肿。
- 急性间质性肺炎。
- 弥漫性肺泡出血。

■ 知识点

- ARDS是一种急性弥漫性炎症性肺泡损伤,主要特征为肺泡毛细血管膜通透性增加,导致肺水肿,液体和蛋白质流入肺泡和间质,导致气体交换障碍并伴有低氧血症($PaO_2 : FiO_2 \leqslant 200mmHg$)。

- ARDS的诊断是基于在已知危险因素的1周内,在胸片或胸部CT上发现低氧血症和双侧肺野透亮度减低,患者的呼吸衰竭不能完全用液体超负荷或心力衰竭解释。

- ARDS根据气体交换异常的严重程度分为三个级别(轻度、中度或重度)。

- ARDS很常见,发病率为每年80例/100 000人,占所有重症监护病房入院人数的10%;它的死亡率仍然很高,约为50%。

- 诱发条件可以是肺或肺外的。导致ARDS的较常见肺部异常包括肺炎、误吸、吸入性损伤、外伤(肺挫伤)、溺水和血管炎。肺外疾病包括败血症、非心源性休克、多发性创伤、大面积烧伤、胰腺炎、输血和药物。

- 在组织病理学上,ARDS的特点是弥漫性肺泡损伤(DAD),从急性渗出期(1~7天)演变为中间增殖期(8~14天),最后发展为慢性纤维化晚期(>15天)。

- 治疗包括机械通气和支持措施。

■ 其他影像学表现

- 在肺ARDS病例,急性渗出期(最初48小时)影像学检查可能正常,也可能仅显示肺ARDS的相关病理改变(如肺炎)。

- 48~72小时后,随着患者临床恶化,出现双肺斑片状肺泡和间质高密度影("铺路石"征)和局灶性实变,可能进展为弥漫性双侧实变。

- 分布不均匀,病变阴影常呈重力密度梯度分布,即从非重力依赖区正常或过度膨胀的肺脏移行过渡为弥漫性磨玻璃影,直至重力依赖区的致密实变影。

- 常伴有胸腔积液。机械通气患者常可能发生肺囊肿。ARDS患者也可观察到磨玻璃密度区内的支气管扩张,这种扩张是可逆的。

- 许多幸存的患者(>70%)在CT上残留异常病变,包括持久存在的磨玻璃密度、网状结构、气囊肿,在某些情况下可见明显的间质性肺纤维化伴牵引性支气管扩张。

经验(✓)和教训(✘)

✓ CT上双肺对称分布的实质异常支持肺外ARDS的诊断。不对称模式如单侧局灶性实变或非重力依赖性实变支持肺 ARDS 的诊断。

✖ ARDS 和急性间质性肺炎(AIP)并不相同。两者的临床表现(缺氧和呼吸衰竭)和组织病理学(DAD)相似,但病理生理学不同。大多数 ARDS 病例继发于已知疾病,而 AIP 是特发性的。只有少数 ARDS 患者有 AIP。AIP 可被视为 ARDS 的一种特发性形式。

(张贝 译 李晓君 雷学斌 审校)

病例98

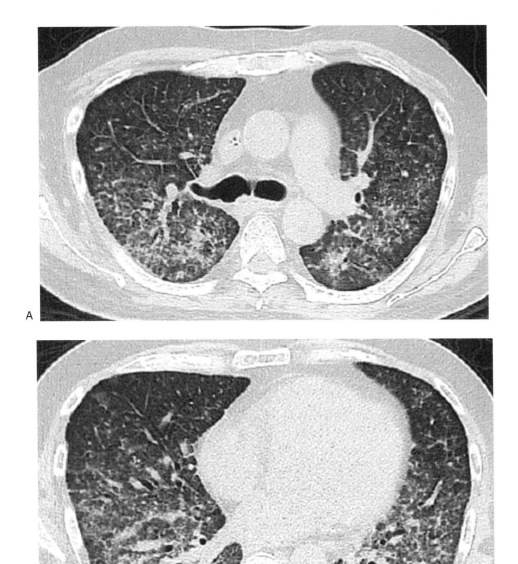

■ **临床表现**

患者,男性,47岁,营养不良和免疫抑制,伴有嗜酸性粒细胞增多、呼吸功能不全、瘀点、紫癜和皮下结节。

■ 影像学表现

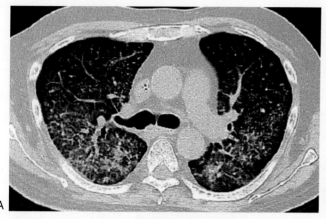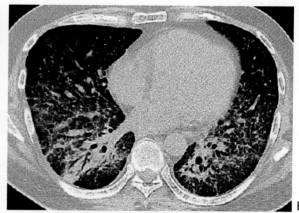

胸部CT平扫图像。不同层面的轴位肺窗图像显示双肺病变的影像学表现复杂,呈网状和结节样高密度影,并伴有斑片状磨玻璃影和空腔实变。

■ 鉴别诊断

· **类圆线虫重度感染**。

· 支气管肺炎。

· 肺水肿。

■ 知识点

· 类圆线虫病是美国最重要的人类线虫感染,由土栖蠕虫类圆线虫引起,该蠕虫在该国东南部(阿巴拉契亚山脉地区)流行,在世界热带和亚热带地区也非常普遍。

· 类圆线虫病是由雌性线虫引起的,它通过皮肤进入静脉系统并迁移到肺部,然后迁移到受感染宿主的胃肠道。

· 重度感染综合征和播散性疾病通常是由HIV或人T淋巴细胞Ⅰ型病毒感染、皮质类固醇治疗、器官移植、化学治疗、恶性血液病、慢性感染或营养不良引起的免疫抑制并发症。

· 在细胞免疫受损的患者中,土栖蠕虫类圆线虫具有产生自体感染的能力,可以通过肠内循环(内自体感染)或肛周皮肤(外体感染),有传染性的幼虫大量繁殖和迁移。

· 重度感染综合征可发生在2.5%的感染患者中。

· 肺类圆线虫病是播散性疾病最重要的体征之一,它还可累及肝脏、肾脏、心脏、大脑、皮肤和其他器官。

· 血液中嗜酸性粒细胞增多(>5%嗜酸性粒细胞)常见于感染患者(>80%)。

· 类圆线虫重度感染和播散性疾病的死亡率非常高(高达87%)。

· 治疗包括抗寄生虫药(如伊维菌素、阿苯达唑、甲苯达唑、噻苯达唑)。

■ 其他影像学表现

· 多灶性结节状或斑片状高密度影,可发展为完全实变。

· 伴有肺泡出血区的磨玻璃密度影。

经验(✓)和教训(✗)

✓ 任何患有嗜酸性粒细胞增多症的免疫抑制患者,如果曾到过热带或亚热带地区或美国类圆线虫流行地区,并且出现全身疾病症状,包括多灶性肺部病变,则应评估其是否患上了类圆线虫病。

✗ 类圆线虫病的诊断可能很困难。在免疫抑制患者中,可用检测方法,如粪便检查(敏感性<50%)和酶联免疫吸附试验(敏感性为13~68%)的敏感性相对较低。

(张贝 兰江涛 译 李晓君 审校)

病例99

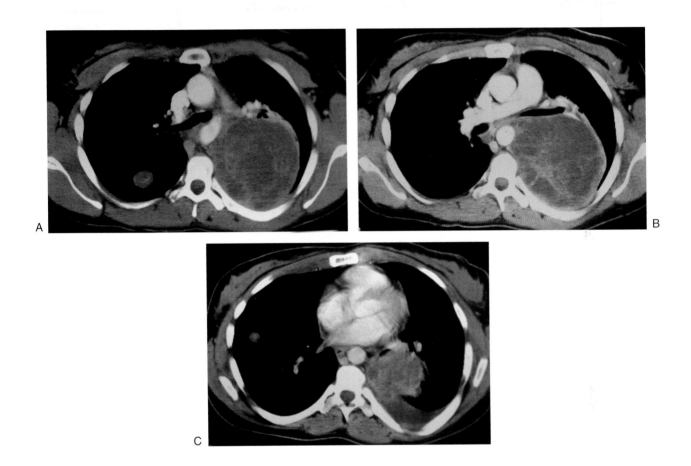

■ 临床表现

患者,女性,27岁,患有神经纤维瘤病,胸痛。

■ 影像学表现

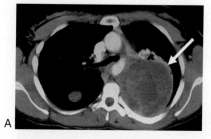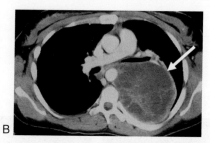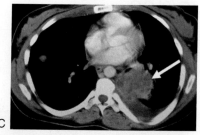

对比增强胸部CT图像,轴位纵隔窗三个不同层面的图像。左侧纵隔或胸膜外软组织密度巨大肿块,呈不规则强化,同侧见少量胸膜腔积液(箭头所示)。

■ 鉴别诊断

- **恶性周围神经鞘瘤(MPNST)。**
- 神经鞘瘤。
- 神经纤维瘤。
- 交感神经节肿瘤。

■ 知识点

- MPNST是少见的侵袭性神经源性肉瘤(施万细胞),占所有软组织肉瘤的5%~10%。它们起源于先前存在神经鞘瘤的周围神经。

- 这些肿瘤中约有40%与神经纤维瘤病1型(NF1)相关,是最常见的人类癌症遗传易感综合征,因为它与多种恶性肿瘤有关,包括MPNST、白血病、胃肠道间质瘤和横纹肌肉瘤。其他60%为散发性。

- MPNST可见于任何年龄段,无性别差异。散发性MPNST往往发生在50岁左右,与NF1相关的MPNST不同,后者往往发生得更早,平均年龄约为30岁。

- NF1背景下的大多数MPNST起源于四肢和骨盆的神经根和神经丛的丛状神经纤维瘤(60%),其中坐骨神经的发病率非常高。

- 胸腔内MPNST很少见(15%~20%),可能位于纵隔、胸壁、肺或椎旁区域。

- 由于MPNST在检出时体积大,以及存在局部侵袭性和潜在转移风险而预后不良,5年总生存率为50%。

- 在可行的情况下,完全手术切除是首选治疗方法,其次是辅助放射治疗以减少局部复发,并在晚期病例中进行新辅助化学治疗。

■ 其他影像学表现

- 在CT平扫,MPNST通常表现为与肌肉相比呈低密度或等密度的较大软组织肿块。

- 在MRI T1WI上呈低信号,在T2WI上呈高信号。

- MPNST在CT和MRI上均呈现对比强化,由坏死(25%)和钙化(25%)导致其内信号不均匀。

经验(✓)和教训(✗)

✓ 具有横纹肌细胞分化(骨骼肌)的MPNST被称为恶性蝾螈瘤,预后较传统MPNST差。

✗ 神经鞘瘤的良恶性鉴别比较困难。研究报道在T2WI上由中央低信号区组成的"靶"征为MPNST的一个特征性征象,但其他研究中并未证实其可靠性。

(张贝 兰江涛 译 李晓君 审校)

病例100

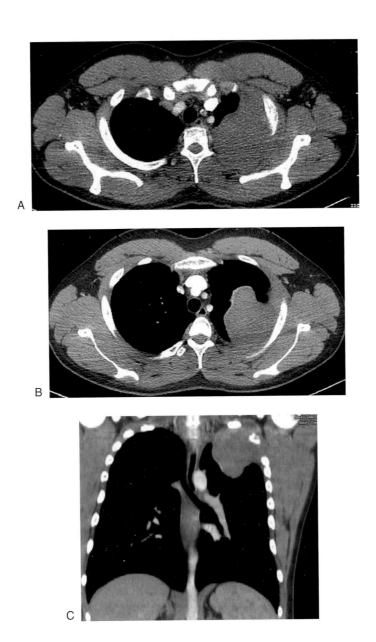

■ **临床表现**

患者,白种人男性,22岁,左肩疼痛。

■ 影像学表现

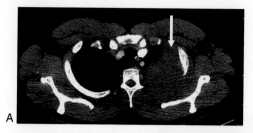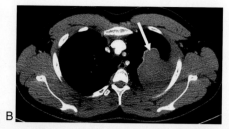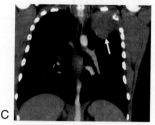

胸部CT增强图像。(A,B)不同层面轴位图像和(C)冠状位重建图像显示左侧胸腔上部巨大软组织密度肿块,来源于胸膜或胸膜外,肿块部分穿过左侧第1肋间隙向外突出(箭头所示)。

■ 鉴别诊断

- **原发性原始神经外胚层肿瘤**。
- 横纹肌肉瘤。
- 纤维肉瘤。
- 淋巴瘤。

■ 知识点

- 尤文家族肿瘤(EFT)是一组起源于神经外胚层的肿瘤;起始于骨骼或邻近的软组织,这些组织具有共同的神经元免疫组织化学标志物,以及细胞遗传学和超微结构特征。骨的尤因肉瘤是该家族中最常见的肿瘤。

- 骨外尤因肉瘤,起源于骨骼周围的软组织。

- 外周原始神经外胚层肿瘤(PNET或PPNET)可能起源于骨或软组织,目前认为其与经典的骨尤因肉瘤和骨外尤因肉瘤同属于尤因肿瘤家族。出现在胸壁也被称为Askin瘤。

- 对于EFT来说,胸壁是仅次于长骨干骺端(50%)和骨盆(25%)的第三常见发生位置(20%)。

- 大多数EFT患者是白种人,黑种人和亚洲人群的发病率非常低。男性发病率高于女性。EFT多见于20岁,但30%发生于20岁以上的成年人。胸壁PNET肿瘤的平均年龄为27岁。

- 治疗方案取决于肿瘤外浸润,包括联合手术、放射治疗和化学治疗的综合疗法。

■ 其他影像学表现

- 胸膜外较大软组织密度肿块,由于存在强化、出血和钙化,密度不均匀。

- 坏死区在CT上可能表现为低密度/液体密度。

- 相关骨质破坏(40%)和胸壁浸润常见。

- 纵隔侵犯可累及心脏和大血管。

- 可能会出现胸腔积液。

- T1WI上信号混杂,在T2WI上呈中等信号至高信号。

- 注射钆剂后,肿瘤坏死和出血区外会出现强化。

经验(✓)和教训(✗)

✓ 几乎所有EFT病例在染色体22q12上的单个基因(EWSR1)位点内都有独特的染色体易位模式。几乎所有EFT病例在染色体22q12上的单个基因(EWSR1)位点内都有独特的染色体易位模式。

✗ 在光镜组织病理学和HE染色切片上,EFT和PNET肿瘤的形态学表现与其他累及骨和软组织的蓝色小细胞肿瘤相似,包括横纹肌肉瘤、滑膜肉瘤、未分化神经母细胞瘤、间充质软骨肉瘤、小细胞骨肉瘤和淋巴瘤。需要进行免疫组织化学、细胞遗传学和分子遗传学检查以明确诊断。

(张贝 兰江涛 译 李晓君 审校)

病例问答

下列问题及答案编号为病例1~100,这些问题分别对应各编号的病例回顾,请学完病例后回答。

■ 病例1

1.以下哪一项特征支持叶内型肺隔离症?

(a)新生儿发病

(b)位于肺下叶/肺基底部

(c)动脉系统供血

(d)肺静脉引流

(e)与支气管树沟通

正确答案是(d)。与叶外型肺隔离症不同,叶内型肺隔离症有肺静脉引流。

2.以下哪一项关于叶外型肺隔离症是正确的?

(a)主要临床表现为复发性肺炎

(b)成年后才有典型症状

(c)可能与其他先天性畸形有关,如膈疝

(d)通常见于右肺上叶

(e)仅见于男性

正确答案是(c)。叶外型肺隔离症常与其他先天性畸形有关,如膈疝和先天性心脏病。

■ 病例2

1.支气管囊肿最常见的部位是什么?

(a)肺实质内

(b)颈部

(c)毗邻膈肌

(d)食管壁内

(e)气管隆嵴附近

正确答案是(e)。大约85%的支气管囊肿发生在隆嵴2cm的范围内。

2.以下关于支气管囊肿的描述哪一项是正确的?

(a)密度总是均匀的

(b)早期轻度强化

(c)T1WI的信号强度可变

(d)细菌重复感染常见

正确答案是(c)。T1WI信号是可变的,这取决于囊肿内是否存在黏液、蛋白质或出血。

■ 病例3

1.肺动静脉畸形(AVM)的血管解剖学特征是什么?

(a)支气管动脉和肺静脉之间交通异常

(b)肺动脉和肺静脉之间交通异常

(c)肺静脉的异常扩张

(d)肺毛细血管扩张

(e)肺动脉瘤样扩张

正确答案是(b)。肺动静脉畸形是指肺动脉和静脉之间的交通异常,且之间没有毛细血管网。

2.关于遗传性出血性毛细血管扩张症,下列哪项是正确的?

(a)它是一种常染色体显性遗传性疾病

(b)卒中是最常见的表现

(c)首发症状可能是复发性鼻出血

(d)肺动静脉畸形是诊断的必要条件

(e)诊断首选支气管镜检查

正确答案是(c)。由鼻腔黏膜血管异常导致的复发性鼻出血,是常见的临床表现(50%~80%)。

■ 病例4

1.先天性肺气道畸形(CPAM)最常见的类型是什么?

(a)巨大囊肿型

(b)混合型

(c)小囊型

(d)微型囊肿

(e)大囊型

正确答案是(a)。巨大囊肿(>2 cm)型 CPAM 是最常见的类型,占 50%~70%。

2.CPAM 最常见的并发症是什么?

(a)恶变

(b)羊水过少

(c)呼吸窘迫

(d)复发性感染

(e)并存的先天性畸形

正确答案是(c)。较大的 CPAM 可能影响呼吸和(或)引起肺发育不全。

病例 5

1.以下哪一项特征支持畸胎瘤的诊断?

(a)年轻患者

(b)肺结节

(c)心包积液

(d)副肿瘤综合征

(e)病灶内部脂肪成分

正确答案是(e)。在 CT 上,75% 的患者病灶内可见脂肪成分。

2.以下哪一项关于畸胎瘤的描述是不正确的?

(a)位于中线结构

(b)转移

(c)钙化

(d)软组织强化

(e)边缘强化

正确答案是(b)。大多数畸胎瘤不会发生肺转移。最常见的类型是良性成熟性畸胎瘤。

病例 6

以下哪些孤立性肺结节相关的影像学表现支持恶性肿瘤的诊断?

(a)致密钙化影

(b)边缘光滑

(c)尺寸>2cm

(d)"爆米花"样钙化

(e)患者<30 岁

正确答案是(c)。一般来说,结节越小,良性可能性越大。尽管径线>2 cm 并不代表恶性,但 80% 的良性结节直径<2 cm。其他选择都支持良性病因。

病例 7

1.α_1-抗胰蛋白酶(AAT)缺乏症患者中胸内异常通常位于何处?

(a)中央气道

(b)上叶

(c)下叶

(d)纵隔

(e)胸膜

正确答案是(c)。AAT 缺乏症患者有全小叶型肺气肿,局限于下叶。

2.AAT 缺乏症的病因是什么?

(a)吸烟

(b)石棉暴露

(c)慢性感染

(d)药物毒性

(e)基因异常

正确答案是(e)。AAT 缺乏是常染色体共显性遗传性疾病,受累患者必须从父母双方那里继承一个异常的 *AAT* 基因。

病例8

1.肺上沟瘤患者中胸内异常通常位于何处?

(a)上纵隔

(b)毗邻上腔静脉

(c)左肺下叶背段

(d)肺尖

(e)右肺中叶

正确答案是(d)。肺上沟瘤是一种起源于肺尖并侵犯胸壁或胸廓入口软组织的非小细胞肺癌。

2.以下哪一项不属于霍纳综合征的表现?

(a)上睑下垂

(b)瞳孔缩小

(c)无汗

(d)散瞳

(e)交感神经侵犯

正确答案是(d)。散瞳是指瞳孔散大,不是霍纳综合征的表现。

病例9

1.以下哪项与小细胞肺癌(SCLC)相关的影像学表现提示进入晚期?

(a)颈部和胸壁的侧支静脉

(b)纵隔受累

(c)锁骨上淋巴结增大

(d)声音嘶哑

(e)胸腔积液

正确答案是(e)。一般来说,广泛性病变定义为同侧胸腔以外的疾病,可能包括恶性胸腔积液或心包积液或血行转移。

2.下列哪项关于SCLC的说法是正确的?

(a)预后优于非小细胞肺癌

(b)通常需要手术治疗

(c)典型表现为周围肿块

(d)可能会分泌激素

(e)生长缓慢

正确答案是(d)。SCLC与其他神经内分泌肿瘤一样,可能会产生代谢活性物质(例如,促肾上腺皮质激素、甲状旁腺激素、抗利尿激素、降钙素),在肺癌诊断之前就有临床表现。

病例10

1.与肺炎相比,以下哪项影像学表现支持恶性肿瘤的诊断?

(a)病变近端支气管壁增厚

(b)胸膜增厚

(c)叶间裂变直

(d)实变区域内充气支气管变形

(e)空气支气管征

正确答案是(d)。实变区域内充气支气管变形(牵拉、挤压、分支角扩大)或叶间裂膨隆支持恶性肿瘤的诊断。

2.下列哪项关于贴壁型腺癌的说法是正确的?

(a)在新的肺癌分类方案中取代了大细胞癌

(b)在正电子发射断层扫描中典型表现为非常高的氟脱氧葡萄糖摄取

(c)通常表现为多发致密的毛刺状结节

(d)预后比小细胞癌差

(e)初始影像学检查可能被误诊为细菌性肺炎

正确答案是(e)。贴壁为主型腺癌可表现为磨玻璃样密度或气腔实变,难以与细菌性肺炎相鉴别。

病例11

1.以下哪一项不是导致肺动脉瘤和假性动脉瘤的主要原因?

(a)结核病

(b)梅毒

(c)动脉粥样硬化

(d)外伤后

(e)血管炎

正确答案是(c)。与其他部位血管的动脉瘤不同,动脉粥样硬化通常不会影响肺动脉循环,也不是导致肺动脉动脉瘤的原因。

2.Rasmussen动脉瘤的主要并发症是什么?

(a)慢性感染

(b)大咯血

(c)远端栓塞

(d)肺梗死

(e)上腔静脉的肿块效应

正确答案是(b)。Rasmussen动脉瘤通常发生在外周肺动脉,这是由邻近空洞性结核的管壁变薄所致。咯血是初诊时的常见症状。

■ 病例12

1.以下除外哪项影像学检查结果均提示活动性结核病(TB)?

(a)空洞

(b)实变

(c)中心小叶结节和树芽征

(d)胸腔积液

(e)钙化淋巴结

正确答案是(e)。钙化淋巴结更多地与既往/治愈/非活动性结核病有关。

2.继发性肺结核最常见的胸内部位是什么?

(a)肺底

(b)上叶和下叶的背段

(c)纵隔

(d)胸膜腔

(e)椎体

正确答案是(b)。在继发性肺结核中,实变和空洞好发于上叶尖段和后段以及下叶背段。

■ 病例13

1.过敏性支气管肺曲霉病(ABPA)最常见的潜在症状是什么?

(a)哮喘

(b)肺气肿

(c)中性粒细胞减少症

(d)获得性免疫缺陷综合征

(e)结节病

正确答案是(a)。过敏性支气管肺曲霉病是哮喘的一种并发症,部分与过多的黏液产生和异常的纤毛清除有关。

2.以下哪一项影像学表现支持过敏性支气管肺曲霉病的诊断?

(a)淋巴结肿大

(b)肺囊肿

(c)晕征

(d)指套征

(e)胸腔积液

正确答案是(d)。指套征代表黏液栓塞的分支管状表现。

■ 病例14

1.下列哪一项是肺炎克雷伯菌性肺部感染典型的影像学表现?

(a)CT晕征

(b)金"S"征

(c)Naclerio "V"征

(d)叶间裂膨出征

(e)彗星尾征

正确答案是(d)。叶间裂膨出征表示扩张的肺叶实变和渗出,使邻近的叶间裂移位。

2.下列关于肺炎克雷伯菌性肺部感染的陈述中,哪一项是错误的?

(a)空腔实变是一种经典的影像特征

(b)最常见于虚弱的成人

(c)可以是医院获得性感染,也可以是社区获得性感染

(d)可能与肺炎旁积液有关

(e)与肺气囊有关,肺气囊是一种特殊类型的充满液体的肺脓肿

正确答案是(e)。肺气囊不同于革兰阴性菌或厌氧菌引起的肺脓肿。肺气囊是一种薄壁的充满气体的空腔,见于肺炎患者的气腔疾病和实变部分。它们从急性感染发展而来,在几周或几个月内消散。

■ 病例15

1.下列哪项影像学表现不是水痘肺炎的典型表现?

(a)粟粒状病变

(b)结节伴晕征

(c)钙化结节

(d)磨玻璃密度影

(e)淋巴结肿大

正确答案是(e)。虽然影像表现不具特异性,但在水痘肺炎中可出现粟粒状结节,部分结节伴有钙化或有晕征,以及磨玻璃影。不会出现明显的淋巴结肿大。

2.关于水痘肺炎,下列哪一项陈述是错误的?

(a)通常不会出现胸腔积液

(b)在成人中,它最常影响免疫功能低下者和淋巴瘤患者

(c)影像学表现无特异性,与其他病毒性肺炎相似

(d)肺结节可能钙化并持续存在

(e)与细菌感染相比,病毒性肺炎较少出现肺叶实变

正确答案是(a)。胸腔积液并不仅见于细菌性肺炎,不同类型的病毒性肺炎也可伴有大量肺炎旁胸腔积液。

■ 病例16

1.以下哪项是肺孢子菌肺炎的主要危险因素?

(a)免疫功能低下

(b)肺气肿

(c)流行地区的旅居史

(d)囊性纤维化

(e)石棉暴露

正确答案是(a)。患者通常有严重的T细胞免疫抑制。

2.肺孢子菌肺炎最常见的影像学特征是什么?

(a)肺门周围和上叶磨玻璃影

(b)致密实变

(c)淋巴结肿大

(d)胸腔积液

(e)孤立性肺结节

正确答案是(a)。虽然肺孢子菌肺炎的胸片表现通常正常或非特异性,但CT上以肺门周围和上肺为主的磨玻璃影是最具特征的影像学表现。

■ 病例17

1.下列哪项特征最能描述喉气管乳头状瘤病的肺部表现?

(a)肺部受累远比气管受累常见

(b)通常用抗生素治疗

(c)在新生儿期出现

(d)边界清晰的结节,最终会形成空洞

(e)结节生长迅速

正确答案是(d)。肺部疾病的特征是肺门周围和后方有多个边界清晰的结节,最终形成空洞。

2.以下哪项不是肺乳头状瘤病的潜在并发症?

(a)恶性肿瘤

(b)双重感染

(c)肺不张

(d)呼吸衰竭

(e)肺栓塞

正确答案是(e)。肺栓塞不是肺乳头状瘤病的典型并发症。

病例18

1.以下哪项支持血管侵袭性曲霉病的诊断?

(a)反S征

(b)胸膜分裂征

(c)指套征

(d)CT晕征

(e)彗星尾征

正确答案是(d)。晕征由围绕中央致密结节(相当于梗死灶)的一圈磨玻璃密度晕环(代表肺泡出血)组成,高度提示免疫受损患者的血管侵袭性曲霉病。

2.下列哪项有利于诊断血管侵袭性曲霉病?

(a)淋巴结肿大

(b)胸腔积液

(c)薄壁囊肿

(d)有周围出血的结节

(e)支气管扩张

正确答案是(d)。周围有出血的结节称之为CT晕征,高度提示血管侵袭性曲霉病。

病例19

1.细菌性脊柱炎常见以下哪项影像学表现?

(a)T1加权图像上高信号

(b)骶骨受累

(c)潜在的转移性疾病

(d)椎间盘和周围椎体的不均匀强化

(e)氟脱氧葡萄糖–正电子发射断层扫描(^{18}FDG-PET)的摄取减少

正确答案是(d)。MR图像上的典型表现是T1加权图像上椎间盘和邻近椎体的低信号,T2加权图像和脂肪抑制序列上的高信号。通常存在椎间盘和周围椎体的不均匀强化。

2.在成人中,下列哪项是细菌性脊柱炎的常见危险因素?

(a)细菌性脑膜炎

(b)中枢神经系统肿瘤

(c)既往放射治疗

(d)创伤

(e)心内膜炎

正确答案是(e)。细菌性脊柱炎的感染过程从椎体终板开始,是来自远处血行播散的结果(如尿路感染、皮肤、前列腺炎、心内膜炎)。

病例20

1.与胸骨裂开和感染相关的最常见微生物是什么?

(a)金黄色葡萄球菌

(b)肺炎链球菌

(c)结核

(d)大肠杆菌

(e)肺孢子虫

正确答案是(a)。最常见的细菌是金黄色葡萄球菌。

2.关于胸骨伤口裂开和感染的时间进程,下列哪项是正确的?

(a)通常是手术后数年发生的晚期并发症

(b)并发症通常在术后1~2周出现

(c)胸骨切开术后皮下积气是坏死性筋膜炎的特殊表现

(d)通常可以在闭合时诊断

(e)仅在糖尿病患者中发生

正确答案是(b)。并发症通常在手术后1~2周出现。

■ 病例21

1.弥漫大B细胞淋巴瘤在哪类人群中常见?

(a)青年女性

(b)老年人

(c)婴儿

(d)吸烟者

(e)艾滋病患者

正确答案是(a)。弥漫大B细胞淋巴瘤常见于青年女性。

2.下列哪一种影像表现支持淋巴瘤的诊断?

(a)上腔静脉侵犯

(b)巨大软组织肿块

(c)钙化

(d)肺结节

(e)骨性病变

正确答案是(b)。典型的CT表现是前纵隔巨大的软组织肿块。

■ 病例22

1.下列哪项表现支持胸膜转移性疾病的诊断??

(a)钙化

(b)胸膜裂征

(c)肿块与胸壁呈锐角

(d)胸腔积液

(e)脂肪密度病变

正确答案是(d)。60%的患者出现胸腔积液,主要是出血。

2.最常转移到胸膜的肿瘤是什么?

(a)小细胞肺癌

(b)乳腺癌

(c)非小细胞肺癌

(d)肾细胞癌

(e)多形性胶质细胞瘤

正确答案是(c)。腺癌是最常见转移到胸膜的肿瘤,其中肺癌(35%)和乳腺癌(25%)占大多数病例。

■ 病例23

1.下列哪一项影像学检查结果在白血病患者中不可能出现?

(a)胸腔积液

(b)淋巴结病

(c)磨玻璃密度影

(d)肺囊肿

(e)骨膜下的结节

正确答案是(d)。虽然白血病的影像学表现多样且非特异性,但不可能出现肺囊肿。

2.关于白血病的胸部表现,下列哪项是正确的?

(a)常表现为散在肺结节

(b)机会性感染很少见

(c)白血病大部分胸部影像学表现仅见于儿童

(d)常表现为磨玻璃密度等非特异性影像学表现

(e)慢性淋巴细胞性白血病是唯一的白血病

正确答案是(b)。肺实质最常见的影像学表现为磨玻璃样变、小叶中心结节和小叶间隔增厚。淋巴细胞沿间质和肺泡腔浸润。

■ 病例24

1.下列哪项支持卡斯尔曼病的诊断?

(a)有强化

(b)多发肺结节

(c)心包积液

(d)副肿瘤综合征

(e)内含脂肪灶

正确答案是(a)。卡斯尔曼病是典型的富血管性疾病,表现出明显强化。

2.在卡斯尔曼病中,下列哪项不是其特征?

(a)T2WI高信号

(b)钙化

(c)纵隔的位置

(d)淋巴结增生

(e)好发于年轻人

正确答案是(b)。钙化很少见(只占约10%)。

病例25

1.以下哪项是淋巴细胞间质性肺炎(LIP)最典型的影像征象?

(a)蜂窝征

(b)胸腔积液

(c)薄壁囊肿

(d)实变

(e)淋巴结钙化

正确答案是(c)。LIP最典型的是随机分布的薄壁囊肿。

2.LIP与下列哪一项不相关?

(a)艾滋病

(b)干燥综合征

(c)红斑狼疮

(d)石棉

(e)卡斯尔曼病

正确答案是(d)。接触石棉与LIP无关。

病例26

1.下列选项中哪项不是复张型肺水肿(RPE)的危险因素?

(a)长期肺萎陷

(b)大量胸腔引流

(c)年轻患者

(d)大量气胸

(e)肺静脉狭窄

正确答案是(e)。虽然肺静脉狭窄可导致单侧肺水肿,但不是RPE的危险因素。

2.以下关于RPE的说法中哪一项是正确的?

(a)肺水肿在数小时内消失

(b)是伴随吸入引起的

(c)主要发生在长期肺萎陷患者

(d)由过于积极的液体复苏引起

(e)通常没有临床后果

正确答案是(c)。超过80%的RPE病例发生在长期肺萎陷的患者(>72小时)。

病例27

1.以下哪项特征支持海洛因引起的肺水肿?

(a)淡薄的阴影

(b)大量胸腔积液

(c)心脏扩大

(d)肺容积增大

(e)单侧的阴影

正确答案是(a)。海洛因引起的肺水肿通常表现为双侧肺门周围淡薄的间质性和气腔密度增高影。

2.关于海洛因引起的肺水肿,以下哪一项是正确的?

(a)其影像学表现与其他原因的非心源性肺水肿不同

(b)仅见于重复感染

(c)可迅速缓解

(d)由心排血量减少引起

(e)胸片上的间隔线是最佳特征性表现

正确答案是(c)。肺水肿往往在治疗后迅速缓解,大多在24小时内。

病例28

1.接触石棉的最常见的表现是什么?

(a)胸膜斑块

(b)石棉肺

(c)间皮瘤

(d)胸膜良性纤维性肿瘤

(e)胸腔积液

正确答案是(a)。胸膜斑块是石棉吸入的最常见表现,发生在首次接触石棉后的20~30年。

2.胸膜斑块好发于胸部的哪个部位?

(a)胸膜顶

(b)肋膈角

(c)脏胸膜

(d)膈顶

(e)血管前淋巴结

正确答案是(d)。胸膜斑块起源于壁胸膜,好发于膈顶和下后外侧肋骨的下表面。

病例29

1.以下除外哪项影像学表现均提示间皮瘤?

(a)容积减少

(b)胸腔积液

(c)环周胸膜增厚

(d)双侧性病灶

(e)侵犯胸膜

正确答案是(d)。虽然胸膜斑块双侧常见,间皮瘤几乎总是单侧。

2.下列关于间皮瘤的说法中哪一项是正确的?

(a)吸烟是主要的危险因素

(b)从接触石棉到确诊的潜伏期很短

(c)脏胸膜受累程度更重

(d)胸膜局限性纤维性肿瘤是前驱病变

(e)尽管有石棉接触史,但只有20%的病例可见钙化胸膜斑块

正确答案是(e)。钙化胸膜斑块与石棉接触有关,但仅见于20%的间皮瘤病例。

病例30

1.以下哪一项影像学检查结果支持硅肺的诊断?

(a)胸腔积液

(b)淋巴结蛋壳样钙化

(c)下叶实变

(d)薄壁囊肿

(e)钙化胸膜斑块

正确答案是(b)。虽然不能诊断硅肺,但淋巴结蛋壳样钙化在硅肺很常见。

2.以下哪一项是硅肺结节的最佳描述?

(a)基于胸膜的

(b)支气管内的

(c)小叶中心的

(d)磨玻璃

(e)空洞

正确答案是(c)。小结节呈背侧和小叶中心分布。

病例31

1.以下哪项影像学表现倾向过敏性肺炎?

(a)空洞性结节

(b)大量胸腔积液

(c)心脏增大

(d)磨玻璃样小叶中心结节

(e)单侧阴影

正确答案是(d)。磨玻璃影和小叶中心性磨玻璃结节是过敏性肺炎最常见的影像学表现。

2.关于过敏性肺炎,下列哪项是正确的?

(a)大多数病例发生在单独暴露于变应原之后

(b)吸烟者多见

(c)空气潴留常在呼气相上显示

(d)需开胸活检来诊断

(e)严重急性病例可出现蜂窝状改变

正确答案是(c)。呼气相HRCT上的空气潴留是标志性的影像特征。

病例32

1.肺泡蛋白沉积症高密度影的病因是什么?

(a)出血

(b)水肿

(c)肿瘤

(d)类脂性物质

(e)细菌性肺炎

正确答案是(d)。肺泡蛋白沉积症的特征是表面活性样类脂性物质的异常聚集。

2.下列哪项是肺泡蛋白沉积症的典型影像征象?

(a)铺路石征

(b)反"S"征

(c)空气新月征

(d)Westermark 征

(e)Monod 征

正确答案是(a)。小叶间隔均匀增厚和磨玻璃高密度影组合成铺路石征,虽然具有高度特征性,但不是肺泡蛋白沉积症的特异性征象。

病例33

1.以下哪一项影像学表现支持外源性类脂性肺炎?

(a)胸腔积液

(b)淋巴结肿大

(c)低密度实变影

(d)双肺结节

(e)磨玻璃影

正确答案是(c)。CT图像上低密度实变(-30~-120HU)高度提示肺内脂肪和类脂性肺炎。

2.类脂性肺炎最常见的病因是什么?

(a)肺癌

(b)脂肪栓子

(c)畸胎瘤

(d)长期吸入油脂类物质

(e)石棉暴露

正确答案是(d)。老年人外源性类脂性肺炎最

常见的原因是吸入用作泻药的矿物油。吸入治疗慢性鼻炎的矿物油滴鼻剂也会导致类脂性肺炎。

病例34

1.以下哪一种类型的支气管扩张最常见且最轻微?

(a)牵拉性

(b)柱状

(c)囊状

(d)静脉曲张状

(e)囊性纤维化

正确答案是(b)。支气管扩张的亚型包括柱状、静脉曲张状和囊状,这些大致反映了病变的严重程度。柱状是最常见和最轻微的。

2.以下哪一种影像学征象说明支气管动脉比增加?

(a)指套征

(b)反S征

(c)树芽征

(d)轨道征

(e)印戒征

正确答案是(e)。印戒征是指在横截面上可见扩张的支气管与伴行扩张的肺动脉毗邻。正常情况下,支气管直径应等于或小于相邻肺动脉分支。

病例35

1.以下哪一项是气管软化症(TM)的公认诊断标准?

(a)细支气管管径大于邻近肺动脉管径

(b)呼气相上空气潴留

(c)CT 显示呼气时横截面上气管狭窄50%以上

(d)气管前后径<2cm

(e)可见气管息肉

正确答案是(c)。CT和支气管镜检查常用的TM

诊断标准是呼气相气管狭窄>50%(横截面面积)。

2.以下哪一项是成人TM最常见原因?

(a)早产史

(b)长期插管史

(c)血管环

(d)复发性多软骨炎

(e)慢性炎症

正确答案是(e)。吸烟和一般的慢性炎症是TM的主要原因。

病例36

1.以下哪项是气管破裂中最可靠的间接影像学征象?

(a)气胸

(b)心包积液

(c)纵隔增宽

(d)纵隔气肿

(e)气管插管错位

正确答案是(d)。纵隔气肿常延伸到颈部,是气管破裂最常见的影像学征象。

2.以下关于气管破裂的说法哪项是正确的?

(a)最常见的破裂部位是前部软骨

(b)多见于钝性胸部外伤

(c)通常发生在隆嵴附近

(d)通常没有临床后果

(e)只发生于已有的气管异常,如气管憩室

正确答案是(c)。气管破裂的典型形态是纵向/垂直的,多发生在气管远端1/3处,靠近隆嵴。

病例37

1.支气管结石最常见的来源是什么?

(a)钙化淋巴结侵袭支气管

(b)钙化类癌

(c)从口咽误吸

(d)骨化性气管支气管病

(e)复发性多软骨炎

正确答案是(a)。支气管结石通常是钙化淋巴结侵袭到支气管腔内的结果。它也可继发于吸入异物的原位钙化。更为罕见的原因包括钙化支气管软骨板突出和钙化物质(如胸膜斑块或肾结石)通过瘘管向支气管迁移。

2.支气管结石最常见的临床表现是什么?

(a)发热

(b)慢性干咳

(c)副肿瘤综合征

(d)胸痛

(e)肺水肿

正确答案是(b)。支气管结石常表现为慢性干咳。通常可以在激光光凝术的辅助下通过支气管镜取出。

病例38

1.下列哪项影像表现提示肺梗死?

(a)胸膜腔积液

(b)外围肺实变伴中央透亮影

(c)大的引流静脉

(d)肺门周围高密度影

(e)薄壁空腔

正确答案是(b)。如果外周肺实变伴中央透亮影,则很可能发生肺梗死。

2.下列关于肺梗死的陈述哪一项是正确的?

(a)肺梗死常见于肺栓塞患者

(b)肺梗死多见于上叶

(c)肺梗死病变吸收较快

(d)胸膜性胸痛多见于肺梗死

(e)并发肺出血少见

正确答案是(d)。胸膜性胸痛多见于肺梗死,推测与邻近胸膜炎症反应有关。

病例39

1.以下哪项与右心劳损无关?

(a)对比剂反流至下腔静脉

(b)右心室扩张

(c)右心室:左心室比率<1

(d)低血压

(e)D形左心室腔

正确答案是(c)。右心室扩张,右心室:左心室比率>1,提示为右心室劳损。

2.以下哪种迹象有助于区分肿瘤栓子和普通栓子?

(a)血管扩张

(b)中心位置

(c)双侧性

(d)强化

(e)呼吸困难

正确答案是(d)。肿瘤栓子可出现对比增强,而普通栓子则不会。

病例40

1.对于单纯性气胸,胸膜腔引流管尖端的首选位置是什么?

(a)胸膜腔前上部

(b)叶间裂

(c)肺底部

(d)纵隔边缘

(e)盘绕在胸膜腔最低点

正确答案是(a)。在没有包裹情况下,空气会聚集在胸膜腔最高处。仰卧位和直立位时,胸膜腔引流管应放于胸膜腔前上部。

2.关于胸膜腔引流管放置,以下哪项不正确?

(a)放置后立即在水封排水系统的漏气室内起泡是正常现象

(b)咳嗽和呼吸时水柱运动可能提示导管位置不当

(c)持续性气胸是指在胸膜腔引流管插入48小时后持续出现气泡

(d)胸膜腔积液引流管应延伸至前纵隔

(e)新出现的皮下气肿可能提示导管异位

正确答案是(d)。对于液体的引流,首选后侧/最低点位,因为这是患者仰卧或直立时大多数液体聚集的位置。

病例41

1.急性呼吸窘迫综合征(ARDS)最可能的影像学表现是什么?

(a)磨玻璃样密度影

(b)胸腔积液

(c)气胸

(d)囊肿

(e)以上都是

正确答案是(a)。磨玻璃影是ARDS常见的非特异性影像征象,可能代表间质和肺泡内的水肿和蛋白质。

2.下列关于ARDS病程和病因的说法哪项是正确的?

(a)与心源性肺水肿一样,一旦达到血容量正常,ARDS即可迅速清除

(b)ARDS最常见于药物反应

(c)一旦进行正压通气,几乎总会发生气胸

(d)ARDS是与吸烟有关的脱屑性间质性肺炎(DIP)的最严重表现

(e)充血性心力衰竭中出现的弥漫性肺内模糊影并非主要是由肺静脉压升高所致

正确答案是(e)。ARDS的肺水肿是非心源性的。与心源性水肿相比,ARDS缺乏心脏肥大、间隔线、血管再分布和支气管周围指套征等表现。

病例42

1.以下哪项在Kartagener综合征中不常见?

(a)内脏转位

(b)鼻窦炎

(c)静脉曲张型支气管扩张

(d)小叶中央结节

(e)蜂窝征

正确答案是(e)。尽管患者可能会发展为严重的慢性肺病,但其特征性表现是支气管扩张,而不是蜂窝征。

2.肺动脉邻近支气管扩张在横截面上的表现是由哪个征象描述的?

(a)印戒征

(b)指套征

(c)弯刀征

(d)彗星尾征

(e)金色标志

正确答案是(a)。通常支气管的直径等于或小于伴行肺动脉的直径,当支气管扩张并在横截面观察时,其外观类似于印戒。

病例43

1.以下哪项表现支持圆形肺不张?

(a)邻近胸膜增厚

(b)恶性肿瘤病史

(c)心包积液

(d)氟脱氧葡萄糖高摄取

(e)"爆米花"样钙化

正确答案是(a)。圆形肺不张与邻近的胸膜增厚有关。

2.下列关于圆形肺不张的说法哪项是正确的?

(a)由黏液堵塞引起

(b)通常位于肺尖

(c)可能与石棉相关的胸膜疾病有关

(d)是癌前病变

(e)通常很快消退

正确答案是(c)。圆形肺不张最常与石棉相关的胸膜疾病有关,但它可能与任何导致胸膜纤维化的病因同时发生。

病例44

1.在Boerhaave综合征中,纵隔内气体来源于哪个结构?

(a)食管

(b)气管

(c)肺

(d)结肠

(e)患者体外

正确答案是(a)。呕吐后食管穿孔导致气体漏到纵隔内。

2.Boerhaave综合征患者中以下哪项不会出现?

(a)皮下气肿

(b)胸痛

(c)呕吐

(d)吞咽痛

(e)贫血

正确答案是(e)。Boerhaave综合征与大量出血无关。

病例45

1.以下哪项支持食管平滑肌瘤的诊断?

(a)食管气管瘘

(b)钙化

(c)边缘不规则

(d)淋巴结肿大

(e)慢性反流性食管炎

正确答案是(b)。钙化的存在高度提示良性病变,如食管平滑肌瘤。

2.食管平滑肌瘤最常见的部位是什么?

(a)远端食管

(b)中段食管

(c)颈部食管

(d)憩室内

(e)纵隔内,紧贴食管壁

正确答案是(a)。食管平滑肌瘤最常见的部位是食管远端(>60%),其次是食管中1/3(30%)。食管上段受累不常见(10%)。

病例46

1.食管肺瘘最常见的病因是什么?

(a)食管癌

(b)肺癌

(c)创伤

(d)感染

(e)医源性

正确答案是(a)。大部分成人患者的食管肺瘘由获得性疾病引起,如胸腔内恶性肿瘤(>60%),尤其是食管癌(77%)和肺癌(16%)。

2.下列关于食管肺瘘的叙述中,正确的是?

(a)当怀疑食管肺瘘时,禁止应用口服造影剂

(b)CT通常足以确定瘘管的解剖结构

(c)坏死性肺炎可以类似和(或)并发食管肺瘘

(d)最常见的表现是急性胸痛

(e)通常只见于有先天性气管食管瘘病史的患者

正确答案是(c)。如果发生坏死性肺炎,口服对比剂后对比剂可在腔内积聚。

病例47

1.以下哪项影像学表现支持终末期结节病的诊断?

(a)胸腔积液

(b)多灶性空洞性肿块

(c)肺下叶为主

(d)肺结构扭曲

(e)充血性心力衰竭

正确答案是(d)。终末期结节病导致肺部结构扭曲伴肺上叶回缩、牵拉性支气管扩张、蜂窝肺和囊肿。

2.下列不属于CT检查肺动脉高压间接征象的是?

(a)肺动脉干扩张>29mm

(b)叶间肺动脉增粗>16mm

(c)右心房扩大

(d)奇静脉的对比剂显影

(e)右心室:左心室比率增加

正确答案是(d)。肝静脉和下腔静脉对比剂回流是右心压力升高一种间接征象,但奇静脉对比剂显影本身并不代表肺动脉高压。

病例48

1.下列哪项支持永存左上腔静脉(SVC)诊断?

(a)扩张的冠状窦

(b)缺氧

(c)双主动脉弓

(d)右位心

(e)胸片上的鸡蛋串样表现

正确答案是(a)。永存的左上腔静脉引流进入扩张的冠状窦。

2.永存左上腔静脉典型的临床表现是什么?

(a)右心衰竭

(b)严重的左向右分流

(c)占位效应

(d)导管通路异常,提示复杂的静脉通路

(e)心律失常

正确答案是(d)。永存左上腔静脉在静脉导管放置过程中可出现技术困难,尤其是在右侧上腔静脉和(或)头臂静脉小或无的情况下。

病例49

1.下列哪项支持卡波西肉瘤（KS）的诊断？

(a)心包积液

(b)气胸

(c)胸腔积液

(d)钙化结节

(e)晕环征

正确答案是(c)。与肺KS相关的胸腔积液很常见。

2.以下哪项描述是KS患者最典型的肺结节表现？

(a)"火焰"状

(b)"爆米花"样

(c)空洞

(d)边界清晰

(e)磨玻璃影

正确答案是(a)。结节通常不明显，且可能融合，此表现称其为"火焰"状。

病例50

1.下列哪项支持急性胸痛综合征的诊断？

(a)H形椎体

(b)脾自截

(c)心脏肥大

(d)肺动脉高压

(e)胸片上出现新的肺部斑片影

正确答案是(e)。急性胸痛综合征的定义为：胸片上肺部出现新的斑片状密度增高影，并至少出现以下一种新的临床症状或体征：胸痛、喘息、咳嗽、呼吸急促和（或）发热高于38℃(100.4°F)。

2.以下哪项不是镰状细胞性贫血患者出现肺水肿的常见原因？

(a)严重贫血

(b)肾功能不全

(c)胰腺炎

(d)心肌病

(e)肺动脉高压

正确答案是(c)。胰腺炎并不是镰状细胞贫血病患者肺水肿的常见原因。

病例51

以下关于BO的叙述哪项是正确的？

(a)BO也被称为闭塞性细支气管炎组织性肺炎

(b)BO累及管径较小的软骨气道

(c)BO的主要功能表现为限制性通气障碍、肺总容量下降

(d)BO是慢性肺移植排异反应的组织学标志

(e)以上都不是

正确答案是(d)。BO累及管径较小的非软骨气道，导致气道阻塞，是慢性肺移植功能障碍或排异的组织学标志。

病例52

下列关于限制性同种异体移植综合征（RAS）的说法哪项是正确的？

(a)RAS可由原发性移植物功能障碍（PGD）引起，PGD可由缺血再灌注损伤、气道损伤、误吸、供体呼吸机损伤或冷缺血引起

(b)RAS是一种急性排异反应，其特征是存在血管周围和间质单核细胞浸润

(c)RAS是慢性肺同种异体移植功能障碍（CLAD）的限制性形式，从组织病理学的角度来看，其特征是胸膜实质弹性纤维变性

(d)RAS可能是由供体脑死亡、机械通气、同种异体移植物获得阶段和缺血-再灌注损伤引起的多种有害机制的最终结果

(e)以上所有均正确

正确答案是(c)。RAS是一种以胸膜实质弹性纤维变性为特征的慢性疾病，与PGD无关，也不是

排异的急性形式。由供体脑死亡、机械通气、供肺获取过程中的问题和缺血-再灌注损伤等因素引起的损伤机制与PGD相关,与CLAD/RAS无关。

病例53

关于肺间质纤维化合并肺气肿(CPFE)常见的影像学表现,以下哪项叙述最为恰当?

(a)上肺小叶中央型肺气肿,下肺间质纤维化

(b)下肺小叶中央型肺气肿,上肺间质纤维化

(c)下肺全小叶型肺气肿,上肺间质纤维化

(d)上肺全小叶型肺气肿,中间肺门旁间质纤维化

正确答案是(a)。开放性肺活检或移植肺的组织学分析表明,上叶主要为小叶中心型肺气肿,下叶主要为肺间质纤维化,通常伴有普通型间质性肺炎或非特异性间质性肺炎。脱屑性间质性肺炎和呼吸性细支气管炎相关的间质性肺病伴肺泡纤维化也有报道。

病例54

以下哪种情况不属于儿童间质性肺病(chILD)综合征?

(a)完全性异常静脉回流

(b)Kartagener综合征

(c)气管食管瘘

(d)以上均是

正确答案是(d)。chILD综合征的诊断是一种排除性诊断,需要排除与儿童弥漫性肺疾病相关的最常见疾病,如囊性纤维化、免疫缺陷综合征、先天性心脏病、支气管肺发育不良、肺部感染、原发性纤毛运动障碍和反复误吸。完全性静脉回流异常是一种先天性心脏病,可能与间质性肺水肿有关。Kartagener综合征是纤毛运动障碍的一部分。气管食管瘘与慢性误吸有关,能够导致慢性间质性肺病。

病例55

下列关于Mounier-Kuhn综合征的叙述中,哪项是正确?

(a)肺功能检查显示限制性通气障碍

(b)气管支气管憩室病在气管前壁更为明显

(c)巨气管支气管症可视为原发特发性疾病或继发于其他慢性肺部疾病

(d)组织病理学特征为气管壁软骨的炎症

(e)以上都不是

正确答案是(c)。除了认为是气管支气管壁的原发特发性疾病的Mounier-Kuhn综合征之外,慢性肺部疾病,尤其是与慢性咳嗽相关的疾病(如肺纤维化、慢性阻塞性肺病、反复感染),也可导致气管支气管扩张。

病例56

普通型间质性肺炎(UIP)患者的肺外周可见分支状钙化最可能代表以下哪种情况?

(a)结节状肺骨化(NPO)

(b)树状肺骨化(DPO)

(c)转移性肺钙化

(d)滑石肉芽肿

(e)以上都不是

正确答案是(b)。包括UIP在内的肺纤维化都与DPO相关。NPO更常见于慢性心脏病。肺转移性钙化和滑石粉肉芽肿与肺纤维化无关。

病例57

以下哪项更能描述Hermansky-Pudlak综合征?

(a)在婴儿期以间质纤维化的早期普通型间质性肺炎(UIP)为特征的常染色体显性遗传疾病

(b)眼皮肤白化病和出血体质的遗传综合征,通常与晚期的肺纤维化有关

(c)常染色体隐性遗传综合征的主要特征是由CFTR基因突变导致黏稠肺分泌物积聚

（d）继发于与肺泡壁破坏相关的蛋白酶抑制剂缺乏的遗传性疾病

正确答案是（b）。这种常染色体隐性遗传疾病的特征是眼皮肤白化病、出血性疾病和晚期肺纤维化的UIP。囊状纤维化是一种常染色体遗传性疾病，其特征是囊性纤维化跨膜电导调节蛋白（CFTR）基因突变导致肺分泌物浓稠。α₁-抗胰蛋白酶缺乏症是一种继发于蛋白酶抑制剂（α₁-抗胰蛋白酶）缺乏所致的遗传性疾病，肺泡壁破坏导致肺气肿。

■ **病例58**

对于咽后脓肿患者，以下哪项是诊断急性下行性坏死性纵隔炎最敏感的影像学征象？

（a）纵隔增宽

（b）纵隔气体

（c）纵隔脂肪条索影

（d）纵隔积液

（e）以上都不是

正确答案是（c）。纵隔脂肪异常条索影和密度增高是纵隔炎最敏感的CT征象。其他影像学表现，如纵隔增宽、异常气泡和积液也可能存在，但不够敏感。

■ **病例59**

以下哪个选项能更好地定义肺气囊？

（a）分隔空洞壁与内部肿块的新月形气体影

（b）肺脏胸膜内或胸膜下的含气小腔，直径≤1cm

（c）直径>1cm（通常为数厘米）的气腔，边界清晰，囊壁厚度≤1mm，通常邻近肺实质伴有肺气肿改变

（d）肺内薄壁、充满气体的囊腔

（e）肺实变、肿块或结节内的含气腔，显示为透亮区或低密度区

正确答案是（d）。分隔空腔壁与内部肿块的气体积聚称为空气新月征。肺脏胸膜内或胸膜下的含气小腔，直径≤1cm，为肺小泡。直径>1cm（通常为几厘米）的含气腔，边界清晰，囊壁厚度≤1mm，为肺大泡，通常邻近肺实质伴有肺气肿改变。肺实变、肿块或结节内的含气腔，显示为透亮区或低密度区，是空洞。

■ **病例60**

下面哪个选项是与22q11.2缺失综合征相关先天性异常中最常见的组合？

（a）视力异常、身材矮小、蹼颈、肺动脉瓣狭窄

（b）圆锥动脉干畸形、腭裂、免疫缺陷、低钙血症

（c）肌张力减低、房室/心内膜垫缺损、精神异常

（d）主动脉缩窄、二叶式主动脉瓣、身材矮小、部分肺静脉回流异常

正确答案是（b）。与努南综合征相关的表现包括视力异常、身材矮小、蹼颈和肺动脉瓣狭窄。唐氏综合征的常见症状是肌张力减低、房室/心内膜垫缺损和精神异常。特纳综合征患者可见主动脉缩窄、二叶式主动脉瓣、身材矮小和部分静脉回流异常。

■ **病例61**

高免疫球蛋白E综合征（HIES）患者的典型临床三联征包括以下哪项？

（a）支气管扩张、鼻窦炎、内脏转位

（b）血小板减少症、干燥综合征、原发性胆汁性肝硬化

（c）胸腺发育不全、圆锥动脉干畸形、低钙血症

（d）葡萄球菌脓肿、反复呼吸道感染、IgE水平升高

正确答案是（d）。支气管扩张、鼻窦炎和内脏转位与纤毛运动障碍和Kartagener综合征有关。胸腺发育不全、圆锥动脉干畸形和低钙血症见于迪格奥尔格综合征。血小板减少症、干燥综合征和原发性胆汁性肝硬化可以看作是自身免疫性疾病的主要表现。

胸部影像学 253

病例 62

下列哪种血液学异常与普通变异型免疫缺陷病（CVID）无关？

(a)自身免疫性中性粒细胞减少症

(b)自身免疫性血小板减少性紫癜

(c)自身免疫性溶血性贫血

(d)恶性贫血

(e)过敏性紫癜

正确答案是(e)。过敏性紫癜通常儿童多见，因全身小血管炎导致，与CVID无关。

病例 63

患者有精神状态改变和发热，影像表现为伴有大量小气-液平面的复杂胸腔积液，下列哪项为最可能的诊断？

(a)支气管胸膜瘘

(b)支气管胸膜皮肤瘘

(c)气压伤

(d)厌氧菌感染引起的多房脓胸

(e)以上都不是

正确答案是(d)。与胸膜肺疾病相关的厌氧菌通常来自口咽菌群，常见于误吸患者，当出现相关的脓胸可表现为伴有气泡和多发小气-液平面的多房胸腔积液。

病例 64

17岁女性，既往有胃壁肿瘤和高血压病史，近期发现肺内的钙化肿块影。下列哪项为最可能的诊断？

(a)肺软骨瘤

(b)转移性骨肉瘤

(c)畸胎瘤

(d)黏液腺癌

(e)肺错构瘤

正确答案是(a)。该患者可能患有肺软骨瘤。既往胃肿瘤和高血压病史的年轻女性，近期发现肺内钙化肿瘤，提示可能为卡尼三联症（肺软骨瘤、胃肠道间质瘤和肾上腺外副神经节瘤）。

病例 65

以下哪组是与Gardner综合征相关的最常见的恶性肿瘤？

(a)肝母细胞瘤、肾上腺癌、髓母细胞瘤

(b)结直肠癌、小肠癌、胰腺癌、甲状腺乳头状癌

(c)胆管癌、胃癌、肾上腺癌

(d)纤维瘤、皮脂腺囊肿、脂肪瘤

(e)以上所有

正确答案是(b)。与Gardner综合征相关的最常见恶性肿瘤是结直肠癌，其次是小肠癌、胰腺癌和甲状腺乳头状癌。其他几种恶性肿瘤（肝母细胞瘤、肾上腺癌、神经胶质瘤、胆管癌、髓母细胞瘤）与Gardner综合征有关，但不太常见。纤维瘤、皮脂腺囊肿和脂肪瘤是Gardner综合征常见的良性病变。

病例 66

以下哪种影像学特征更倾向肺栓塞而不是肺动脉肉瘤？

(a)累及双侧肺动脉的巨大腔内充盈缺损

(b)内部钙化和对比剂增强后强化

(c)受累血管的直径增大

(d)氟脱氧葡萄糖-正电子发射断层成像（FDG-PET）上的代谢活性减低

(e)以上都不是正确答案

正确答案是(d)。肺血管系统中存在较大腔内充盈缺损伴内部钙化、对比剂增强后强化和受累血管直径增宽提示肺动脉肉瘤。FDG-PET的低代谢活性则提示血栓形成。

病例67

肺毛细血管瘤病（PCH）患者会出现以下哪组血流动力学改变？

(a)平均肺动脉压(mPAP) = 35mmHg；肺毛细血管楔压(PCWP) = 20mmHg

(b)mPAP = 20mmHg；PCWP = 20mmHg

(c)mPAP = 20mmHg；PCWP = 10mmHg

(d)mPAP = 35mmHg；PCWP = 10mmHg

(e)以上都不是正确答案

正确答案是(d)。从血流动力学的角度来看，PCH和肺静脉闭塞性疾病的特征是肺动脉高压(mPAP≥25mmHg)，PCWP正常或减低(≤15mmHg)。

病例68

先天性大叶性肺气肿最常见于哪个解剖部位？

(a)右肺上叶

(b)右肺中叶

(c)右肺下叶

(d)左肺上叶

(e)左肺下叶

正确答案是(d)。大约50%的先天性大叶性肺气肿病例见于左肺上叶。第二最常见的部位是右肺中叶。下叶受累少见。

病例69

关于恶性气管肿瘤，以下哪种说法是正确的？

(a)腺样囊性癌主要累及有吸烟病史的老年男性

(b)气管内皮瘤是儿童最常见的气管肿瘤

(c)黏液表皮样癌通常表现为长段的气管狭窄

(d)鳞状细胞癌可能与口咽部、喉部或肺部的同时性或异时性癌有关

(e)以上都不是

正确答案是(d)。多达40%的气管鳞状细胞癌与上呼吸道癌或肺实质癌有关。

病例70

一位创伤患者，双侧肋骨骨折和广泛肺实质阴影，受伤后2周胸片显示左肺下叶的气腔实变加重，以下哪一项是最不可能的诊断？

(a)肺撕裂伤

(b)肺不张

(c)肺炎

(d)肺挫伤

(e)误吸

正确答案是(d)。肺挫伤通常在7~10天后消退；外伤患者10天后持续或加重的致密影会引起对感染、肺不张或误吸的担忧；肺裂伤也可能持续很长时间。

病例71

以下哪种组合最常见于Morgagni疝（先天性胸骨后膈疝）？

(a)右后侧伴肺发育不良

(b)左后侧伴肋骨骨折

(c)右前侧伴脂肪密度灶

(d)左前侧含胃

(e)以上全是

正确答案是(C)。大多数Morgagni疝发生在右侧并包含网膜，其主要为脂肪密度伴小血管影，小血管影跨过膈肌前部缺损延续至腹腔。

病例72

以下哪些表现可能见于弥漫性特发性肺神经内分泌细胞增生（DIPNECH）患者？

(a)肺门、纵隔淋巴结肿大

(b)1秒用力呼气量/用力肺活量（FEV_1/FVC）低至40%

(c)钙化的肺结节

(d)胸腔积液

(e)以上全是

正确答案是(b)。弥漫性特发性肺神经内分泌细胞增生(DIPNECH)与气道阻塞相关,CT表现为马赛克密度影,肺功能无阻塞性改变。肺门/纵隔淋巴结肿大、胸腔积液均非 DIPNECH 的常见表现,且与 DIPNECH 相关的微小瘤和类癌通常不会钙化。

■ 病例73

患有先天性支气管扩张的年轻患者,下列哪个表现与 Williams-Campbell 综合征不符?

(a)气管和支气管主干正常

(b)第4~6级支气管分支囊状和柱状支气管扩张

(c)内脏反位、静脉曲张型支气管扩张和鼻窦炎

(d)囊状支气管扩张伴呼气性塌陷

(e)以上全是

正确答案是(c)。内脏反位、静脉曲张型支气管扩张和鼻窦炎是原发性纤毛运动障碍中的 Kartagener 综合征的表现。

■ 病例74

以下哪种表现更常见于静脉毒品注射者和有心内膜炎和脓毒性肺栓塞的患者?

(a)肺动脉瓣狭窄

(b)三尖瓣反流

(c)三尖瓣狭窄

(d)肺动脉瓣关闭不全

(e)以上全无

正确答案是(b)。静脉毒品注射相关心内膜炎最常见的累及部位为三尖瓣,导致三尖瓣反流;肺动脉瓣在心内膜炎中较少见,肺动脉瓣受累时,关闭不全比狭窄更常见。

■ 病例75

关于胸膜孤立性纤维瘤(SFTP),下列哪项叙述是正确的?

(a)目前被认为是一种良性间皮瘤

(b)通常与石棉接触有关

(c)起源于壁胸膜的间皮层

(d)低血糖和骨膜肥厚是已知的常见的副肿瘤表现

(e)以上都不是

正确答案是(d)。副肿瘤综合征与SFTP相关的包括难治性低血糖(Doege-Potter 综合征)、杵状指和肺性肥大性骨关节病(Pierre Marie-Bamberger 综合征),这些副肿瘤表现见于4%~20%的病例,且常见于较大的肿瘤。

■ 病例76

以下哪项影像学表现倾向于原发性胸部肉瘤?

(a)肺内多发肿块伴纵隔淋巴结肿大

(b)较大的(10cm)的无强化空洞肿块

(c)钙化、实性和囊性纵隔肿块

(d)单发10cm大小的肿块,伴胸腔积液,无淋巴结肿大

(e)以上都不是

正确答案是(d)。原发性胸部肉瘤通常表现为直径>5cm的实性软组织密度肿块,合并胸腔积液,不伴有淋巴结肿大。

■ 病例77

下列哪项与原发性渗出性淋巴瘤(PEL)相关?

(a)多中心型巨淋巴结增生症

(b)卡波西肉瘤

(c)EB病毒感染

(d)以上都是

(e)以上都不是

正确答案是(d)。在 HIV 阳性的艾滋病患者中,PEL 通常与人类疱疹病毒8型(HHV-8)感染有关。

先前存在的卡波西肉瘤和多中心型巨淋巴结增生症很常见,是HHV-8感染的额外表现,与EB病毒合并感染也很常见(>90%)。

■ 病例78

以下关于纤维性纵隔炎的影像学评价,哪项是正确的?

(a)多排螺旋CT(MDCT)是评估内脏受累的最佳成像方式

(b)在MR图像上,病灶在T2加权序列上显示高信号强度

(c)在^{18}F-FDG-PET上,纤维性纵隔炎与大多数炎症病变一样,始终表现出代谢活性增加

(d)当常规X线片异常时,显示后纵隔密度增加

(e)以上都不是

正确答案是(a)。目前,MDCT被认为是评估纤维性纵隔炎的首选成像方式。MDCT在显示内部钙化和内脏包裹并发症方面优于MRI。FDG-PET显示为病变的代谢活性不同程度升高。在常规X线片上,最常见的表现为纵隔增宽和中纵隔异常。

■ 病例79

下列哪项与多中心型巨淋巴结增生症有关?

(a)HIV感染

(b)人类疱疹病毒8型(HHV-8)感染

(c)卡波西肉瘤

(d)淋巴瘤

(e)以上均是

正确答案是(e)。多中心型巨淋巴结增生症可能与HHV-8感染、HIV感染、卡波西肉瘤和淋巴瘤有关。

■ 病例80

以下哪项是心肺移植后患有移植后淋巴增生性疾病(PTLD)患者的常见表现?

(a)肺门和纵隔低密度肿大淋巴结

(b)复发性胸腔积液

(c)双肺淋巴管播散

(d)椎旁和胸膜外肿块病变

(e)以上都不是

正确答案是(a)。在心脏或肺移植患者中,肺门和纵隔是PTLD最常见的位置,淋巴结最易受累,表现为纵隔-肺门低密度肿大淋巴结和纵隔肿块。

■ 病例81

下列关于球孢子菌病感染的叙述中,正确的是?

(a)肺是原发感染的靶器官

(b)细胞免疫抑制是一个重要的风险因素

(c)播散性疾病可能表现为粟粒样改变,表现为多发肺小结节影。

(d)气腔病变合并淋巴结肿大是最常见的影像学表现。

(e)以上均是

正确答案是(e)。在肺孢子球菌病感染中,肺是主要的靶器官,孢子经空气传播到达肺实质,引起气腔实变,并表现为社区获得性肺炎;常合并淋巴结肿大。在少数情况下,如细胞免疫抑制的患者,可能会发生播散性粟粒性多结节病变。

■ 病例82

以下关于机化性肺炎陈述中哪一个是错误的?

(a)隐源性机化性肺炎(COP)是一种特发性间质性肺炎

(b)COP最常见病因是既往肺部感染

(c)当机化性肺炎与结缔组织病相关时,应考虑继发性机化性肺炎

(d)男女发病无差异,好发年龄为50~60岁

(e)以上所有

正确答案是(b)。根据定义,隐源性机化性肺炎(COP)的病因未知。机化性肺炎被认为是肺部感染后的继发性改变。

病例83

以下哪一项是成人弥漫性肺泡出血(DAH)的最常见原因?

(a)特发性肺含铁血黄素沉积症和二尖瓣狭窄

(b)过敏性紫癜和肺毛细血管瘤病

(c)白塞综合征和肺静脉闭塞病

(d)肉芽肿性多血管炎(GPA)和肺出血-肾炎综合征(Goodpasture综合征)

(e)以上均不是

正确答案是(d)。GPA和Goodpasture综合征是与DAH相关的最常见的两种疾病。特发性肺含铁血黄素沉着症也是DAH的一个原因,但不是最常见的病因,通常儿童多见。各选项中列出的其他疾病也与DAH相关,但均不是最常见的。

病例84

以下关于特发性慢性嗜酸性粒细胞肺炎(ICEP)的叙述中哪项是正确的?

(a)<50%的患者表现为特征性的外周肺野阴影

(b)大多数患者表现为明显的肺外受累

(c)常合并寄生虫感染

(d)肺部镜检显示嗜酸性肉芽肿伴多发血管炎

(e)以上都不对

正确答案是(a)。外周肺野磨玻璃影的特征性表现仅见于少数病例。与其他嗜酸性粒细胞增多相关性疾病不同,肺外受累在ICEP并不常见。寄生虫感染通常与肺嗜酸性粒细胞增多有关,但与特发性疾病无关。嗜酸性肉芽肿伴多发血管炎是Churg-Strauss综合征的组织病理学表现,而不是ICEP的表现。

病例85

以下哪一项在急性吸入性肺损伤中不常见?

(a)气管狭窄

(b)机化性肺炎

(c)缩窄性细支气管炎

(d)肺泡出血

(e)弥漫性泛性细支气管炎

正确答案是(e)。气管支气管吸入性损伤可导致急性水肿伴气管狭窄。机化性肺炎、缩窄性细支气管炎和肺泡出血都是急性吸入性损伤的并发症。弥漫性泛性细支气管炎是一种罕见的特发性疾病,以细胞性细支气管炎和慢性鼻窦炎为特征,多见于亚洲人,与急性吸入性损伤无关。

病例86

以下哪项不提示感染性主动脉瘤?

(a)肾下腹主动脉呈梭形扩张并动脉壁钙化

(b)主动脉壁呈囊状及分叶状

(c)主动脉壁内或周围气体影

(d)主动脉周围脂肪模糊

(e)以上均是

正确答案是(a)。肾下腹主动脉呈梭形扩张并动脉壁钙化是动脉粥样硬化性动脉瘤的特征性影像学表现。

病例87

65岁男性患者,车祸后出现胸痛。胸部和腹部CT图像显示右侧大量胸腔积液、肝硬化和门脉高压。以下哪项表明胸腔积液更可能是外伤性血胸,而不是由肝硬化引起的积液?

(a)创伤重点超声评估(FAST)可见无回声液性暗区

(b)CT值为12HU

(c)右侧肋骨多处骨折

(d)胸腔积液的血细胞比容7%

正确答案是(c)。外伤患者多发肋骨骨折并同侧胸腔积液提示血胸。存在非创伤性胸腔积液时,FAST超声检查呈阳性。胸腔积液呈低密度(<15HU)及低血细胞比容表明其并非急性外伤性血胸。

病例88

下列哪项是纵隔单房性淋巴管瘤的影像学特征?

(a)超声呈无回声

(b)CT平扫及增强平均CT值分别为5HU、7HU

(c)与肌肉相比,呈T1WI等信号、T2WI高信号

(d)FDG-PET扫描无代谢活性

(e)以上均是

正确答案是(e)。囊性淋巴管瘤又称囊状水瘤,在CT上呈水样或近水样密度的囊性肿块,与肌肉信号相比,呈T1WI等信号、T2WI高信号。FDG-PET扫描,囊性淋巴管瘤无代谢活性。

病例89

下列哪一项关于淀粉样变的说法是正确的?

(a)原发性淀粉样变较继发于其他疾病的继发性淀粉样变少见

(b)在肺实质,结节性淀粉样变的特征性表现是多发结节,偶伴钙化

(c)气管支气管受累总是呈局灶性和局限性

(d)淀粉样变心脏受累仅见于老年患者

(e)以上都不是

正确答案是(a)。在临床上,继发于其他疾病的淀粉样变较原发性淀粉样变更常见。相当数量的肺内结节型淀粉样变可伴钙化。常见气管支气管广泛性受累伴长段的管壁增厚、狭窄。除了老年型外,心脏受累还可见于多种类型的淀粉样变。

病例90

下列哪项关于气管支气管转移的说法是正确的?

(a)气管受累常见

(b)大多数在原发肿瘤的同一时间被诊断

(c)少见与播散性疾病相关的其他征象

(d)常见的原发性恶性肿瘤包括乳腺癌、结肠癌和肾癌

(e)以上都不是

正确答案是(d)。乳腺癌、结直肠癌和肾癌是支气管内转移的常见来源。大多数位于支气管,很少发生在气管,通常见于晚期疾病患者。

病例91

以下哪项不是肺癌患者MRI检查的适应证?

(a)可能有纵隔侵犯的心包积液患者

(b)性质未定的8mm肺结节的随访

(c)伴同侧上睑下垂和瞳孔缩小的肺上叶肿块

(d)阻塞性肺部高密度影患者的放射治疗后随访

(e)以上所有情况

正确答案都是(b)。在已知肺癌患者的不确定结节随访中,MRI不是首选的成像方式。纵隔、心脏和心包的评估,上叶/肺尖肿块和霍纳综合征患者胸廓入口和胸腔顶壁的评估,肿瘤、肺不张和阻塞性肺炎的鉴别均是肺癌患者MRI检查的适应证。

病例92

下列哪一种开胸手术最有可能在术后并发肺疝形成?

(a)中线

(b)双侧前开胸

(c)前外侧

(d)后外侧

(e)c和d均正确。

正确答案是(e)。术后获得性肺疝可能发生在前

外侧或后外侧胸廓切开术后,特别是在肋骨切除术后。中线或双侧前开胸式胸骨切开术后不出现肺疝。

病例93

在女性创伤患者中偶然发现的乳腺肿块,下列哪项影像特征与恶性肿瘤有关?

(a)钙化

(b)椭圆形

(c)针状

(d)无增强

(e)以上皆非

正确的答案是(c)。针状和分叶状轮廓以及显著强化是提示恶性肿瘤的影像学特征。椭圆形或球形、轮廓光滑、钙化、无增强则为良性病变的CT影像特征。

病例94

以下哪项影像表现最可能是门脉高压患者上消化道出血的良好预测指标?

(a)食管静脉曲张,直径>5mm

(b)食管旁静脉曲张,直径>10mm

(c)奇静脉和半奇静脉侧支开放

(d)冠状静脉(胃左静脉)曲张,直径>10mm

(e)以上均无

正确的答案是(a)。食管静脉曲张(>5mm)被认为是食管出血的高危风险。曲张的食管旁静脉通常引流至奇静脉和半奇静脉,以及冠状(左胃)静脉,较食管静脉曲张具有更低的出血倾向。

病例95

以下关于肝肺综合征的叙述哪项是错误的?

(a)可见于非肝硬化患者

(b)肺内动静脉分流是导致临床表现的潜在病变

(c)采用⁹⁹ᵐTc标记的微球蛋白肺灌注扫描是首选的影像检查方法

(d)CT显示周围肺血管扩张、增多

(e)以上所有内容

正确的答案是(c)。采用⁹⁹ᵐTc标记的微球蛋白肺灌注扫描可显示肺外摄取,但首选的成像方式是心脏超声造影。其他叙述均正确。

病例96

下列哪一项是55岁胸骨肿瘤患者最不可能的诊断?

(a)软骨瘤

(b)软骨肉瘤

(c)转移瘤

(d)浆细胞瘤

正确答案是(a)。原发性良性胸骨肿瘤非常罕见。转移瘤是最常见的胸骨肿瘤。在原发性胸骨恶性肿瘤中,软骨肉瘤是最常见的。其他原发胸骨恶性肿瘤包括骨肉瘤、浆细胞瘤、淋巴瘤和尤因肉瘤。

病例97

在继发于腹腔内脓毒症的急性呼吸窘迫综合征(ARDS)的35岁男性患者,不会出现以下哪一项CT表现?

(a)双肺铺路石征

(b)双肺基底段重力依赖区实变

(c)肺气囊和支气管扩张

(d)心脏肥大

(e)以上所有

正确答案是(d)。与ARDS具有相似肺实质影像学表现的患者,如伴有心脏肥大,则倾向于心源性肺水肿而不是ARDS的诊断。双侧斑片状肺泡和间质高密度影、双肺基底段重力依赖区实变、肺气囊和支气管扩张常见于ARDS。

病例98

下列哪个组合适合类圆线虫重度感染综合征?

(a)肾移植术后患者血液中的嗜酸性粒细胞增多,以及肺内多灶性结节和斑片状高密度影

(b)糖尿病患者的血液中性粒细胞增多和肺叶实变

(c)HIV阳性患者血液淋巴细胞增多和肺尖空洞性病变

(d)肺移植患者血液中性粒细胞减少和伴磨玻璃晕的肺空洞结节

(e)以上都不是

正确答案是(a)。肾移植后患者血液中的嗜酸性粒细胞增多和肺多灶性结节和斑片状高密度影,应考虑粪类圆线虫感染的可能性。糖尿病患者血液中的中性粒细胞增多和肺叶实变提示细菌性肺炎。HIV阳性患者血液中的淋巴细胞增多和肺尖部空洞病变提示可能患有结核病。血管侵袭性曲霉病患者在肺移植后出现血液中性粒细胞减少和带有磨玻璃晕的空洞结节。

病例99

以下哪个名称通常用于指代具有横纹肌母细胞分化的恶性周围神经鞘瘤(MPNST)?

(a)神经纤维肉瘤

(b)恶性蝾螈肿瘤

(c)恶性神经鞘瘤

(d)原始神经外胚层肿瘤

(e)以上都不是

正确答案是(b)。具有横纹肌细胞分化(骨骼肌)的MPNST被称为恶性蝾螈肿瘤,其预后比常规MPNST更差。

病例100

下列关于外周原始神经外胚层肿瘤(PNET)的说法中,正确的是?

(a)PNET通常出现在儿童中枢神经系统中

(b)最常发生于胸壁

(c)骨尤因肉瘤、骨外尤因肉瘤、PNET和Askin瘤都属于尤因肉瘤肿瘤家族

(d)可通过光学显微镜和HE染色来鉴别不同组织病理类型的小蓝圆细胞肿瘤

(e)以上均不是

正确答案是(c)。尤因肉瘤家族肿瘤包括一系列具有相似组织学和免疫组织化学特征以及非随机染色体易位的肿瘤性疾病,包括经典的骨尤因肉瘤、骨外尤因肉瘤、PNET和胸壁恶性小细胞肿瘤(Askin瘤)。

延伸阅读

■ 病例1

Hertzenberg C, Daon E, Kramer J. Intralobar pulmonary sequestration in adults: three case reports. J Thorac Dis 2012;4(5):516–519

Walker CM, Wu CC, Gilman MD, Godwin JD II, Shepard JA, Abbott GF. The imaging spectrum of bronchopulmonary sequestration. Curr Probl Diagn Radiol 2014;43(3):100–114

Zylak CJ, Eyler WR, Spizarny DL, Stone CH. Developmental lung anomalies in the adult: radiologic-pathologic correlation. Radiographics 2002;22(Spec No):S25–S43

■ 病例2

Berrocal T, Madrid C, Novo S, Gutiérrez J, Arjonilla A, Gómez-León N. Congenital anomalies of the tracheobronchial tree, lung, and mediastinum: embryology, radiology, and pathology. Radiographics 2004;24(1):e17

Jeung M-Y, Gasser B, Gangi A, et al. Imaging of cystic masses of the mediastinum. Radiographics 2002;22(Spec No): S79–S93

■ 病例3

Engelke C, Schaefer-Prokop C, Schirg E, Freihorst J, Grubnic S, Prokop M. High-resolution CT and CT angiography of peripheral pulmonary vascular disorders. Radiographics 2002;22(4):739–764

Frazier AA, Galvin JR, Franks TJ, Rosado-De-Christenson ML. From the archives of the AFIP: pulmonary vasculature: hypertension and infarction. Radiographics 2000;20(2): 491–524, quiz 530–531, 532

Minai OA, Rigelsky C, Eng C, Arroliga AC, Stoller JK. Long-term outcome in a patient with pulmonary hypertension and hereditary hemorrhagic telangiectasia. Chest 2007;131(4):984–987

■ 病例4

Biyyam DR, Chapman T, Ferguson MR, Deutsch G, Dighe MK. Congenital lung abnormalities: embryologic features, prenatal diagnosis, and postnatal radiologic-pathologic correlation. Radiographics 2010;30(6):1721–1738

Paterson A. Imaging evaluation of congenital lung abnormalities in infants and children. Radiol Clin North Am 2005;43(2):303–323

■ 病例5

Rosado-de-Christenson ML, Templeton PA, Moran CA. From the archives of the AFIP. Mediastinal germ cell tumors: radiologic and pathologic correlation. Radiographics 1992;12(5):1013–1030

Strollo DC, Rosado-de-Christenson ML. Primary mediastinal malignant germ cell neoplasms: imaging features. Chest Surg Clin N Am 2002;12(4):645–658

Whitten CR, Khan S, Munneke GJ, Grubnic S. A diagnostic approach to mediastinal abnormalities. Radiographics 2007;27(3):657–671

■ 病例6

Erasmus JJ, Connolly JE, McAdams HP, Roggli VL. Solitary pulmonary nodules: part I. Morphologic evaluation for differentiation of benign and malignant lesions. Radiographics 2000;20(1):43–58

MacMahon H, Naidich DP, Goo JM, et al. Guideline for management of incidental pulmonary nodules detected on CT images: from the Fleischner Society 2017. Radiology 2017;284(1):228–243

■ 病例7

King MA, Stone JA, Diaz PT, Mueller CF, Becker WJ, Gadek JE. Alpha 1-antitrypsin deficiency: evaluation of bronchiectasis with CT. Radiology 1996;199(1):137–141

Needham M, Stockley RA. Alpha1-antitrypsin deficiency. 3: clinical manifestations and natural history. Thorax 2004;59(11):986–991

■ 病例8

Bruzzi JF, Komaki R, Walsh GL, et al. Imaging of non-small cell lung cancer of the superior sulcus: part 1: anatomy, clinical manifestations, and management. Radiographics 2008;28(2):551–560, quiz 620

Bruzzi JF, Komaki R, Walsh GL, et al. Imaging of non-small cell lung cancer of the superior sulcus: part 2: initial staging and assessment of resectability and therapeutic response. Radiographics 2008;28(2):561–572

■ 病例9

Chong S, Lee KS, Chung MJ, Han J, Kwon OJ, Kim TS. Neuroendocrine tumors of the lung: clinical, pathologic, and imaging findings. Radiographics 2006;26(1):41–57, discussion 57–58

Irshad A, Ravenel JG. Imaging of small-cell lung cancer. Curr Probl Diagn Radiol 2004;33(5):200–211

■ 病例10

Kim TH, Kim SJ, Ryu YH, et al. Differential CT features of infectious pneumonia versus bronchioloalveolar carcinoma (BAC) mimicking pneumonia. Eur Radiol 2006;16(8):1763–1768

Travis WD, Brambilla E, Noguchi M, et al. International Association for the Study of Lung Cancer/American Thoracic Society/European Respiratory Society International multidisciplinary classification of lung adenocarcinoma. J Thorac Oncol 2011;6(2):244–285

■ 病例11

Castañer E, Gallardo X, Rimola J, et al. Congenital and acquired pulmonary artery anomalies in the adult: radiologic overview. Radiographics 2006;26(2):349–371

Nguyen ET, Silva CIS, Seely JM, Chong S, Lee KS, Müller NL. Pulmonary artery aneurysms and pseudoaneurysms in adults: findings at CT and radiography. AJR Am J Roentgenol 2007;188(2):W126-W134

■ 病例12

Burrill J, Williams CJ, Bain G, Conder G, Hine AL, Misra RR. Tuberculosis: a radiologic review. Radiographics 2007;27(5):1255–1273

Nachiappan AC, Rahbar K, Shi X, et al. Pulmonary tuberculosis: role of radiology in diagnosis and management. Radiographics 2017;37(1):52–72

■ 病例13

Franquet T, Müller NL, Giménez A, Guembe P, de La Torre J, Bagué S. Spectrum of pulmonary aspergillosis: histologic, clinical, and radiologic findings. Radiographics 2001;21(4):825–837

Martinez S, Heyneman LE, McAdams HP, Rossi SE, Restrepo CS, Eraso A. Mucoid impactions: finger-in-glove sign and other CT and radiographic features. Radiographics 2008;28(5):1369–1382

■ 病例14

Lipchik RJ, Kuzo RS. Nosocomial pneumonia. Radiol Clin North Am 1996;34(1):47–58

Walker CM, Abbott GF, Greene RE, Shepard JA, Vummidi D, Digumarthy SR. Imaging pulmonary infection: classic signs and patterns. AJR Am J Roentgenol 2014;202(3): 479–492

■ 病例15

Franquet T. Imaging of pulmonary viral pneumonia. Radiology 2011;260(1):18–39

Kim EA, Lee KS, Primack SL, et al. Viral pneumonias in adults: radiologic and pathologic findings. Radiographics 2002;22(Spec No):S137–S149

■ 病例16

Franquet T, Giménez A, Hidalgo A. Imaging of opportunistic fungal infections in immunocompromised patient. Eur J Radiol 2004;51(2):130–138

Kanne JP, Yandow DR, Meyer CA. *Pneumocystis jiroveci* pneumonia: high-resolution CT findings in patients with and without HIV infection. AJR Am J Roentgenol 2012;198(6):W555-W561

■ 病例17

Kramer SS, Wehunt WD, Stocker JT, Kashima H. Pulmonary manifestations of juvenile laryngotracheal papillomatosis. AJR Am J Roentgenol 1985;144(4):687–694

Kuhlman JE, Reyes BL, Hruban RH, et al. Abnormal air-filled spaces in the lung. Radiographics 1993;13(1):47–75

Prince JS, Duhamel DR, Levin DL, Harrell JH, Friedman PJ. Nonneoplastic lesions of the tracheobronchial wall: radiologic findings with bronchoscopic correlation. Radiographics 2002;22(Spec No):S215–S230

■ 病例 18

Franquet T, Müller NL, Giménez A, Guembe P, de La Torre J, Bagué S. Spectrum of pulmonary aspergillosis: histologic, clinical, and radiologic findings. Radiographics 2001;21(4):825–837

Pinto PS. The CT halo sign. Radiology 2004;230(1):109–110

■ 病例 19

Hong SH, Choi J-Y, Lee JW, Kim NR, Choi JA, Kang HS. MR imaging assessment of the spine: infection or an imitation? Radiographics 2009;29(2):599–612

Ledermann HP, Schweitzer ME, Morrison WD, Carrino JA. MR imaging findings in spinal infections: rules or myths? Radiology 2003;228(2):506–514

■ 病例 20

Boiselle PM, Mansilla AV, Fisher MS, McLoud TC. Wandering wires: frequency of sternal wire abnormalities in patients with sternal dehiscence. AJR Am J Roentgenol 1999;173(3):777–780

Jolles H, Henry DA, Roberson JP, Cole TJ, Spratt JA. Mediastinitis following median sternotomy: CT findings. Radiology 1996;201(2):463–466

■ 病例 21

Fishman EK, Kuhlman JE, Jones RJ. CT of lymphoma: spectrum of disease. Radiographics 1991;11(4):647–669

Strollo DC, Rosado de Christenson ML, Jett JR. Primary mediastinal tumors. Part 1: tumors of the anterior mediastinum. Chest 1997;112(2):511–522

Whitten CR, Khan S, Munneke GJ, Grubnic S. A diagnostic approach to mediastinal abnormalities. Radiographics 2007;27(3):657–671

■ 病例 22

Dynes MC, White EM, Fry WA, Ghahremani GG. Imaging manifestations of pleural tumors. Radiographics 1992;12(6):1191–1201

Wang ZJ, Reddy GP, Gotway MB, et al. Malignant pleural mesothelioma: evaluation with CT, MR imaging, and PET. Radiographics 2004;24(1):105–119

■ 病例 23

Heyneman LE, Johkoh T, Ward S, Honda O, Yoshida S, Müller NL. Pulmonary leukemic infiltrates: high-resolution CT findings in 10 patients. AJR Am J Roentgenol 2000;174(2):517–521

Okada F, Ando Y, Kondo Y, Matsumoto S, Maeda T, Mori H. Thoracic CT findings of adult T-cell leukemia or lymphoma. AJR Am J Roentgenol 2004;182(3):761–767

■ 病例 24

Johkoh T, Müller NL, Ichikado K, et al. Intrathoracic multicentric Castleman disease: CT findings in 12 patients. Radiology 1998;209(2):477–481

McAdams HP, Rosado-de-Christenson M, Fishback NF, Templeton PA. Castleman disease of the thorax: radiologic features with clinical and histopathologic correlation. Radiology 1998;209(1):221–228

■ 病例 25

Lynch DA, Travis WD, Müller NL, et al. Idiopathic interstitial pneumonias: CT features. Radiology 2005;236(1):10–21

Mueller-Mang C, Grosse C, Schmid K, Stiebellehner L, Bankier AA. What every radiologist should know about idiopathic interstitial pneumonias. Radiographics 2007;27(3):595–615

■ 病例 26

Genofre EH, Vargas FS, Teixeira LR, et al. Reexpansion pulmonary edema. J Pneumol 2003;29(2):101–106

Sohara Y. Reexpansion pulmonary edema. Ann Thorac Cardiovasc Surg 2008;14(4):205–209

■ 病例 27

Hagan IG, Burney K. Radiology of recreational drug abuse. Radiographics 2007;27(4):919–940

Sporer KA, Dorn E. Heroin-related noncardiogenic pulmonary edema: a case series. Chest 2001;120(5):1628–1632

■ 病例28

Roach HD, Davies GJ, Attanoos R, Crane M, Adams H, Phillips S. Asbestos: when the dust settles an imaging review of asbestos-related disease. Radiographics 2002;22(Spec No):S167–S184

Walker CM, Takasugi JE, Chung JH, et al. Tumorlike conditions of the pleura. Radiographics 2012;32(4):971–985

■ 病例29

Miller BH, Rosado-de-Christenson ML, Mason AC, Fleming MV, White CC, Krasna MJ. From the archives of the AFIP. Malignant pleural mesothelioma: radiologic-pathologic correlation. Radiographics 1996;16(3):613–644

Roach HD, Davies GJ, Attanoos R, Crane M, Adams H, Phillips S. Asbestos: when the dust settles an imaging review of asbestos-related disease. Radiographics 2002;22(Spec No):S167–S184

Wang ZJ, Reddy GP, Gotway MB, et al. Malignant pleural mesothelioma: evaluation with CT, MR imaging, and PET. Radiographics 2004;24(1):105–119

■ 病例30

Chong S, Lee KS, Chung MJ, Han J, Kwon OJ, Kim TS. Pneumoconiosis: comparison of imaging and pathologic findings. Radiographics 2006;26(1):59–77

Kim K-I, Kim CW, Lee MK, et al. Imaging of occupational lung disease. Radiographics 2001;21(6):1371–1391

■ 病例31

Hanak V, Golbin JM, Hartman TE, Ryu JH. High-resolution CT findings of parenchymal fibrosis correlate with prognosis in hypersensitivity pneumonitis. Chest 2008;134(1):133–138

Hirschmann JV, Pipavath SN, Godwin JD. Hypersensitivity pneumonitis: a historical, clinical, and radiologic review. Radiographics 2009;29(7):1921–1938

Matar LD, McAdams HP, Sporn TA. Hypersensitivity pneumonitis. AJR Am J Roentgenol 2000;174(4):1061–1066

■ 病例32

Johkoh T, Itoh H, Müller NL, et al. Crazy-paving appearance at thin-section CT: spectrum of disease and pathologic findings. Radiology 1999;211(1):155–160

Rossi SE, Erasmus JJ, Volpacchio M, Franquet T, Castiglioni T, McAdams HP. "Crazy-paving" pattern at thin-section CT of the lungs: radiologic-pathologic overview. Radiographics 2003;23(6):1509–1519

■ 病例33

Baron SE, Haramati LB, Rivera VT. Radiological and clinical findings in acute and chronic exogenous lipoid pneumonia. J Thorac Imaging 2003;18(4):217–224

Laurent F, Philippe JC, Vergier B, et al. Exogenous lipoid pneumonia: HRCT, MR, and pathologic findings. Eur Radiol 1999;9(6):1190–1196

■ 病例34

Hartman TE, Primack SL, Lee KS, Swensen SJ, Müller NL. CT of bronchial and bronchiolar diseases. Radiographics 1994;14(5):991–1003

Ooi GC, Khong PL, Chan-Yeung M, et al. High-resolution CT quantification of bronchiectasis: clinical and functional correlation. Radiology 2002;225(3):663–672

Ouellette H. The signet ring sign. Radiology 1999;212(1):67–68

■ 病例35

Boiselle PM, Feller-Kopman D, Ashiku S, Weeks D, Ernst A. Tracheobronchomalacia: evolving role of dynamic multislice helical CT. Radiol Clin North Am 2003;41(3):627–636

Carden KA, Boiselle PM, Waltz DA, Ernst A. Tracheomalacia and tracheobronchomalacia in children and adults: an in-depth review. Chest 2005;127(3):984–1005

■ 病例36

Dissanaike S, Shalhub S, Jurkovich GJ. The evaluation of pneumomediastinum in blunt trauma patients. J Trauma 2008;65(6):1340–1345

Kaewlai R, Avery LL, Asrani AV, Novelline RA. Multidetector CT of blunt thoracic trauma. Radiographics 2008;28(6):1555–1570

■ 病例37

Conces DJ Jr, Tarver RD, Vix VA. Broncholithiasis: CT features in 15 patients. AJR Am J Roentgenol 1991;157(2):249–253

Seo JB, Song KS, Lee JS, et al. Broncholithiasis: review of the causes with radiologic-pathologic correlation. Radiographics 2002;22(Spec No):S199–S213

■ **病例38**

Araoz PA, Gotway MB, Harrington JR, Harmsen WS, Mandrekar JN. Pulmonary embolism: prognostic CT findings. Radiology 2007;242(3):889–897

Frazier AA, Galvin JR, Franks TJ, Rosado-De-Christenson ML. From the archives of the AFIP: pulmonary vasculature: hypertension and infarction. Radiographics 2000;20(2):491–524, quiz 530–531, 532

Revel MP, Triki R, Chatellier G, et al. Is it possible to recognize pulmonary infarction on multisection CT images? Radiology 2007;244(3):875–882

■ **病例39**

Araoz PA, Gotway MB, Harrington JR, Harmsen WS, Mandrekar JN. Pulmonary embolism: prognostic CT findings. Radiology 2007;242(3):889–897

Frazier AA, Galvin JR, Franks TJ, Rosado-De-Christenson ML. From the archives of the AFIP: pulmonary vasculature: hypertension and infarction. Radiographics 2000;20(2): 491–524, quiz 530–531, 532

Ghaye B, Ghuysen A, Bruyere PJ, D'Orio V, Dondelinger RF. Can CT pulmonary angiography allow assessment of severity and prognosis in patients presenting with pulmonary embolism? What the radiologist needs to know. Radiographics 2006;26(1):23–39, discussion 39–40

■ **病例40**

Hunter TB, Taljanovic MS, Tsau PH, Berger WG, Standen JR. Medical devices of the chest. Radiographics 2004;24(6): 1725–1746

Swain FR, Martinez F, Gripp M, Razdan R, Gagliardi J. Traumatic complications from placement of thoracic catheters and tubes. Emerg Radiol 2005;12(1–2):11–18

■ **病例41**

Collins J, Stern EJ. Ground-glass opacity at CT: the ABCs. AJR Am J Roentgenol 1997;169(2):355–367

Lynch DA, Travis WD, Müller NL, et al. Idiopathic interstitial pneumonias: CT features. Radiology 2005;236(1):10–21

Unger JM, Peters ME, Hinke ML. Chest case of the day. AJR Am J Roentgenol 1986;146(5):1080–1086

Ware LB, Matthay MA. The acute respiratory distress syndrome. N Engl J Med 2000;342(18):1334–1349

■ **病例42**

Hartman TE, Primack SL, Lee KS, Swensen SJ, Müller NL. CT of bronchial and bronchiolar diseases. Radiographics 1994;14(5):991–1003

Milliron B, Henry TS, Veeraraghavan S, Little BP. Bronchiectasis: mechanisms and imaging clues of associated common and uncommon diseases. Radiographics 2015;35(4):1011–1030

Nadel HR, Stringer DA, Levison H, Turner JA, Sturgess JM. The immotile cilia syndrome: radiological manifestations. Radiology 1985;154(3):651–655

Ouellette H. The signet ring sign. Radiology 1999;212(1): 67–68

■ **病例43**

Lynch DA, Gamsu G, Ray CS, Aberle DR. Asbestos-related focal lung masses: manifestations on conventional and high-resolution CT scans. Radiology 1988;169(3): 603–607

Partap VA. The comet tail sign. Radiology 1999;213(2): 553–554

■ **病例44**

Ghanem N, Altehoefer C, Springer O, et al. Radiological findings in Boerhaave's syndrome. Emerg Radiol 2003;10(1):8–13

Young CA, Menias CO, Bhalla S, Prasad SR. CT features of esophageal emergencies. Radiographics 2008;28(6):1541–1553

■ **病例45**

Jang KM, Lee KS, Lee SJ, et al. The spectrum of benign esophageal lesions: imaging findings. Korean J Radiol 2002;3(3):199–210

Yang PS, Lee KS, Lee SJ, et al. Esophageal leiomyoma: radiologic findings in 12 patients. Korean J Radiol 2001;2(3):132–137

■ 病例 46

Chauhan SS, Long JD. Management of tracheoesophageal fistulas in adults. Curr Treat Options Gastroenterol 2004;7(1):31–40

Giménez A, Franquet T, Erasmus JJ, Martínez S, Estrada P. Thoracic complications of esophageal disorders. Radiographics 2002;22(Spec No):S247–S258

■ 病例 47

Frazier AA, Galvin JR, Franks TJ, Rosado-De-Christenson ML. From the archives of the AFIP: pulmonary vasculature: hypertension and infarction. Radiographics 2000;20(2):491–524, quiz 530–531, 532

Koyama T, Ueda H, Togashi K, Umeoka S, Kataoka M, Nagai S. Radiologic manifestations of sarcoidosis in various organs. Radiographics 2004;24(1):87–104

Miller BH, Rosado-de-Christenson ML, McAdams HP, Fishback NF. Thoracic sarcoidosis: radiologic-pathologic correlation. Radiographics 1995;15(2):421–437

Traill ZC, Maskell GF, Gleeson FV, High-Resolution CT. High-resolution CT findings of pulmonary sarcoidosis. AJR Am J Roentgenol 1997;168(6):1557–1560

■ 病例 48

Goyal SK, Punnam SR, Verma G, Ruberg FL. Persistent left superior vena cava: a case report and review of literature. Cardiovasc Ultrasound 2008;6:50

Sonavane SK, Milner DM, Singh SP, Abdel Aal AK, Shahir KS, Chaturvedi A. Comprehensive imaging review of the superior vena cava. Radiographics 2015;35(7):1873–1892

■ 病例 49

Restrepo CS, Martínez S, Lemos JA, et al. Imaging manifestations of Kaposi sarcoma. Radiographics 2006;26(4):1169–1185

Wolff SD, Kuhlman JE, Fishman EK. Thoracic Kaposi sarcoma in AIDS: CT findings. J Comput Assist Tomogr 1993;17(1):60–62

■ 病例 50

Leong CS, Stark P. Thoracic manifestations of sickle cell disease. J Thorac Imaging 1998;13(2):128–134

Lonergan GJ, Cline DB, Abbondanzo SL. Sickle cell anemia. Radiographics 2001;21(4):971–994

■ 病例 51

Gunn MLD, Godwin JD, Kanne JP, Flowers ME, Chien JW. High-resolution CT findings of bronchiolitis obliterans syndrome after hematopoietic stem cell transplantation. J Thorac Imaging 2008;23(4):244–250

Konen E, Gutierrez C, Chaparro C, et al. Bronchiolitis obliterans syndrome in lung transplant recipients: can thin-section CT findings predict disease before its clinical appearance? Radiology 2004;231(2):467–473

Meyer KC, Raghu G, Verleden GM, et al. An international ISH / ATS / ERS clinical practice guideline: diagnosis and management of bronchiolitis obliterans syndrome. Eur Respir J 2014;14:441479–441503

Todd JL, Palmer SM. Bronchiolitis obliterans syndrome: the final frontier for lung transplantation. Chest 2011;140(2):502–508

■ 病例 52

Ofek E, Sato M, Saito T, et al. Restrictive allograft syndrome post lung transplantation is characterized by pleuroparenchymal fibroelastosis. Mod Pathol 2013;26(3):350–356

Sato M, Waddell TK, Wagnetz U, et al. Restrictive allograft syndrome (RAS): a novel form of chronic lung allograft dysfunction. J Heart Lung Transplant 2011;30(7):735–742

Verleden GM, Raghu G, Meyer KC, Glanville AR, Corris P. A new classification system for chronic lung allograft dysfunction. J Heart Lung Transplant 2014;33(2):127–133

Vos R, Verleden SE, Verleden GM. Chronic lung allograft dysfunction: evolving practice. Curr Opin Organ Transplant 2015;20(5):483–491

■ 病例 53

Cottin V, Nunes H, Brillet P-Y, et al; Groupe d'Etude et de Recherche sur les Maladies Orphelines Pulmonaires (GERM O P). Combined pulmonary fibrosis and emphysema: a distinct underrecognised entity. Eur Respir J 2005;26(4):586–593

Cottin V. The impact of emphysema in pulmonary fibrosis. Eur Respir Rev 2013;22(128):153–157

Jankowich MD, Rounds SIS. Combined pulmonary fibrosis and emphysema syndrome: a review. Chest 2012;141(1):222–231

Papiris SA, Triantafillidou C, Manali ED, et al. Combined pulmonary fibrosis and emphysema. Expert Rev Respir Med 2013;7(1):19–31, quiz 32

■ 病例54

Guillerman RP, Brody AS. Contemporary perspectives on pediatric diffuse lung disease. Radiol Clin North Am 2011;49(5):847–868

Hime NJ, Zurynski Y, Fitzgerald D, et al. Childhood interstitial lung disease: a systematic review. Pediatr Pulmonol 2015;50(12):1383–1392

Kurland G, Deterding RR, Hagood JS, et al; American Thoracic Society Committee on Childhood Interstitial Lung Disease (chILD) and the chILD Research Network. An official American Thoracic Society clinical practice guideline: classification, evaluation, and management of childhood interstitial lung disease in infancy. Am J Respir Crit Care Med 2013;188(3):376–394

Lee EY. Interstitial lung disease in infants: new classification system, imaging technique, clinical presentation and imaging findings. Pediatr Radiol 2013;43(1):3–13, quiz 128–129

Vece TJ, Young LR. Update on diffuse lung disease in children. Chest 2016;149(3):836–845

■ 病例55

Krustins E. Mounier-Kuhn syndrome: a systematic analysis of 128 cases published within last 25 years. Clin Respir J 2016;10(1):3–10

Krustins E, Kravale Z, Buls A. Mounier-Kuhn syndrome or congenital tracheobronchomegaly: a literature review. Respir Med 2013;107(12):1822–1828

Payandeh J, McGillivray B, McCauley G, Wilcox P, Swiston JR, Lehman A. A clinical classification scheme for tracheobronchomegaly (Mounier-Kuhn syndrome). Lung 2015;193(5):815–822

Shin MS, Jackson RM, Ho K-J. Tracheobronchomegaly (Mounier-Kuhn syndrome): CT diagnosis. AJR Am J Roentgenol 1988;150(4):777–779

■ 病例56

Fernández Crisosto CA, Quercia Arias O, Bustamante N, Moreno H, Uribe Echevarría A. [Diffuse pulmonary ossification associated with idiopathic pulmonary fibrosis]. Arch Bronconeumol 2004;40(12):595–598

Friedrich T, Steinecke R, Horn LC, Eichfeld U. [Idiopathic pulmonary ossification]. RoFo Fortschr Geb Rontgenstr Nuklearmed 1998;169(3):267–273

Lara JF, Catroppo JF, Kim DU, da Costa D. Dendriform pulmonary ossification, a form of diffuse pulmonary ossification: report of a 26-year autopsy experience. Arch Pathol Lab Med 2005;129(3):348–353

Peros-Golubicić T, Tekavec-Trkanjec J. Diffuse pulmonary ossification: an unusual interstitial lung disease. Curr Opin Pulm Med 2008;14(5):488–492

Reddy TL, von der Thüsen J, Walsh SL. Idiopathic dendriform pulmonary ossification. J Thorac Imaging 2012;27(5):W108-W110

■ 病例57

Avila NA, Brantly M, Premkumar A, Huizing M, Dwyer A, Gahl WA. Hermansky-Pudlak syndrome: radiography and CT of the chest compared with pulmonary function tests and genetic studies. AJR Am J Roentgenol 2002;179(4):887–892

Berkmen YM, Dsouza BM. Case 124: Hermansky-Pudlak syndrome. Radiology 2007;245(2):595–599

Hurford MT, Sebastiano C. Hermansky-pudlak syndrome: report of a case and review of the literature. Int J Clin Exp Pathol 2008;1(6):550–554

Kelil T, Shen J, O'Neill AC, Howard SA. Hermansky-pudlak syndrome complicated by pulmonary fibrosis: radiologic-pathologic correlation and review of pulmonary complications. J Clin Imaging Sci 2014;4:59

■ 病例58

Corsten MJ, Shamji FM, Odell PF, et al. Optimal treatment of descending necrotising mediastinitis. Thorax 1997;52(8):702–708

Endo S, Murayama F, Hasegawa T, et al. Guideline of surgical management based on diffusion of descending necrotizing mediastinitis. Jpn J Thorac Cardiovasc Surg 1999;47(1):14–19

Katabathina VS, Restrepo CS, Martinez-Jimenez S, Riascos RF. Nonvascular, nontraumatic mediastinal emergencies in adults: a comprehensive review of imaging findings. Radiographics 2011;31(4):1141–1160

Kiernan PD, Hernandez A, Byrne WD, et al. Descending cervical mediastinitis. Ann Thorac Surg 1998;65(5): 1483–1488

Makeieff M, Gresillon N, Berthet JP, et al. Management of descending necrotizing mediastinitis. Laryngoscope 2004;114(4):772–775

Pinto A, Scaglione M, Scuderi MG, Tortora G, Daniele S, Romano L. Infections of the neck leading to descending necrotizing mediastinitis: role of multi-detector row computed tomography. Eur J Radiol 2008;65(3):389–394

■ 病例 59

Cho HJ, Jeon YB, Ma DS, Lee JN, Chung M. Traumatic pulmonary pseudocysts after blunt chest trauma: prevalence, mechanisms of injury, and computed tomography findings. J Trauma Acute Care Surg 2015;79(3):425–430

Hansell DM, Bankier AA, MacMahon H, McLoud TC, Müller NL, Remy J. Fleischner Society: glossary of terms for thoracic imaging. Radiology 2008;246(3):697–722

Houtman S, Janssen R. Traumatic pneumatocele. Neth J Cri Care 2012;16(6):224–225

Quigley MJ, Fraser RS. Pulmonary pneumatocele: pathology and pathogenesis. AJR Am J Roentgenol 1988;150(6): 1275–1277

Shen H-N, Lu FL, Wu H-D, Yu CJ, Yang PC. Management of tension pneumatocele with high-frequency oscillatory ventilation. Chest 2002;121(1):284–286

Ulutas H, Celik MR, Ozgel M, Soysal O, Kuzucu A. Pulmonary pseudocyst secondary to blunt or penetrating chest trauma: clinical course and diagnostic issues. Eur J Trauma Emerg Surg 2015;41(2):181–188

■ 病例 60

Chaoui R, Kalache KD, Heling KS, Tennstedt C, Bommer C, Körner H. Absent or hypoplastic thymus on ultrasound: a marker for deletion 22q11.2 in fetal cardiac defects. Ultrasound Obstet Gynecol 2002;20(6):546–552

Digilio M, Marino B, Capolino R, Dallapiccola B. Clinical manifestations of Deletion 22q11.2 syndrome (DiGeorge/Velo-Cardio-Facial syndrome). Images Paediatr Cardiol 2005;7(2):23–34

Felman AH, Cohen MD. Thymus. In: Radiology of the Pediatric Chest: Clinical and Pathological Correlations. New York: McGraw-Hill Book Company; 1987.

Goldmuntz E, Clark BJ, Mitchell LE, et al. Frequency of 22q11 deletions in patients with conotruncal defects. J Am Coll Cardiol 1998;32(2):492–498

Momma K. Cardiovascular anomalies associated with chromosome 22q11.2 deletion syndrome. Am J Cardiol 2010;105(11):1617–1624

Ziolkowska L, Kawalec W, Turska-Kmiec A, et al. Chromosome 22q11.2 microdeletion in children with conotruncal heart defects: frequency, associated cardiovascular anomalies, and outcome following cardiac surgery. Eur J Pediatr 2008;167(10):1135–1140

■ 病例 61

Alkadhi H, Wildermuth S, Russi EW, Marincek B, Boehm T. Imaging in hyper-IgE syndrome. Respiration 2006;73(3): 365–366

Jhaveri KS, Sahani DV, Shetty PG, Shroff MM. Hyperimmunoglobulinaemia E syndrome: pulmonary imaging features. Australas Radiol 2000;44(3):328–330

Szczawinska-Poplonyk A, Kycler Z, Pietrucha B, Heropolitanska-Pliszka E, Breborowicz A, Gerreth K. The hyperimmunoglobulin E syndrome—clinical manifestation diversity in primary immune deficiency. Orphanet J Rare Dis 2011;6:76

■ 病例 62

Bondioni MP, Soresina A, Lougaris V, Gatta D, Plebani A, Maroldi R. Common variable immunodeficiency: computed tomography evaluation of bronchopulmonary changes including nodular lesions in 40 patients. Correlation with clinical and immunological data. J Comput Assist Tomogr 2010;34(3):395–401

Cunningham-Rundles C. The many faces of common variable immunodeficiency. Hematology (Am Soc Hematol Educ Program) 2012;2012(1):301–305

Maarschalk-Ellerbroek LJ, de Jong PA, van Montfrans JM, et al. CT screening for pulmonary pathology in common variable immunodeficiency disorders and the correlation with clinical and immunological parameters. J Clin Immunol 2014;34(6):642–654

Maglione PJ, Overbey JR, Radigan L, et al. Pulmonary radiologic findings in CVID: clinical and immunological correlations. Ann Allergy Asthma Immunol 2014;113(4):452–459

■ 病例63

Brook I, Frazier EH. Aerobic and anaerobic microbiology of empyema. A retrospective review in two military hospitals. Chest 1993;103(5):1502–1507

Lois M, Noppen M. Bronchopleural fistulas: an overview of the problem with special focus on endoscopic management. Chest 2005;128(6):3955–3965

Stern EJ, Sun H, Haramati LB. Peripheral bronchopleural fistulas: CT imaging features. AJR Am J Roentgenol 1996;167(1):117–120

Tsubakimoto M, Murayama S, Iraha R, Kamiya H, Tsuchiya N, Yamashiro T. Can peripheral bronchopleural fistula demonstrated on computed tomography be treated conservatively? A retrospective analysis. J Comput Assist Tomogr 2016;40(1):86–90

Yuksekkaya R, Ozturk B, Celikyay F, Sade R, Kupeli M, Yeginsu A. Multidetector computed tomography findings of central bronchopleural fistulas as sequelae of tuberculosis, chemo radiation and trauma: a report of three cases. Respir Med Case Rep 2013;9:21–26

■ 病例64

Lott S, Schmieder M, Mayer B, et al. Gastrointestinal stromal tumors of the esophagus: evaluation of a pooled case series regarding clinicopathological features and clinical outcome. Am J Cancer Res 2014;5(1):333–343

Shinagare AB, Zukotynski KA, Krajewski KM, et al. Esophageal gastrointestinal stromal tumor: report of 7 patients. Cancer Imaging 2012;12:100–108

Winant AJ, Gollub MJ, Shia J, Antonescu C, Bains MS, Levine MS. Imaging and clinicopathologic features of esophageal gastrointestinal stromal tumors. AJR Am J Roentgenol 2014;203(2):306–314

■ 病例65

Abbas AE, Deschamps C, Cassivi SD, et al. Chest-wall desmoid tumors: results of surgical intervention. Ann Thorac Surg 2004;78(4):1219–1223, discussion 1219–1223

Allen PJ, Shriver CD. Desmoid tumors of the chest wall. Semin Thorac Cardiovasc Surg 1999;11(3):264–269

Souza FF, Fennessy FM, Yang Q, van den Abbeele AD. Case report. PET/CT appearance of desmoid tumour of the chest wall. Br J Radiol 2010;83(986):e39–e42

■ 病例66

Chong S, Kim TS, Kim B-T, Cho EY, Kim J. Pulmonary artery sarcoma mimicking pulmonary thromboembolism: integrated FDG PET/CT. AJR Am J Roentgenol 2007;188(6):1691–1693

Cox JE, Chiles C, Aquino SL, Savage P, Oaks T. Pulmonary artery sarcomas: a review of clinical and radiologic features. J Comput Assist Tomogr 1997;21(5):750–755

Huo L, Moran CA, Fuller GN, Gladish G, Suster S. Pulmonary artery sarcoma: a clinicopathologic and immunohistochemical study of 12 cases. Am J Clin Pathol 2006;125(3):419–424

Restrepo CS, Betancourt SL, Martinez-Jimenez S, Gutierrez FR. Tumors of the pulmonary artery and veins. Semin Ultrasound CT MR 2012;33(6):580–590

Wong HH, Gounaris I, McCormack A, et al. Presentation and management of pulmonary artery sarcoma. Clin Sarcoma Res 2015;5(1):3

■ 病例67

Chaisson NF, Dodson MW, Elliott CG. Pulmonary capillary hemangiomatosis and pulmonary veno-occlusive disease. Clin Chest Med 2016;37(3):523–534

Frazier AA, Franks TJ, Mohammed T-LH, Ozbudak IH, Galvin JR. From the Archives of the AFIP: pulmonary veno-occlusive disease and pulmonary capillary hemangiomatosis. Radiographics 2007;27(3):867–882

O'Keefe MCO, Post MD. Pulmonary capillary hemangiomatosis: a rare cause of pulmonary hypertension. Arch Pathol Lab Med 2015;139(2):274–277

■ 病例68

Arnaud D, Varon J, Surani S. An unusual presentation of Congenital lobar emphysema. Case Rep Pulmonol 2017;2017:6719617

Caliskan T, Okutan O, Ciftci F, et al. Congenital lobar emphysema diagnosed in adult age: A case report. Eurasian J Pulmonol 2014;16:50–53

Sadaqat M, Malik JA, Karim R. Congenital lobar emphysema in an adult. Lung India 2011;28(1):67–69

Sasieta HC, Nichols FC, Kuzo RS, Boland JM, Utz JP. Congenital lobar emphysema in an adult. Am J Respir Crit Care Med 2016;194(3):377–378

■ 病例69

Macchiarini P. Primary tracheal tumours. Lancet Oncol 2006;7(1):83–91

Ngo A-VH, Walker CM, Chung JH, et al. Tumors and tumor-like conditions of the large airways. AJR Am J Roentgenol 2013;201(2):301–313

Shroff GS, Ocazionez D, Vargas D, et al. Pathology of the trachea and central bronchi. Semin Ultrasound CT MR 2016;37(3):177–189

Webb BD, Walsh GL, Roberts DB, Sturgis EM. Primary tracheal malignant neoplasms: the University of Texas MD Anderson Cancer Center experience. J Am Coll Surg 2006;202(2):237–246

■ 病例70

Cohn SM. Pulmonary contusion: review of the clinical entity. J Trauma 1997;42(5):973–979

Cohn SM, Dubose JJ. Pulmonary contusion: an update on recent advances in clinical management. World J Surg 2010;34(8):1959–1970

Ganie FA, Lone H, Lone GN, et al. Lung contusion: a clinico-pathological entity with unpredictable clinical course. Bull Emerg Trauma 2013;1(1):7–16

■ 病例71

Aghajanzadeh M, Khadem S, Khajeh Jahromi S, Gorabi HE, Ebrahimi H, Maafi AA. Clinical presentation and operative repair of Morgagni hernia. Interact Cardiovasc Thorac Surg 2012;15(4):608–611

Anthes TB, Thoongsuwan N, Karmy-Jones R. Morgagni hernia: CT findings. Curr Probl Diagn Radiol 2003;32(3):135–136

Arora S, Haji A, Ng P. Adult Morgagni hernia: the need for clinical awareness, early diagnosis and prompt surgical intervention. Ann R Coll Surg Engl 2008;90(8):694–695

Eren S, Ciriş F. Diaphragmatic hernia: diagnostic approaches with review of the literature. Eur J Radiol 2005;54(3):448–459

Sandstrom CK, Stern EJ. Diaphragmatic hernias: a spectrum of radiographic appearances. Curr Probl Diagn Radiol 2011;40(3):95–115

■ 病例72

Chassagnon G, Favelle O, Marchand-Adam S, De Muret A, Revel MP. DIPNECH: when to suggest this diagnosis on CT. Clin Radiol 2015;70(3):317–325

Foran PJ, Hayes SA, Blair DJ, Zakowski MF, Ginsberg MS. Imaging appearances of diffuse idiopathic pulmonary neuroendocrine cell hyperplasia. Clin Imaging 2015;39(2):243–246

Rossi G, Cavazza A, Spagnolo P, et al. Diffuse idiopathic pulmonary neuroendocrine cell hyperplasia syndrome. Eur Respir J 2016;47(6):1829–1841

Wirtschafter E, Walts AE, Liu ST, Marchevsky AM. Diffuse idiopathic pulmonary neuroendocrine cell hyperplasia of the lung (DIPNECH): current best evidence. Lung 2015;193(5):659–667

■ 病例73

George J, Jain R, Tariq SM. CT bronchoscopy in the diagnosis of Williams-Campbell syndrome. Respirology 2006;11(1):117–119

Jones QC, Wathen CG. Williams-Campbell syndrome presenting in an adult. BMC Case Rep 2012;2012:bcr2012006775

McAdams HP, Erasmus J. Chest case of the day. Williams-Campbell syndrome. AJR Am J Roentgenol 1995;165(1):190–191

Noriega Aldave AP, William Saliski D. The clinical manifestations, diagnosis and management of Williams-Campbell syndrome. N Am J Med Sci 2014;6(9):429–432

■ 病例74

Dodd JD, Souza CA, Müller NL. High-resolution MDCT of pulmonary septic embolism: evaluation of the feeding vessel sign. AJR Am J Roentgenol 2006;187(3):623–629

Goswami U, Brenes JA, Punjabi GV, LeClaire MM, Williams DN. Associations and outcomes of septic pulmonary embolism. Open Respir Med J 2014;8:28–33

Iwasaki Y, Nagata K, Nakanishi M, et al. Spiral CT findings in septic pulmonary emboli. Eur J Radiol 2001;37(3):190–194

Ye R, Zhao L, Wang C, Wu X, Yan H. Clinical characteristics of septic pulmonary embolism in adults: a systematic review. Respir Med 2014;108(1):1–8

■ 病例75

Chick JFB, Chauhan NR, Madan R. Solitary fibrous tumors of the thorax: nomenclature, epidemiology, radiologic and pathologic findings, differential diagnoses, and management. AJR Am J Roentgenol 2013;200(3): W238-W248

Sureka B, Thukral BB, Mittal MK, Mittal A, Sinha M. Radiological review of pleural tumors. Indian J Radiol Imaging 2013;23(4):313-320

Zhu Y, Du K, Ye X, Song D, Long D. Solitary fibrous tumors of pleura and lung: report of twelve cases. J Thorac Dis 2013;5(3):310-313

■ 病例76

Dillman JR, Pernicano PG, McHugh JB, et al. Cross-sectional imaging of primary thoracic sarcomas with histopathologic correlation: a review for the radiologist. Curr Probl Diagn Radiol 2010;39(1):17-29

Foran P, Colleran G, Madewell J, O'Sullivan PJ. Imaging of thoracic sarcomas of the chest wall, pleura, and lung. Semin Ultrasound CT MR 2011;32(5):365-376

Koenigkam-Santos M, Sommer G, Puderbach M, et al. Primary intrathoracic malignant mesenchymal tumours: computed tomography features of a rare group of chest neoplasms. Insights Imaging 2014;5(2):237-244

■ 病例77

Chen Y-B, Rahemtullah A, Hochberg E. Primary effusion lymphoma. Oncologist 2007;12(5):569-576

Patel S, Xiao P. Primary effusion lymphoma. Arch Pathol Lab Med 2013;137(8):1152-1154

■ 病例78

Devaraj A, Griffin N, Nicholson AG, Padley SPG. Computed tomography findings in fibrosing mediastinitis. Clin Radiol 2007;62(8):781-786

Koksal D, Bayiz H, Mutluay N, et al. Fibrosing mediastinitis mimicking bronchogenic carcinoma. J Thorac Dis 2013;5(1):E5-E7

McNeeley MF, Chung JH, Bhalla S, Godwin JD. Imaging of granulomatous fibrosing mediastinitis. AJR Am J Roentgenol 2012;199(2):319-327

Rossi SE, McAdams HP, Rosado-de-Christenson ML, Franks TJ, Galvin JR. Fibrosing mediastinitis. Radiographics 2001;21(3):737-757

■ 病例79

Bonekamp D, Horton KM, Hruban RH, Fishman EK. Castleman disease: the great mimic. Radiographics 2011;31(6):1793-1807

Fajgenbaum DC, van Rhee F, Nabel CS. HHV-8-negative, idiopathic multicentric Castleman disease: novel insights into biology, pathogenesis, and therapy. Blood 2014;123(19):2924-2933

Madan R, Chen JH, Trotman-Dickenson B, Jacobson F, Hunsaker A. The spectrum of Castleman's disease: mimics, radiologic pathologic correlation and role of imaging in patient management. Eur J Radiol 2012;81(1):123-131

Talat N, Schulte K-M. Castleman's disease: systematic analysis of 416 patients from the literature. Oncologist 2011;16(9):1316-1324

■ 病例80

Al-Mansour Z, Nelson BP, Evens AM. Post-transplant lymphoproliferative disease (PTLD): risk factors, diagnosis, and current treatment strategies. Curr Hematol Malig Rep 2013;8(3):173-183

Camacho JC, Moreno CC, Harri PA, Aguirre DA, Torres WE, Mittal PK. Posttransplantation lymphoproliferative disease: proposed imaging classification. Radiographics 2014;34(7):2025-2038

LaCasce AS. Post-transplant lymphoproliferative disorders. Oncologist 2006;11(6):674-680

■ 病例81

Jude CM, Nayak NB, Patel MK, Deshmukh M, Batra P. Pulmonary coccidioidomycosis: pictorial review of chest radiographic and CT findings. Radiographics 2014;34(4):912-925

Spinello IM, Munoz A, Johnson RH. Pulmonary coccidioidomycosis. Semin Respir Crit Care Med 2008;29(2):166-173

Thompson GR III. Pulmonary coccidioidomycosis. Semin Respir Crit Care Med 2011;32(6):754-763

■ 病例 82

Cordier J-F. Cryptogenic organising pneumonia. Eur Respir J 2006;28(2):422–446

Cordier J-F. Organising pneumonia. Thorax 2000;55(4): 318–328

Feinstein MB, DeSouza SA, Moreira AL, et al. A comparison of the pathological, clinical and radiographical, features of cryptogenic organising pneumonia, acute fibrinous and organising pneumonia and granulomatous organising pneumonia. J Clin Pathol 2015;68(6):441–447

Schlesinger C, Koss MN. The organizing pneumonias: an update and review. Curr Opin Pulm Med 2005;11(5): 422–430

Shaw M, Collins BF, Ho LA, Raghu G. Rheumatoid arthritis-associated lung disease. Eur Respir Rev 2015;24(135):1–16

■ 病例 83

Collard HR, Schwarz MI. Diffuse alveolar hemorrhage. Clin Chest Med 2004;25(3):583–592, vii

Lara AR, Schwarz MI. Diffuse alveolar hemorrhage. Chest 2010;137(5):1164–1171

Lichtenberger JP III, Digumarthy SR, Abbott GF, Shepard JA, Sharma A. Diffuse pulmonary hemorrhage: clues to the diagnosis. Curr Probl Diagn Radiol 2014;43(3):128–139

■ 病例 84

Jeong YJ, Kim K-I, Seo IJ, et al. Eosinophilic lung diseases: a clinical, radiologic, and pathologic overview. Radiographics 2007;27(3):617–637, discussion 637–639

Katre RS, Sunnapwar A, Restrepo CS, et al. Cardiopulmonary and gastrointestinal manifestations of eosinophilic-associated diseases and idiopathic hypereosinophilic syndromes: multimodality imaging approach. Radiographics 2016;36(2):433–451

Marchand E, Cordier J-F. Idiopathic chronic eosinophilic pneumonia. Orphanet J Rare Dis 2006;1:11

■ 病例 85

Akira M, Suganuma N. Acute and subacute chemical-induced lung injuries: HRCT findings. Eur J Radiol 2014;83(8):1461–1469

Rabinowitz PM, Siegel MD. Acute inhalation injury. Clin Chest Med 2002;23(4):707–715

Rehberg S, Maybauer MO, Enkhbaatar P, Maybauer DM, Yamamoto Y, Traber DL. Pathophysiology, management and treatment of smoke inhalation injury. Expert Rev Respir Med 2009;3(3):283–297

Walker PF, Buehner MF, Wood LA, et al. Diagnosis and management of inhalation injury: an updated review. Crit Care 2015;19:351

■ 病例 86

Lee W-K, Mossop PJ, Little AF, et al. Infected (mycotic) aneurysms: spectrum of imaging appearances and management. Radiographics 2008;28(7):1853–1868

Lin MP, Chang SC, Wu RH, Chou CK, Tzeng WS. A comparison of computed tomography, magnetic resonance imaging, and digital subtraction angiography findings in the diagnosis of infected aortic aneurysm. J Comput Assist Tomogr 2008;32(4):616–620

Macedo TA, Stanson AW, Oderich GS, Johnson CM, Panneton JM, Tie ML. Infected aortic aneurysms: imaging findings. Radiology 2004;231(1):250–257

Yang CY, Liu KL, Lee CW, Tsang YM, Chen SJ. Mycotic aortic aneurysm presenting initially as an aortic intramural air pocket. AJR Am J Roentgenol 2005;185(2):463–465

■ 病例 87

Boersma WG, Stigt JA, Smit HJM. Treatment of haemothorax. Respir Med 2010;104:1583–1587

Broderick SR. Hemothorax. Etiology, diagnosis and management. Thorac Surg Clin 2013;23:89–96

Liu F, Huang YC, Ng Y-B, Liang JH. Differentiate pleural effusion from hemothorax after blunt chest trauma: comparison of computed tomography attenuation values. J Acute Med 2016;6:1–6

Meyer DM. Hemothorax related to trauma. Thorac Surg Clin 2007;17:47–55

■ 病例 88

Charruau L, Parrens M, Jougon J, et al. Mediastinal lymphangioma in adults: CT and MR imaging features. Eur Radiol 2000;10(8):1310–1314

Faul JL, Berry GJ, Colby TV, et al. Thoracic lymphangiomas, lymphangiectasis, lymphangiomatosis, and lymphatic dysplasia syndrome. Am J Respir Crit Care Med 2000;161(3 Pt 1):1037–1046

Fokkema JPI, Paul MA, Vrouenraets BC. Mediastinal lymphangioma in an adult. Ann R Coll Surg Engl 2014;96(5): e24–e25

Khobta N, Tomasini P, Trousse D, Maldonado F, Chanez P, Astoul P. Solitary cystic mediastinal lymphangioma. Eur Respir Rev 2013;22(127):91–93

Park JG, Aubry M-C, Godfrey JA, Midthun DE. Mediastinal lymphangioma: Mayo Clinic experience of 25 cases. Mayo Clin Proc 2006;81(9):1197–1203

Vargas D, Suby-Long T, Restrepo CS. Cystic lesions of the mediastinum. Semin Ultrasound CT MR 2016;37(3):212–222

病例89

Aylwin ACB, Gishen P, Copley SJ. Imaging appearance of thoracic amyloidosis. J Thorac Imaging 2005;20(1):41–46

Czeyda-Pommersheim F, Hwang M, Chen SS, Strollo D, Fuhrman C, Bhalla S. Amyloidosis: modern cross-sectional imaging. Radiographics 2015;35(5):1381–1392

Khoor A, Colby TV. Amyloidosis of the lung. Arch Pathol Lab Med 2017;141(2):247–254

Lee AY, Godwin JD, Pipavath SNJ. Case 182: pulmonary amyloidosis. Radiology 2012;263(3):929–932

Takahashi N, Glockner J, Howe BM, Hartman RP, Kawashima A. Taxonomy and imaging manifestations of systemic amyloidosis. Radiol Clin North Am 2016;54(3):597–612

病例90

Dursun AB, Demirag F, Bayiz H, Sertkaya D. Endobronchial metastases: a clinicopathological analysis. Respirology 2005;10(4):510–514

Katsimbri PP, Bamias AT, Froudarakis ME, Peponis IA, Constantopoulos SH, Pavlidis NA. Endobronchial metastases secondary to solid tumors: report of eight cases and review of the literature. Lung Cancer 2000;28(2):163–170

Marchioni A, Lasagni A, Busca A, et al. Endobronchial metastasis: an epidemiologic and clinicopathologic study of 174 consecutive cases. Lung Cancer 2014;84(3):222–228

Sørensen JB. Endobronchial metastases from extrapulmonary solid tumors. Acta Oncol 2004;43(1):73–79

病例91

Foroulis CN, Zarogoulidis P, Darwiche K, et al. Superior sulcus (Pancoast) tumors: current evidence on diagnosis and radical treatment. J Thorac Dis 2013;5(Suppl 4):S342–S358

Hochhegger B, Marchiori E, Sedlaczek O, et al. MRI in lung cancer: a pictorial essay. Br J Radiol 2011;84(1003): 661–668

Manenti G, Raguso M, D'Onofrio S, et al. Pancoast tumor: the role of magnetic resonance imaging. Case Rep Radiol 2013;2013:479120

Sommer G, Stieltjes B. Magnetic resonance imaging for staging of non-small-cell lung cancer-technical advances and unmet needs. J Thorac Dis 2015;7(7):1098–1102

病例92

Choe CH, Kahler JJ. Herniation of the lung: a case report. J Emerg Med 2014;46(1):28–30

Detorakis EE, Androulidakis E. Intercostal lung herniation—the role of imaging. J Radiol Case Rep 2014;8(4):16–24

Gross RI, Eversgerd JL. The image of trauma. Transthoracic lung herniation due to blunt trauma. J Trauma 2006;60(5):1149

Moncada R, Vade A, Gimenez C, et al. Congenital and acquired lung hernias. J Thorac Imaging 1996;11(1):75–82

Weissberg D, Refaely Y. Hernia of the lung. Ann Thorac Surg 2002;74(6):1963–1966

Zia Z, Bashir O, Ramjas GE, Kumaran M, Pollock JG, Pointon K. Intercostal lung hernia: radiographic and MDCT findings. Clin Radiol 2013;68(7):e412–e417

病例93

Harish MG, Konda SD, MacMahon H, Newstead GM. Breast lesions incidentally detected with CT: what the general radiologist needs to know. Radiographics 2007;27(Suppl 1): S37–S51

Hussain A, Gordon-Dixon A, Almusawy H, Sinha P, Desai A. The incidence and outcome of incidental breast lesions detected by computed tomography. Ann R Coll Surg Engl 2010;92(2):124–126

Monzawa S, Washio T, Yasuoka R, Mitsuo M, Kadotani Y, Hanioka K. Incidental detection of clinically unexpected breast lesions by computed tomography. Acta Radiol 2013;54(4):374–379

Moyle P, Sonoda L, Britton P, Sinnatamby R. Incidental breast lesions detected on CT: what is their significance? Br J Radiol 2010;83(987):233–240

■ 病例94

Bandali MF, Mirakhur A, Lee EW, et al. Portal hypertension: imaging of portosystemic collateral pathways and associated image-guided therapy. World J Gastroenterol 2017;23(10):1735–1746

Kim SH, Kim YJ, Lee JM, et al. Esophageal varices in patients with cirrhosis: multidetector CT esophagography—comparison with endoscopy. Radiology 2007;242(3):759–768

Kim YJ, Raman SS, Yu NC, To'o KJ, Jutabha R, Lu DS. Esophageal varices in cirrhotic patients: evaluation with liver CT. AJR Am J Roentgenol 2007;188(1):139–144

Somsouk M, To'o K, Ali M, et al. Esophageal varices on computed tomography and subsequent variceal hemorrhage. Abdom Imaging 2014;39(2):251–256

■ 病例95

Lee KN, Lee HJ, Shin WW, Webb WR. Hypoxemia and liver cirrhosis (hepatopulmonary syndrome) in eight patients: comparison of the central and peripheral pulmonary vasculature. Radiology 1999;211(2):549–553

Leung AN. Case 63: hepatopulmonary syndrome. Radiology 2003;229(1):64–67

McAdams HP, Erasmus J, Crockett R, Mitchell J, Godwin JD, McDermott VG. The hepatopulmonary syndrome: radiologic findings in 10 patients. AJR Am J Roentgenol 1996;166(6):1379–1385

Meyer CA, White CS, Sherman KE. Diseases of the hepatopulmonary axis. Radiographics 2000;20(3):687–698

Rodríguez-Roisin R, Krowka MJ. Hepatopulmonary syndrome—a liver-induced lung vascular disorder. N Engl J Med 2008;358(22):2378–2387

■ 病例96

Martini N, Huvos AG, Burt ME, et al. Predictors of survival in malignant tumors of the sternum. J Thorac Cardiovasc Surg 1996;111(1):96–105, discussion 105–106

Restrepo CS, Martinez S, Lemos DF, et al. Imaging appearances of the sternum and sternoclavicular joints. Radiographics 2009;29(3):839–859

Waisberg DR, Abrão FC, Fernandez A, Terra RM, Pêgo-Fernandes PM, Jatene FB. Surgically-challenging chondrosarcomas of the chest wall: five-year follow-up at a single institution. Clinics (Sao Paulo) 2011;66(3):501–503

■ 病例97

Ranieri VM, Rubenfeld GD, Thompson BT, et al; ARDS Definition Task Force. Acute respiratory distress syndrome: the Berlin Definition. JAMA 2012;307(23):2526–2533

Sheard S, Rao P, Devaraj A. Imaging of acute respiratory distress syndrome. Respir Care 2012;57(4):607–612

Zompatori M, Ciccarese F, Fasano L. Overview of current lung imaging in acute respiratory distress syndrome. Eur Respir Rev 2014;23(134):519–530

■ 病例98

Basile A, Simzar S, Bentow J, et al. Disseminated Strongyloides stercoralis: hyperinfection during medical immunosuppression. J Am Acad Dermatol 2010;63(5):896–902

Kassalik M, Mönkemüller K. Strongyloides stercoralis hyperinfection syndrome and disseminated disease. Gastroenterol Hepatol (N Y) 2011;7(11):766–768

Qu TT, Yang Q, Yu M-H, Wang J. A fatal strongyloides stercoralis hyperinfection syndrome in a patient with chronic kidney disease. A case report and literature review. Medicine (Baltimore) 2016;95(19):e3638

Vadlamudi RS, Chi DS, Krishnaswamy G. Intestinal strongyloidiasis and hyperinfection syndrome. Clin Mol Allergy 2006;4:8

■ 病例99

Farid M, Demicco EG, Garcia R, et al. Malignant peripheral nerve sheath tumors. Oncologist 2014;19(2):193–201

Kamran SC, Shinagare AB, Howard SAH, Hornick JL, Ramaiya NH. A–Z of malignant peripheral nerve sheath tumors. Cancer Imaging 2012;12:475–483

Kamran SC, Shinagare AB, Howard SAH, et al. Intrathoracic malignant peripheral nerve sheath tumors: imaging features and implications for management. Radiol Oncol 2013;47(3):230–238

■ 病例100

Benbrahim Z, Arifi S, Daoudi K, et al. Askin's tumor: a case report and literature review. World J Surg Oncol 2013;11:10

Demir A, Gunluoglu MZ, Dagoglu N, et al. Surgical treatment and prognosis of primitive neuroectodermal tumors of the thorax. J Thorac Oncol 2009;4(2):185–192

Foran P, Colleran G, Madewell J, O'Sullivan PJ. Imaging of thoracic sarcomas of the chest wall, pleura, and lung. Semin Ultrasound CT MR 2011;32(5):365–376

Gladish GW, Sabloff BM, Munden RF, Truong MT, Erasmus JJ, Chasen MH. Primary thoracic sarcomas. Radiographics 2002;22(3):621–637

索　引